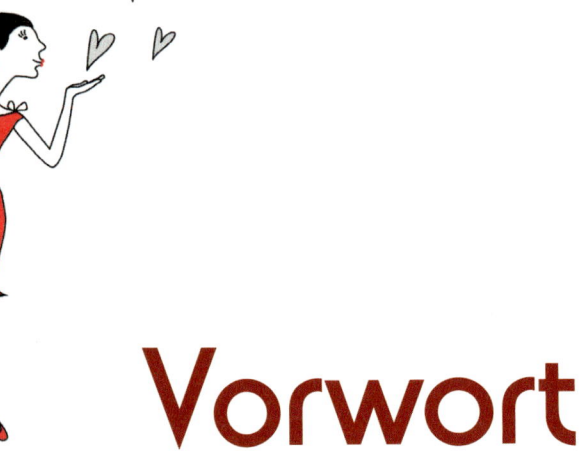

»Für meine geliebte Mutter, der ich mein Leben verdanke und das, was ich daraus gemacht habe. Für meine beiden Kinder und meine Frau, die heute ihren Platz eingenommen haben. Und für all meine Patienten und Leser.«

Vorwort

Warum macht uns die Wohlstandsgesellschaft dick? Weil wir, wie Fische, die man in ein neues, für sie ungeeignetes Aquarium gesetzt hat, in einer Welt leben, die „zu reich" ist. Unsere Gesellschaft ist auf Wachstum ausgerichtet, und dieses Modell zwingt uns, Jahr für Jahr mehr zu produzieren. Und der bereits übersättigte Konsument wird dazu animiert, immer noch mehr zu konsumieren, obwohl der Mensch eigentlich nur danach strebt, möglichst glücklich zu sein.

Die Konsumgesellschaft hat die Macht über das Individuum ergriffen und hat ihm ihr Dogma des unbegrenzten Wachstums und Konsums aufoktroyiert. Doch der Mensch wird nach wie vor von seinen Urinstinkten gelenkt: die Sexualität im weitesten Sinn (Zweierbeziehung, Liebe und Familie), das Bedürfnis, sich zu ernähren, das Bedürfnis einer Arbeit nachzugehen, seinen Körper zu pflegen, seinen Lebensraum zu schützen, zu spielen oder auch das Bedürfnis nach Nähe zur Natur, zum Spirituellen und zu den schönen Dingen. Die Befriedigung dieser Grundbedürfnisse vermittelt uns ein Gefühl des Glücks, der Freude und der Zufriedenheit. Heute ist die Konsumgesellschaft in Konkurrenz zu diesen Grundbedürfnissen getreten und versucht sie uns mit Instrumenten wie Marketing, Werbung und Lobbyismus zugunsten profitabler, künstlich geschaffener Bedürfnisse zu entfremden. Und genau darin liegt die Ursache des Übergewichts: dass wir, und sei es auch unbewusst, die Lebensfreude, die wir aus der Befriedigung unserer innersten Bedürfnisse schöpfen, gegen die oberflächliche Befriedigung durch Konsumgüter eintauschen.

Übergewicht: Profit für die Industrie

Warum aber ist es der ansonsten so erfolgreichen medizinischen Wissenschaft bislang nicht gelungen, der epidemischen Ausweitung des Übergewichts Einhalt zu gebieten? Weil sie es mit außerordentlich mächtigen Gegnern, allen voran die Zucker- und Süßwarenindustrie, die Weißmehlhersteller und die Backwarenindustrie, zu tun hat. Und so paradox dies auch klingen mag, zu diesen einflussreichen Wirtschaftsakteuren, mit denen sich die Medizin konfrontiert sieht, zählt auch die Pharmaindustrie, die durch den Verkauf von Medikamenten gegen Diabetes, erhöhte Cholesterinwerte, Bluthochdruck, Herz-Kreislauf-Erkrankungen und Krebs von den durch das Übergewicht verursachten Krankheiten profitiert. Der Einfluss der Lobbys der Lebensmittel- und der Pharmaindustrie ist nicht zu unterschätzen, und bislang hat niemand (und schon gar nicht die Politik) die Courage aufgebracht, ihnen die Stirn zu bieten. Die Ernährungswissenschaftler alter Schule halten hartnäckig am Dogma des Kalorienzählens fest, und abweichende Meinungen werden nur vereinzelt laut.

Weltweit wird die steigende Zahl übergewichtiger Menschen mit Besorgnis registriert – sie könnte sich verheerend auf das Gesundheitswesen auswirken. Doch um es mit den Worten des New Yorker Bürgermeisters Bloomberg zu sagen: „Jeder weiß es, doch niemand unternimmt etwas." Wenn Sie dieses Buch lesen, werden 72 Prozent der amerikanischen Bevölkerung übergewichtig oder adipös sein. Und wie groß der Einfluss Amerikas auf uns Europäer ist, ist ja hinlänglich bekannt. Wenn wir nicht handeln, werden über kurz oder lang auch bei uns amerikanische Verhältnisse herrschen.

Nun ist es aber an der Zeit, mich vorzustellen. Als praktischer Arzt und später als Ernährungsmediziner habe ich dem Übergewicht den Kampf angesagt. Die von mir entwickelte Methode zur Gewichtsabnahme hat weltweit über 30 Millionen übergewichtige Menschen überzeugt.

Meine Strategie

Was kann ein Arzt gegen eine Zivilisationskrankheit tun? Was kann er gegen geistige Unbeweglichkeit und übermächtige Wirtschaftsinteressen ausrichten? Ich sage, er muss sich direkt an die Betroffenen wenden, denn sie allein können eine weitere Ausbreitung dieser Epidemie aufhalten und sie „ausrotten". Spüren sie doch intuitiv, dass das, was man ihnen derzeit empfiehlt, ihnen weder kurz- noch langfristig beim Abnehmen helfen wird.

Studien in Frankreich haben gezeigt, dass die Zahl der Übergewichtigen erstmals eine rückläufige Tendenz hat, und dass meine Methode von den Franzosen mit am häufigsten genutzt wird, und das, obwohl sie von den Lobbys, die angesichts meines Erfolgs beunruhigt sind, aufs Heftigste kritisiert wird.

Ein Ergebnis, mit dem ich vollauf zufrieden sein könnte. Doch als Mediziner gebe ich mich damit nicht zufrieden. Darüber hinaus erreichen mich neben zahllosen Dankesschreiben Tag für Tag auch zahlreiche Anfragen von Menschen, die mich um eine persönliche Begleitung bitten.

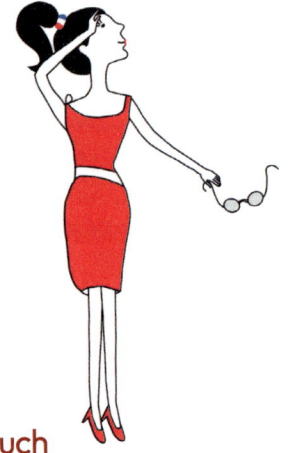

Zu diesem Buch

Aus den Antworten auf diese Anfragen ist dieses Buch entstanden. Denn es ist mir nicht möglich, Tausende Menschen in meiner Praxis zu empfangen. Aus diesem Grund habe ich dieses in seiner Art einzigartige Buch konzipiert, in dem ich jeden einzelnen meiner Leser in Form eines Leitfadens virtuell auf seinem Weg zum Idealgewicht begleite. Denn auch wenn ich Sie nicht persönlich kenne, weiß ich, wie Sie als Übergewichtiger reagieren. Habe ich doch in meinem Berufsleben genug übergewichtige Menschen behandelt, um mit Ihrem „Profil" vertraut zu sein. Mit diesem Buch wende ich mich an Sie persönlich – egal, ob Sie eine Frau oder ein Mann, ob Sie jung oder alt sind und unabhängig davon, wie viel Sie abnehmen müssen. Die zeitliche Begrenzung auf 60 Tage ergab sich daraus, dass dies die Zeit ist, die man im Durchschnitt benötigt, um 10 Kilo abzunehmen. In diesen 60 Tagen werde ich Sie durch die beiden ersten Phasen meiner Diät begleiten. Die kurze, auf 3 (wenn Sie zwischen 5 und 7 Kilo abnehmen müssen) bis maximal 7 (wenn Sie 25 und mehr Kilo verlieren müssen) Tage begrenzte Angriffsphase ist eine Art Schnellstart, mit dem der Prozess der Gewichtsabnahme in Gang gesetzt wird. In der sich daran anschließenden Aufbauphase sollten Sie pro Woche 1 Kilo (insgesamt also 8 Kilo) abnehmen.

Und so sieht Ihr Diättag aus: Nach dem Aufstehen wiegen Sie sich und tragen Ihr Gewicht in ein Heft ein. Zur Einstimmung bekommen Sie von mir Anregungen für Ihren täglichen Speiseplan und jeden Tag ein neues Rezept. Ich gebe Ihnen Tipps zu Aspekten der Gesundheit, der Motivation und zur körperlichen Aktivität – ich unterstützte Sie ganz persönlich 60 Tage lang. Am Ende des Tages steht Ihnen in der Rubrik „Mein Diät-Tagebuch" Platz für eigene Aufzeichnungen zur Verfügung. Nutzen Sie diese Möglichkeit, sich in Ihren eigenen Worten Rechenschaft über den Verlauf der Diät abzulegen, sich zu motivieren und das Gelernte zu verarbeiten. Einen Gedanken zu denken, ist ein erster Schritt zur Realisierung, ihn laut auszusprechen, ist ein zweiter Schritt. Und ihn aufzuschreiben, ist fast schon die Ausführung. Sie werden sehen, gemeinsam werden wir es schaffen.

Pierre Dukan

Zu den Übungen

An jedem der 60 Tage werde ich Sie auffordern, eine bestimmte Anzahl von Sit-ups und Kniebeugen zu machen. Und so führen Sie die Übungen, deren Zahl sich im Verlauf der Diät sukzessive steigert, richtig aus:

WIE SIE IHRE TÄGLICHE ÜBUNG RICHTIG AUSFÜHREN

Diese einfache Übung, die sich problemlos in den Tagesablauf integrieren lässt, dient der Kräftigung Ihrer Bauchmuskulatur.

Legen Sie sich flach auf den Boden und winkeln Sie die Knie im 90-Grad-Winkel an. Die Füße stehen dabei flach auf dem Boden, die Arme liegen am Körper an. Richten Sie nun den Oberkörper mit ausgestrenkten Armen senkrecht auf. Kehren Sie anschließend in die Ausgangsposition zurück und atmen dabei ein. Wiederholen Sie die Übung so oft wie jeweils angegeben. Etwas leichter geht es, wenn Sie sich ein oder zwei dicke Kissen unter die Schultern legen.

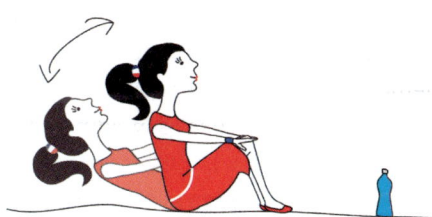

Mit dieser absolut einfachen Übung kräftigen Sie den Musculus quadriceps auf der Vorderseite des Oberschenkels. Diese aus insgesamt vier Muskeln bestehende Muskelgruppe ist die größte des gesamten Körpers und verbraucht somit auch die meisten Kalorien. Stellen Sie sich mit leicht ausgestellten Beinen aufrecht hin. Legen Sie die Hände auf eine Tischplatte oder eine Stuhllehne. Gehen Sie nun in die Hocke und atmen dabei ein, bis Ihr Gesäß die Fersen berührt. Kehren Sie danach wieder in die Ausgangsposition zurück und atmen dabei aus. Achten Sie während der gesamten Ausführung der Übung darauf, Ihren Rücken gerade zu halten.

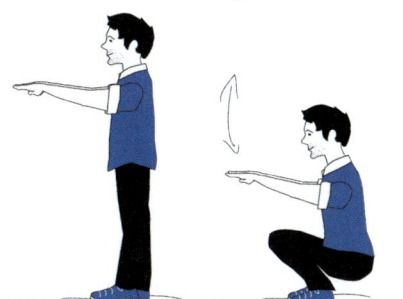

Woche 1

Die Säulen des Wohlbefindens

Zunächst möchte ich Sie mit meinen „zehn Säulen des Wohlbefindens" vertraut machen, den lebenswichtigen Grundbedürfnissen des Menschen.

Von der Befriedigung dieser Bedürfnisse hängt es ab, ob wir unser Leben genießen, ob wir uns entfalten können und rundherum wohlfühlen.

Werden diese Bedürfnisse nicht ausreichend befriedigt, schmälert dies unser Wohlbefinden, und wir greifen auf eine Ersatzbefriedigung – das Essen – zurück, die uns dick macht.

Unter der Rubrik „Meine Glücksstrategie" werde ich zu Beginn jeder neuen Woche auf eines dieser Grundbedürfnisse eingehen (das zehnte Grundbedürfnis ist übrigens das Bedürfnis zu essen!) und möchte Sie damit motivieren, diese Bedürfnisse neu zu entdecken.

Werden diese Bedürfnisse befriedigt, schüttet das Gehirn Serotonin und Dopamin aus, zwei Neurotransmitter, die für Lebensfreude und Lebenslust verantwortlich sind – und die Versuchung, im Essen eine Ersatzbefriedigung zu suchen, nimmt ab.

Meine „Glücksstrategie"

DIE ERSTE SÄULE DES WOHLBEFINDENS: GLÜCK, LIEBE UND SEXUALITÄT

Unter Sexualität verstehe ich alles, was aus der magnetischen Anziehung resultiert, die zwei Menschen aufeinander ausüben: Liebe, eine Zweierbeziehung, Elternschaft, Familie etc. Wird dieses Bedürfnis befriedigt, kann es in hohem Maße zu unserer Entfaltung und Reifung beitragen. Ein erfülltes Liebes- und Sexualleben ist neben der Lust zu essen einer der elementarsten Serotoninlieferanten und ist, selbst wenn in unserer heutigen Welt der Instinkt und die natürlichen Bedürfnisse mehr und mehr verloren gehen, noch immer fest in uns verankert.

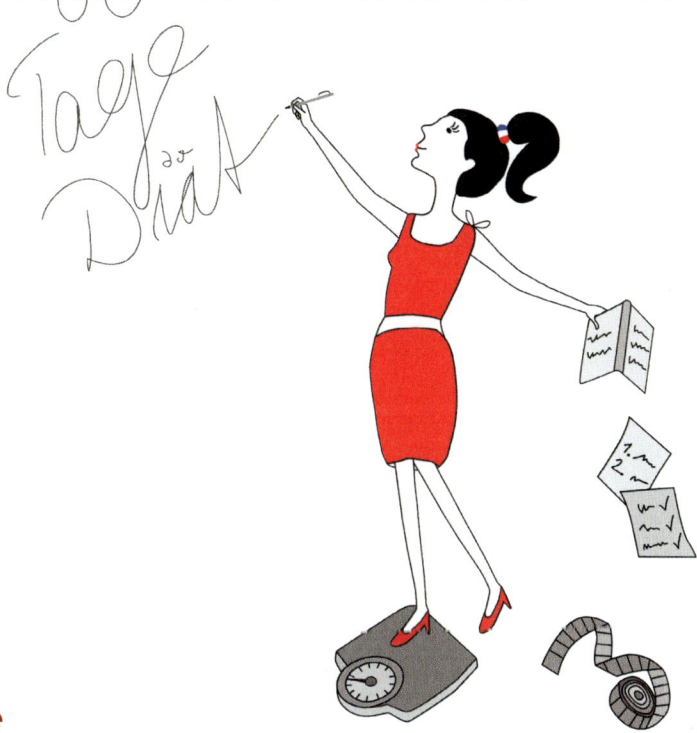

60 Tage Diät

1

2

3

4

5

Meine Körpermaße

➡

| _____ | _____ | _____ | _____ |
| Brustumfang | Taillenumfang | Hüftumfang | Umfang der Oberschenkel |

6

7

8

9

Einsamkeit, fehlende Zuwendung und Trennungen stehen der Befriedigung dieses so wichtigen Grundbedürfnisses entgegen. Deshalb sollte man alles daransetzen, sich aus einer solchen Situation zu befreien. Und sollten Sie das Glück haben, einen geliebten Menschen an Ihrer Seite zu haben und über eine intakte Familie und ein erfülltes Sexualleben zu verfügen, hüten Sie diesen Schatz wie Ihren Augapfel. Verloren hat man schnell etwas, es wiederzufinden ist sehr viel schwerer.

Wenn Sie Rat und Hilfe brauchen, wenden Sie sich einfach an den Dukan-Coaching-Service unter www. dukan.diaet.com/das-dukan-coaching

Tag 1

| Mein Ausgangsgewicht | Mein Gewicht heute \| Gewichtsabnahme insgesamt | Mein Zielgewicht |

Zur Einstimmung

Heute ist der erste Tag einer langen gemeinsamen Reise. Von nun an haben wir die Aufgabe, dass Sie sich Tag für Tag einem bestimmten Ziel nähern: in 60 Tagen, das heißt von heute an gerechnet in zwei Monaten, 10 Kilo abzunehmen. Vielleicht kennen Sie meine Methode bereits, vielleicht haben Sie sie ja sogar schon ausprobiert. Und vielleicht ist der gewünschte Erfolg ausgeblieben. Schafft man es beim ersten Anlauf doch nur selten, abzunehmen und nicht erneut zuzunehmen. Ich bin der Überzeugung, dass eine Gewichtszunahme in den meisten Fällen nichts anderes ist als die Anpassung an ein schwieriges, unfreundliches Lebensumfeld. Und um abzunehmen, ist es erforderlich, dass dieses Umfeld wieder angenehmer wird, dass man lernt, Probleme anders zu bewältigen als mit Essen. Noch besser wäre es allerdings, das Abnehmen zum Bestandteil eines größeren Lebensplans zu machen, der da heißt: Ich lasse mich nicht unterkriegen.

Während der 60 Tage werde ich von Menschen berichten, die es geschafft haben, ihr Gewicht zu reduzieren und nicht wieder zuzunehmen.
Meine Methode ist in vier Phasen gegliedert: zwei Abnahmephasen und zwei Phasen, die eine erneute Gewichtszunahme verhindern sollen. Jede dieser Phasen erfüllt eine bestimmte Aufgabe.
In diesem Buch konzentrieren wir uns vor allem auf die beiden ersten Phasen. Die erste Phase, die sogenannte Angriffsphase, die für Sie mit dem heutigen Tag beginnt, ist ebenso kurz wie „durchschlagend". Wie lange sie dauert, hängt davon ab, wie viel Gewicht Sie verlieren müssen. Um Ihr Idealgewicht zu ermitteln, gehen Sie am besten auf meine Webseite (www. dukan.diaet.com). Dort klicken Sie auf „Idealgewicht berechnen" und beantworten die 13 Fragen des Fragebogens. Aus Ihren Angaben errechnen wir dann das Gewicht, das Sie realistischerweise erreichen können und das Sie dauerhaft halten können.

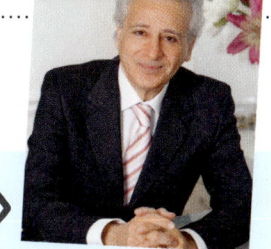

Die Dauer der Angriffsphase richtet sich nach dem Gewicht, das Sie verlieren wollen und muss von Ihnen selbst errechnet werden. Und so wird's gemacht: Ermitteln Sie zunächst Ihr Idealgewicht und ziehen Sie es von Ihrem derzeitigen Gewicht ab. Beispiel: Ihr Idealgewicht wären 70 Kilo. Heute morgen haben Sie 85 Kilo gewogen. Sie müssen also 15 Kilo abnehmen.

Die Dauer der Angriffsphase können Sie dann anhand unten stehender Tabelle ermitteln.

Müssen Sie wie in unserem Beispiel 15 Kilo abnehmen, dauert die Angriffsphase also nur 5 Tage.

Ich unterstütze Sie

Auch wenn wir einander nicht kennen, weiß ich doch etwas ganz Wichtiges über Sie: Sie haben beschlossen abzunehmen.

Und wenn Sie abnehmen wollen, heißt das, dass Sie zugenommen haben. Und freiwillig tut man das nur in den seltensten Fällen. Schließlich weiß jeder, dass man zunimmt, wenn man zu viel isst oder sich falsch ernährt. Und dennoch haben Sie zugenommen, und das, wie mir meine Patienten häufig erklären, einfach so. Daraus schließe ich, dass Sie den täglichen Stress und Ihre Probleme mit Essen bewältigt haben. Sie haben gegessen, um zur Ruhe zu kommen, oder das Essen hat Ihnen als Ersatzbefriedigung gedient. In meiner Praxis hatte ich es oft mit Menschen wie Ihnen zu tun. Und an den Erfahrungen, die ich dabei sammeln konnte, werde ich Sie auf Ihrem Weg der Gewichtsreduzierung teilhaben lassen.

In diesem Sinne, bis morgen

Pierre Dukan

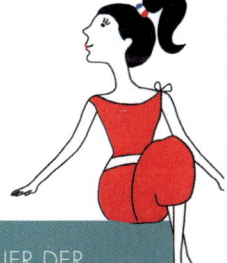

ABZUNEHMENDES GEWICHT	DAUER DER ANGRIFFSPHASE
2–5 Kilo	3 Tage
5–10 Kilo	4 Tage
10–20 Kilo	5 Tage
20–30 Kilo	6 Tage
mehr als 30 Kilo	7 Tage

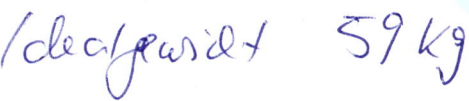

Idealgewicht 59 kg

Die 72 proteinreichen Lebensmittel, die Sie während der Angriffsphase ausschließlich zu sich nehmen dürfen, sollten aber eigentlich ausreichen, um Versuchungen zu widerstehen. Zumal Sie davon essen dürfen, so viel Sie wollen und wann immer Sie wollen. Erlaubt sind:

FLEISCH: Kalbfleisch, Rindfleisch, Wild, Kaninchen und Innereien (alle mageren Fleischstücke, die sich zum Grillen, Braten oder zum Garen in der Papierhülle eignen, z. B. Steaks, Filet, Lende, Schnitzel). Nicht erlaubt sind Lamm und Schweinefleisch.

FISCH: Alle Arten von Fisch, insbesondere fetter Fisch wie z. B. Lachs, Thunfisch (frisch oder aus der Dose im eigenen Saft), Makrele, Sardine etc., ohne Fett gegart oder mit ein paar Tropfen Öl in der Pfanne gebraten. Räucherlachs und Bismarckhering sind ebenfalls erlaubt.

MEERESFRÜCHTE: Krustentiere, Garnelen, Muscheln, Austern… alles, was das Meer zu bieten hat.

GEFLÜGEL: Jede Art von Zucht- und Wildgeflügel bis auf Ente und Gans. Die Haut vor dem Essen entfernen.

EIER: 1–2 Stück pro Tag. Wer Probleme mit dem Cholesterin hat, sollte nur 2–3-mal wöchentlich 1 Eigelb zu sich nehmen, Eiweiß ist hingegen in beliebigen Mengen erlaubt.

SCHINKEN: Magerer Puten- oder Hähnchenschinken, Bündnerfleisch, italienische Bresaola oder spanische Cecina (luftgetrockneter Rinderschinken).

PFLANZLICHE PROTEINE wie Tofu (fester Tofu und Seidentofu), Seitan und die vielfältigen Erzeugnisse aus texturiertem Sojaprotein.

MILCHPRODUKTE wie zum Beispiel fettarmer Joghurt (0,1 % Fett), Magerquark, Frischkäse (0,2 % Fett), Buttermilch, Magermilch (1,5 % Fett) und körniger Frischkäse aus Magermilch. Beachten Sie aber, dass Milchprodukte Laktose, einen schnellen Zucker, enthalten; das sind die einzigen Kohlenhydrate, die neben der Haferkleie in dieser ersten Phase erlaubt sind. Verlangsamt sich die Gewichtsabnahme oder tritt gar eine Stagnation ein, sollten Sie nicht mehr als 700 g Milchprodukte täglich verzehren.

1 ½ bis 2 Liter FLÜSSIGKEIT (in Form von Wasser, Tee, Kaffee und zuckerfreien Softdrinks) pro Tag.

GESCHMACKSZUTATEN wie Thymian, Knoblauch, Petersilie, Zwiebel, Cornichons, Kapern etc. sind ebenso erlaubt wie sämtliche Gewürze. Erlaubt sind auch zuckerfreie Kaugummis.

Andere als die genannten 72 proteinreichen Lebensmittel dürfen Sie in der kurzen Zeit der Angriffsphase nicht zu sich nehmen, denn sie ist von entscheidender Bedeutung für den weiteren Verlauf der Diät. Vermeiden Sie deshalb alles, was diesen Angriff auf Ihre Fettpölsterchen bremsen könnte!

Am heutigen ersten Tag sollten Sie 1 ½ Esslöffel Haferkleie zu sich nehmen. Die Haferkleie ist ein Lebensmittel, das bei meiner Methode eine besondere Rolle spielt. Die darin enthaltenen löslichen Fasern besitzen zwei Eigenschaften, die sie für meine Diät so wertvoll machen: eine besondere Absorptionsfähigkeit und eine natürliche Viskosität.

Haferkleie kann mehr als das 20-Fache ihres Volumens an Wasser absorbieren. Wenn Sie während der Mahlzeit ausreichend trinken, quillt ein Esslöffel Haferkleie (15 g) im Magen zu einer 300 g schweren Kugel auf, wodurch Sie sich rasch satt fühlen. Aufgrund der natürlichen Viskosität ihrer Fasern bleiben die sie umgebenden Nährstoffe im Darm an ihr haften. Dadurch gelangen sie langsamer – und zu einem geringen Teil sogar gar nicht – ins Blut bzw. werden mit dem Stuhl ausgeschieden.

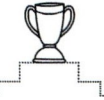

MOTIVATION IST ALLES

Was ist Motivation? Das ist eine Kraft oder Energie, die Sie in die Lage versetzt, zielstrebig auf ein bestimmtes Ziel hinzuarbeiten.

Ich weiß nicht, wie lange Sie sich schon mit dem Gedanken tragen abzunehmen, aber heute haben Sie den entscheidenden Schritt gemacht, dieses Vorhaben in die Tat umzusetzen. Nun haben Sie die Kraft, alle Widerstände, die sich Ihnen in den Weg stellen, zu überwinden. Allerdings wissen Sie ebenso gut wie ich, dass diese Kraft nur allzu schnell erlahmen kann. Nehmen Sie also am besten gleich die ersten Pfunde in Angriff.

Ihre tägliche Portion Haferkleie können Sie ganz nach Belieben als englisches Porridge zu sich nehmen, das Sie mit Magermilch und Süßstoff zubereiten, oder aber als Pfannkuchen, den Sie mit Magerquark und Eiweiß herstellen. Sie können daraus aber auch Muffins backen und vieles andere mehr. Im Verlauf der Diät werden Sie eine ganze Fülle von Rezepten kennenlernen. Und sollten Sie sich beim Gedanken an Haferkleie schütteln, kann ich Ihnen nur versichern: Richtig zubereitet wird daraus eine wahre Delikatesse, die das Abnehmen beschleunigt und das Hungergefühl reduziert.

GESUNDHEITLICHE ASPEKTE

Egal, wie alt Sie sind, wenn Sie ein Gewichtsproblem haben, sollten Sie es sich unbedingt zur Gewohnheit machen, auf bestimmte Blutwerte zu achten.

Blutzuckerwerte über 1,26 g deuten auf einen Diabetes hin. Liegt Ihr Wert im Normalbereich (um 1 g), würde ich Ihnen dennoch raten, den Blutzucker einmal pro Jahr messen zu lassen, falls Sie familiär vorbelastet sind. Ist dies nicht der Fall, sollten Sie den Blutzucker alle fünf Jahre messen lassen; ab dem 50. Lebensjahr etwas häufiger.

Bei familiärer Vorbelastung sollte man die **Cholesterinwerte** (das „gute" wie das „schlechte" Cholesterin) regelmäßig überprüfen lassen. Bei einem dauerhaft erhöhten Cholesterinspiegel empfiehlt sich eine zucker- und fettarme Ernährung.

Erhöhte **Triglyceridwerte** lassen sich, vor allem bei Personen, die regelmäßig Wein trinken und deren Ernährung reich an Kohlenhydraten (Zucker) ist, am besten durch eine Gewichtsabnahme senken.

Der **Blutdruck** ist ein Wert, an dem sich eventuelle spätere Erkrankungen am einfachsten ablesen lassen. Bei Bluthochdruck ist eine Gewichtsabnahme unbedingt ange-

zeigt und hat sich, selbst in Fällen, in denen andere Behandlungsmethoden versagten, als erfolgreich erwiesen.

Bei den **Nierenwerten** geben insbesondere Harnstoff und Kreatinin Aufschluss über eine eventuelle Niereninsuffizienz. In der Mehrzahl der Fälle handelt es sich um eine durch eine Zuckerunverträglichkeit hervorgerufene Nephrose. Dazu muss man wissen, dass von den drei Grundnährstoffen – Eiweiß, Fette und Kohlenhydrate – lediglich die Letzteren eine schädliche Wirkung auf die Nieren haben können. Wer dauerhaft in großen Mengen Zucker zu sich nimmt, kann seine Nieren in einem Maße schädigen, dass sogar eine Dialyse erforderlich werden kann. Neuere Studien haben gezeigt, dass Ratten, bei denen man durch große Zuckergaben einen Diabetes hervorgerufen hatte und deren Nieren in hohem Maße geschädigt waren, sich mithilfe einer zuckerfreien Diät wieder nahezu vollständig erholen konnten.

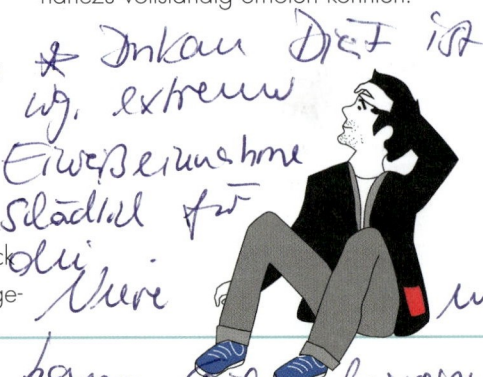

★ Dukan Diät ist wg. extremer Eiweißeinnahme schädlich für die Niere und kann Gicht hervorrufen.

[handwritten top:] Abnehmen mit Schüssler-Salzen:
Angriffsphase → Kalium Chloratum (Nr. 4) **Tag 1**
→ Natrium Phosphoricum (Nr. 9)
→ Natrium Sulfuricum (Nr. 10) → morgens

Ihre Körpermaße

Nur wer seine Körpermaße regelmäßig überprüft, kann erkennen, wie sich der Körper verändert.

[handwritten:] Zum Sport jeweils mit heißem Wasser übergießen ... lauert ein Glas Wasser pur.

Man unterscheidet drei Figurtypen:

Die *Birnen- oder Dreiecksform* mit schmaler Taille und breiterem Becken und Hüften, wie man sie eher bei Frauen findet.

Die *Apfel- oder umgekehrte Dreiecksform* mit schmalem Becken und schmalen Hüften und breiten Schultern und breiter Taille, die als typisch maskulin gilt.

Die *Bananen- oder Rechteckform*, bei der sich die verschiedenen Körperpartien selbst nach einer Gewichtszunahme im Umfang kaum unterscheiden.

Sind Sie ein Apfeltyp, sollten Sie vor allem den Taillen-, Hüft- und Oberschenkel-

umfang messen. Den Taillenumfang misst man an der Stelle, an der sie normalerweise am schmalsten ist.
Der Hüftumfang wird direkt über der Scham gemessen. Den Oberschenkelumfang misst man an der breitesten Stelle. Tragen Sie das Ergebnis, das Sie vor allem interessiert, einmal wöchentlich in ein Heft ein, damit Sie Ihre Fortschritte verfolgen können.

Bleiben Sie standhaft

Vor allem am heutigen ersten Tag sollten Sie sich strikt an die Diätvorschriften halten. Ansonsten wäre Ihr Vorhaben abzunehmen von vornherein zum Scheitern verurteilt. Stellen Sie sich am besten vor, dass selbst der kleinste Verstoß Ihren Traum vom Schlanksein ebenso zum Platzen bringen würde, wie eine Nadel, mit der man in einen Luftballon sticht.

[margin numbers:] 1 2 3 4 5 6 7 8 9

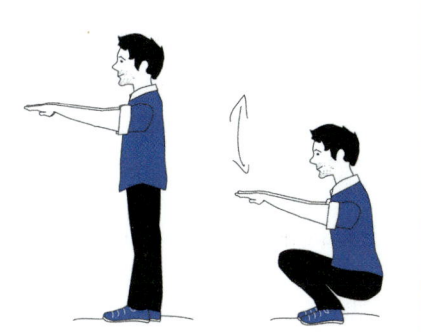

IHRE TÄGLICHE ÜBUNG

Sind Sie jung und sportlich, beginnen Sie mit 30 Sit-ups und 12 Kniebeugen und steigern die Anzahl der Wiederholungen von Tag zu Tag um eine Übung.
Gehören Sie zur Generation 50 plus und treiben nicht regelmäßig Sport, beginnen Sie mit 10 Sit-ups und 5 Kniebeugen und steigern die Anzahl von Tag zu Tag um eine Übung.

Haferkleie-Pfannkuchen

PP

Ein Haferkleie-Pfannkuchen ist ideal für den ersten Tag. 1½ Esslöffel Haferkleie pro Tag reichen aus, um Ihnen das Abnehmen zu erleichtern.

Zubereitungszeit: 25 Minuten
Für 2 Personen

2 Eier
4 EL Haferkleie
2 EL Weizenkleie
4 EL Magerquark

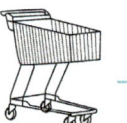

TIPPS FÜR IHREN EINKAUF

Damit die Diät zum Erfolg führt und Sie nicht vorzeitig aufgeben, sollten Sie stets alle benötigten Lebensmittel vorrätig haben. Das vereinfacht die Sache erheblich und die Diät lässt sich leichter einhalten. Denn der Feind liegt stets auf der Lauer und verfügt über die gefährlichste aller Mächte: Er wohnt in Ihnen selbst, er sitzt in dem Teil Ihres Gehirns, das Sitz Ihrer Instinkte ist, und in Ihrem limbischen System, das dafür verantwortlich ist, ob wir etwas als angenehm oder als unangenehm empfinden. Diese beiden niedrigen Formen des Gehirns versuchen, Sie am Abnehmen zu hindern. Deshalb rate ich Ihnen: Verbannen Sie alles aus Ihrem Kühlschrank, was im Rahmen der Diät nicht erlaubt ist. So können Sie diesen beiden am besten die Stirn bieten.

1. Die Eier trennen. Die Eiweiße in eine Schüssel geben und zu steifem Eischnee schlagen.
2. Eigelb mit Hafer- und Weizenkleie und Magerquark zu einem glatten Teig verrühren.
3. Den Eischnee unterheben.
4. Eine beschichtete Pfanne bei mittlerer Hitze heiß werden lassen. Die Hälfte des Teiges hineingeben, glatt streichen und etwa 5 Minuten backen. Den Pfannkuchen mit dem Pfannenwender wenden und auf der anderen Seite ebenfalls 5 Minuten backen. Mit der zweiten Hälfte des Teiges ebenso verfahren. Oder die beiden Pfannkuchen parallel in zwei Pfannen backen.

VARIANTEN
Den Teig noch mit 1 TL entöltem Kakaopulver oder – als pikante Variante – mit Gewürzen wie Oregano oder Thymian anreichern.

Seien Sie aktiv!

Wenn Sie mit meiner Methode erfolgreich
abnehmen wollen, müssen Sie jeden Tag
mindestens 20 Minuten zu Fuß gehen –
das ist das absolute Minimum. Tun Sie
das nicht, können Sie die Diät gleich ab-
brechen, denn der Erfolg wird ausblei-
ben. Und selbst wenn es Ihnen gelingt,
allein durch die Ernährungsumstellung
abzunehmen, kann es passieren, dass die
Gewichtsabnahme stagniert, wenn Sie an
den Punkt kommen, an dem die Pfunde
nicht mehr so leicht purzeln, oder die
Diät wird Sic kraftlos machen, weil Ihnen
die körperliche Betätigung als Ausgleich
fehlt. Und haben Sie Ihr Wunschgewicht
erst einmal erreicht, wird es Ihnen leichter fallen, es auch zu halten, wenn Sie es
sich schon jetzt zur Gewohnheit machen,
täglich mindestens 20 Minuten zu gehen.

➡ *Mein Diät-Tagebuch*

Was ist der Zweck dieses Diät-Tagebuchs?
Laut auszusprechen, was Sie tun möchten,
um ein Ziel zu erreichen, kann dabei helfen,
dass die Sache konkrete Gestalt annimmt.
Es wird, so merkwürdig dies auch klingen
mag, mit einem Mal einfacher, sie in die Tat
umzusetzen. Noch effektvoller ist es jedoch,
wenn man das Ganze schriftlich festhält.
Sobald Sie feststellen, dass Ihnen etwas
Wichtiges durch den Kopf geht, sollten Sie
sich unbedingt die Zeit nehmen, es aufzuschreiben. Beschreiben Sie aber auch die
Energie und die positiven Gefühle, die Sie
auf Ihrem Weg weitergebracht haben.
Je öfter Sie sich damit auseinandersetzen,
desto besser wird es Ihnen gelingen, diese
Energie für die Dauer der Diät aufrechtzuerhalten.

1
2
3
4
5
6
7
8
9

[handwritten:] Snasse Salz

Tag 2

[handwritten:]
— Morgens 2x Nr. 10
— Mittags 2x Nr. 5
— Abends 2x Nr. 9

Beachte: eine halbe Stunde
vor oder nach dem Essen

Mein Ausgangsgewicht Mein Gewicht heute | Gewichtsabnahme insgesamt Mein Zielgewicht

Zur Einstimmung

Der zweite Tag der Angriffsphase ist beinahe ebenso wichtig wie der erste, wird hier doch der Grundstein gelegt. Denn schon nach einem Tag ist in Ihrem Organismus allerhand passiert. Zucker-, Fett- und Wassergehalt in Ihrem Blut haben abgenommen, aus Ihrem Gewebe wurde etwas Wasser ausgeschwemmt, und sogar der Cholesterinspiegel und Ihr Blutdruck sind bereits ein wenig gesunken.

Bleiben Sie standhaft

Nach Möglichkeit sollten Sie sich bei meiner Diät keinerlei „Fehltritte" leisten – keine kleinen und auf keinen Fall große. Und schon gar nicht am heutigen Tag. Denken Sie also stets an das Bild von der Nadel und dem Luftballon ...

Seien Sie aktiv!

Denken Sie unbedingt an Ihren 20-minütigen Spaziergang. 20 Minuten mögen Ihnen vielleicht lächerlich wenig erscheinen, aber ich bin damit schon zufrieden. Hauptsache, Sie bewegen sich überhaupt. Denn Bewegung ist ein Grundbedürf-

IHRE TÄGLICHE ÜBUNG

Sind Sie jung und sportlich, wiederholen Sie die Sit-ups heute 31-mal; die Zahl der Kniebeugen erhöht sich von 12 auf 13.
Gehören Sie zur Generation 50 plus und treiben nicht regelmäßig Sport, machen Sie heute 11 Sit-ups und 6 Kniebeugen. Das schaffen Sie locker!

[handwritten:] Fitness übungen + Ausdauer

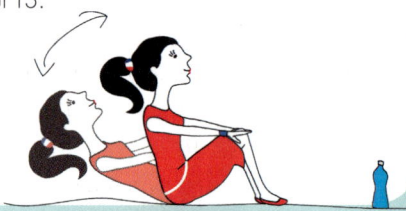

nis Ihres Körpers – sind wir doch die einzigen Lebewesen, die aufrecht auf den Hinterbeinen gehen, und das schon seit Millionen Jahren. Abgesehen davon, dass wir in der Lage sind, Steine als Waffe zu benutzen, ist das vielleicht das hervorstechendste Merkmal der Gattung Mensch. Sie werden sehr schnell merken, dass es Ihnen Ihr Körper dankt, wenn Sie diesem natürlichen Bedürfnis nachkommen. Woran Sie dies erkennen? Dass Sie sich, wie man sagt, „in Form" fühlen, und das ist nichts anderes als ein Ausdruck des Wohlbefindens.

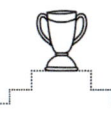

MOTIVATION IST ALLES

Je weiter wir bei unserem gemeinsamen Projekt voranschreiten, desto besser werden Sie verstehen, dass das Gelingen Ihres Vorhabens in erster Linie von Ihrer Motivation abhängt.
Ist sie stark genug, werden Sie jedes Hindernis überwinden. Doch Vorsicht: Glauben Sie nicht, dass Sie diese Kraft „gepachtet" haben. Sie bleibt Ihnen nur erhalten, wenn Sie dafür sorgen, dass sich nichts zwischen Sie beide stellt. Und diese Motivation hat nicht nur Auswirkungen auf Ihr Vorhaben abzunehmen, sondern auch auf alles andere, was Sie sich vorgenommen haben.

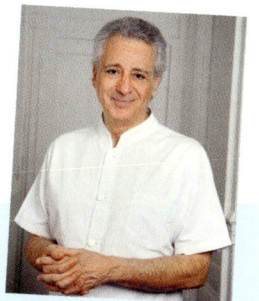

Ich unterstütze Sie

Zur Erinnerung: Sie befinden sich in der Angriffsphase, in der Sie 72 verschiedene eiweißreiche Nahrungsmittel zu sich nehmen dürfen. Welche, entscheiden Sie selbst. In den ersten Tagen sollten Sie sich vor allem für die Lebensmittel entscheiden, die Sie besonders gern mögen. Gehen Sie einfach die Liste durch. Sie finden dort gewiss etwas Passendes. Beschränken Sie sich aber nicht ausschließlich auf Ihre Favoriten, Sie könnten ihrer sonst überdrüssig werden.
Essen Sie langsam und genießen Sie die Speisen. Achten Sie darauf, welche Gefühle sich dabei einstellen. Wenn Ihnen etwas Schönes passiert, möchten Sie es schließlich auch so lange wie möglich festhalten. Nicht anders ist es mit einem angenehmen Geschmack im Mund, den man so lange wie möglich auskosten sollte. Wenn Sie Ihr Essen einfach hinunterschlingen, genießen Sie es nicht und müssen mehr essen, um den gleichen Genuss zu empfinden.

Pierre Dukan

1
2
3
4
5
6
7
8
9

Flacher Joghurtkuchen

Zubereitungszeit: 10 Minuten +
30 Minuten Backzeit
Für 2 Personen

PP

2 Eier
2 Eiweiß
3 EL Haferkleie
2 EL Weizenkleie
8 Messlöffel geschmacksneutrales Eiweiß-
    konzentrat (nach Belieben) (z. B. Proti-
    far; in Apotheken erhältlich)
150 g Joghurt (0,1 %) (ohne Zucker,
    mit oder ohne Aroma)
½ Päckchen Backpulver
3 EL flüssiger Süßstoff
Dukan-Lebensmittelaroma Ihrer Wahl (z. B.
    Haselnuss, Bourbon-Vanille, Orangen-
    blütenwasser, Bittermandel …)

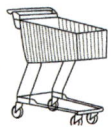

TIPPS FÜR IHREN EINKAUF

Was Sie bei keinem Einkauf vergessen sollten, sind Milchprodukte.
Wurde ihre Zusammensetzung und
Herstellung in den vergangenen Jahren
doch in einem Maße verbessert, dass
sie ein wertvoller und unverzichtbarer
Bestandteil meiner Diät sind. Erlaubt
sind Magermilch, Joghurt (0,1 % Fett),
Magerquark, Frischkäse (0,2 % Fett),
körniger Frischkäse aus Magermilch
und Buttermilch.

1. Den Backofen auf 200 °C (Umluft
   180 °C) vorheizen.
2. Eier und Eiweiß schaumig rühren.
   Die übrigen Zutaten unterrühren.
3. Den Teig in eine runde Silikonbackform
   oder eine mit Backpapier ausgelegt
   Springform (Durchmesser 20 cm) füllen,
   die Temperatur auf 180 °C (Umluft
   160 °C) zurückschalten und den
   Kuchen 30 Minuten backen.
4. Um zu prüfen, ob der Kuchen fertig ist,
   in der Mitte mit einem Spieß hinein-
   stechen. Der Spieß muss sauber bleiben.
5. Den Kuchen in der Form etwas abkühlen
   lassen. Eventuell mit einem kleinen Messer vom Rand der Springform lösen. Den
   Kuchen aus der Form nehmen und auf
   einem Kuchengitter abkühlen lassen.

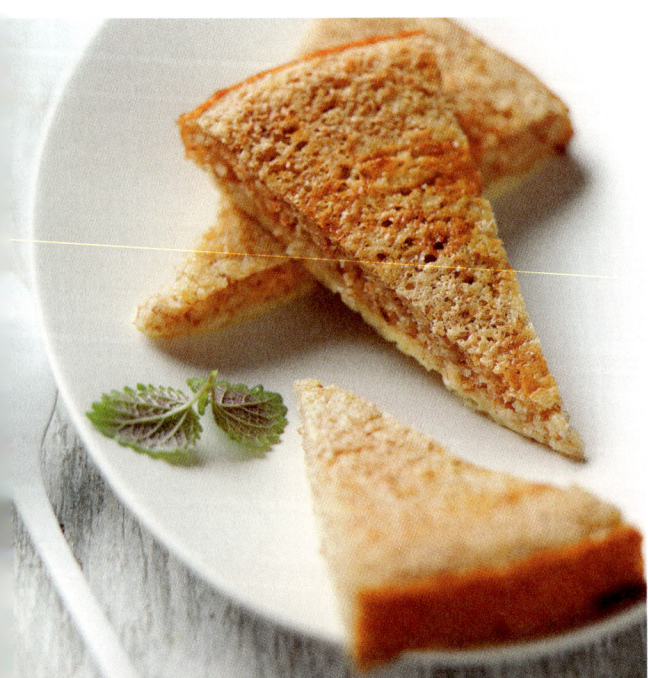

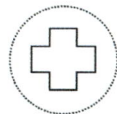

GESUNDHEITLICHE ASPEKTE

Sie sind vielleicht der Meinung, das Gewicht sage nur etwas über Ihre Körpermasse aus. Das ist ein Irrtum. Es sagt noch viel mehr über Sie aus. Stellen Sie sich zwei fabrikneue, besonders stabile Luxuslimousinen vor. Die eine gehört einer fünfköpfigen Familie, die andere einem Single, der nicht einmal Anhalter mitnimmt. Nach fünf Jahren werden beide Autos einer TÜV-Kontrolle unterzogen. Bei welchem der beiden Fahrzeuge werden die wichtigen „Organe" wohl stärkere Verschleißerscheinungen zeigen? Genauso verhält es sich mit dem menschlichen Körper. Das heißt, unabhängig davon wie alt Sie sind, sollten Sie Ihren Körper nicht über Gebühr strapazieren. Sie werden es sonst eines Tages bereuen. Ich werde an späterer Stelle in dieser Rubrik noch häufiger auf die Wechselwirkung zwischen Körpergewicht und Gesundheit eingehen.

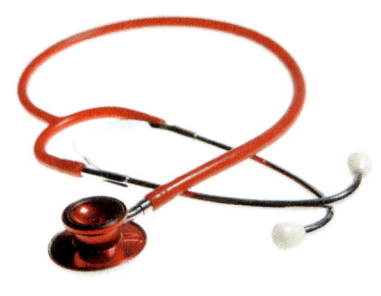

→ *Mein Diät-Tagebuch*

Sie wissen nicht, was Sie in Ihr Diät-Tagebuch schreiben sollen? Haben Sie etwas Geduld und denken Sie ein wenig nach. Sie werden sehen, es fällt Ihnen bestimmt etwas ein, was wichtig für Sie sein könnte: Wie fühlen Sie sich? Was haben Sie heute gegessen? Haben Sie ein besonders leckeres Rezept ausprobiert? Haben Sie Ihren Kühlschrank ausgeräumt? Wie lange sind Sie spazieren gegangen, was haben Sie dabei gesehen? Haben Sie in Ihrer Umgebung neue Ecken entdeckt, wo wollen Sie morgen spazieren gehen? Haben Sie sich mit Freunden verabredet? Freuen Sie sich auf Ihr neues Kleid, das Ihnen bald passen wird? Und so weiter…

1

2

3

4

5

6

7

8

9

Tag 3

Mein Ausgangsgewicht   Mein Gewicht heute | Gewichtsabnahme insgesamt   Mein Zielgewicht

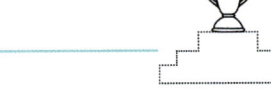

Zur Einstimmung

Nach den ersten beiden Tagen der Angriffsphase werden Sie bereits Erfolge verbuchen können. Vielleicht ist bereits das erste Kilo gepurzelt, Ihre Kleidung sitzt ein wenig lockerer, und Hände und Beine sind nicht mehr so aufgequollen. Zugegeben, das ist nicht viel, aber es reicht aus, um Sie in Ihrem Vorhaben zu bestärken. Ihre Anstrengungen zahlen sich aus. Weiter so!

Bleiben Sie standhaft

Ich bin überzeugt, Sie haben bis jetzt noch nicht ein einziges Mal gesündigt. Warum sollten Sie auch – schließlich wird nur ein verschwindend geringer Teil derer, die nach meiner Methode abnehmen, in der Angriffsphase schwach. Auch die Waage hat Ihnen vermutlich schon eine positive Rückmeldung gegeben. Setzen Sie also unbedingt auch am heutigen dritten Tag alles

MOTIVATION IST ALLES

Motivation lässt sich nicht verordnen. Und sie stellt sich nicht einfach so ein. Sie kommt aus den Tiefen Ihrer verborgenen, archaischen Seite, und sie bringt Sie dazu, genau das zu tun, was Ihr Körper von Ihnen verlangt. Diese Motivation kommt jedoch keineswegs ausschließlich Ihrem Organismus zugute, sondern auch Ihrem Verlangen nach Gefühlen, Genuss und vor allem nach Lebensfreude.

Sorgen Sie deshalb dafür, dass diese Motivation nicht erlahmt. Lassen Sie sie Ihre Wirkung entfalten, denn sie wird Ihnen helfen, der allgegenwärtigen Versuchung zu widerstehen: dem Essen. In diesem Sinne: Halten Sie sich tapfer!

daran, diese ersten kleinen Erfolge nicht zunichte zu machen. Und sollten Sie dennoch schwach werden – nur keine Panik. Verlängern Sie Ihren Spaziergang einfach

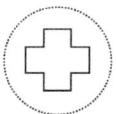

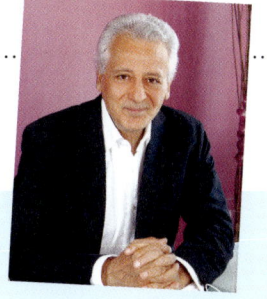

GESUNDHEITLICHE ASPEKTE

Es verblüfft mich immer wieder, wie viele Menschen in ihrem Leben das Wesentliche nicht vom Unwesentlichen unterscheiden können. Ich denke da vor allem an jene Männer und Frauen, die so sehr in ihrem Beruf aufgehen, dass sie ihm ihr Privatleben völlig unterordnen. Gewiss, das ist durchaus anerkennenswert, vorausgesetzt, das Leben – und vor allem die Gesundheit – kommt dabei nicht zu kurz. Wenn man jung ist, hält man sich nicht selten für unverwundbar. Das ändert sich spätestens, sobald man die 40 überschritten hat und plötzlich mit Schwindelgefühlen, einem erhöhten Cholesterinspiegel oder der einsetzenden Menopause zu kämpfen hat. Dann bekommt die Gesundheit einen ganz neuen Stellenwert. Nur, ist das nicht vielleicht ein bisschen spät? Deshalb, egal, wie alt Sie sind, denken Sie stets daran: Je früher Sie ein Problem anpacken, desto mehr werden Sie später davon profitieren. Schon in jungen Jahren auf die Gesundheit zu achten ist die beste Lebensversicherung.

Ich unterstütze Sie

Am dritten Tag der Angriffsphase wird bereits der Grundstein für die zweite Phase, die sogenannte Aufbauphase, gelegt, die Sie direkt zu Ihrem Idealgewicht führen wird.

Sie befinden sich also noch immer auf der ersten Stufe der Rakete, und jeder, selbst der kleinste Zwischenfall kann Sie abstürzen lassen. Es ist also Vorsicht geboten und Sie sollten das, was Sie „dem Feind" in diesen wenigen Tagen abgerungen haben, wie eine Kriegsbeute hüten. Diese ersten verlorenen Pfunde sind so etwas wie ein Sicherheitspolster für Ihr Vorhaben, denn Sie werden sie nicht so leicht wieder zunehmen.

Die gefährlichste Tageszeit bei einer Diät sind erfahrungsgemäß die Abendstunden. Seien Sie deshalb besonders vorsichtig, wenn Sie nach einem anstrengenden Arbeitstag nach Hause kommen und sich eine kleine Belohnung gönnen möchten: Wie wäre es etwa mit einem Joghurt, einer Scheibe Putenschinken oder Bündnerfleisch oder etwas Thunfisch mit Zitronensaft?

Pierre Dukan

um 20 bis 30 Minuten, um den Fehltritt wettzumachen. Vor allem aber glauben Sie jetzt um Himmels willen nicht: „Jetzt kommt es sowieso nicht mehr darauf an!"

Jakobsmuschel-Sashimi mit Limette & Schnittlauch

PP

Zubereitungszeit: 10 Minuten +
1 Stunde Kühlzeit
Für 2 Personen

6 Jakobsmuscheln (frisch, vom Fischhändler ausgelöst oder TK)
1 kleine Bio-Limette
1 Stängel Schnittlauch, in feine Röllchen geschnitten
1 EL japanische Sojasauce
Etwa ½ EL Wasabi

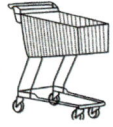

TIPPS FÜR IHREN EINKAUF

Heute dürfen Jakobsmuscheln (am besten die preiswerteren tiefgekühlten) auf Ihrem Einkaufszettel nicht fehlen. Und wie wäre es einmal mit einem Stück Leber, das man ganz einfach in einer beschichteten Pfanne braten kann, Garnelen, Magerquark, Fischrogen und Puten- oder Hähnchenschinken?

1. Tiefgekühlte Jakobsmuscheln auftauen lassen. Die Jakobsmuscheln abspülen, trocken tupfen und mit einem Messer mit sehr dünner Klinge jeweils in drei Scheiben schneiden.

2. Die Limetten gründlich waschen und halbieren. Eine Hälfte in hauchdünne Scheiben schneiden, die andere auspressen. Den Saft in eine Schale gießen, mit Sojasauce und Wasabi verrühren und in den Kühlschrank stellen.

3. Die Jakobsmuscheln auf zwei kleine Teller verteilen, mit den Limettenscheiben garnieren, mit Frischhaltefolie abdecken und für eine Stunde in den Kühlschrank stellen.

4. Die Muscheln vor dem Servieren mit dem Schnittlauch bestreuen. Die Sauce auf zwei Schälchen verteilen und zu den Jakobsmuscheln reichen.

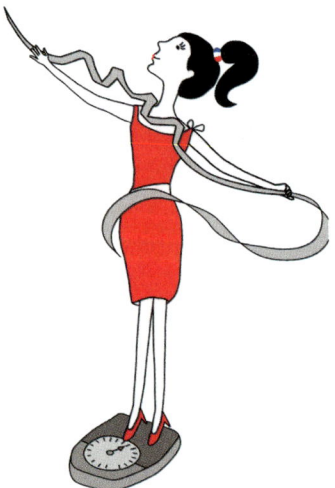

Seien Sie aktiv!

Ich kann es nicht oft genug wiederholen: Das Gehen ist für uns Menschen so wichtig wie das Atmen. Es gibt auf der Welt kein zweites Lebewesen, das sich auf zwei Beinen bewegt, und das bereits seit Millionen von Jahren. Das heißt, unser Gehirn ist darauf programmiert.

Egal, was Sie heute vorhaben, Sie sollten in jedem Fall einen 20-minütigen Fußmarsch mit einplanen. Damit können Sie sich ein Leben lang vor Trägheit und unkontrolliertem Zunehmen schützen, vorausgesetzt Sie behalten diese Gewohnheit auch nach der Diät bei.

➡ *Mein Diät-Tagebuch*

Sie haben bis jetzt noch gar nichts in Ihr Tagebuch geschrieben? Dann wird es aber höchste Zeit. Geben Sie sich einen Ruck. Sie können nur davon profitieren.

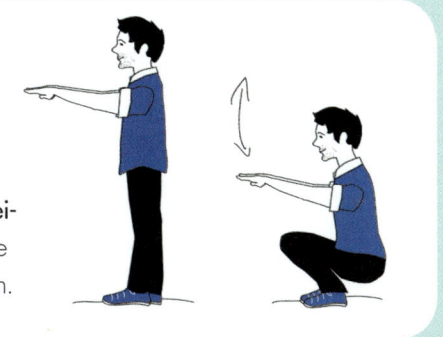

IHRE TÄGLICHE ÜBUNG

Sind Sie jung und sportlich, wiederholen Sie die Sit-ups heute 32-mal und machen 14 Kniebeugen.

Gehören Sie zur Generation 50 plus und treiben nicht regelmäßig Sport, wiederholen Sie die Sit-ups 12-mal und machen 7 Kniebeugen.

1 2 3 4 5 6 7 8 9

Tag 4

Mein Ausgangsgewicht   Mein Gewicht heute | Gewichtsabnahme insgesamt   Mein Zielgewicht

IHRE TÄGLICHE ÜBUNG

Damit es für Sie nicht zu anstrengend wird, steigern wir die Anzahl der Übungen ab heute bis zum Ende der Angriffsphase nicht mehr.
Sind Sie jung und sportlich, machen Sie also weiterhin 32 Sit-ups und 14 Kniebeugen.

Gehören Sie zur Generation 50 plus **und treiben nicht regelmäßig Sport**, bleiben Sie bei 12 Sit-ups und 7 Knie-beugen.

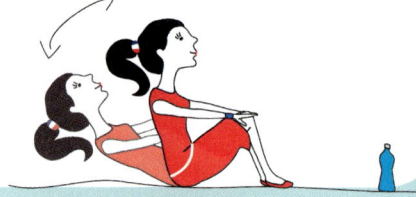

Zur Einstimmung

Zur Erinnerung: Die Dauer der Angriffs-phase richtet sich danach, wie viel Sie abnehmen wollen. Sind das nur 5 bis 10 Kilo, ist die erste Phase für Sie vielleicht morgen schon vorbei. Wer zwischen 10 und 20 Kilo abnehmen möchte, muss noch einen Tag durch-halten, und sind es 20 bis 30 Kilo, dauert die Angriffsphase noch zwei weitere Tage. Und wer noch mehr Gewicht loswerden will, muss eine ganze Woche rechnen.

Seien Sie aktiv!

Es ist schon seltsam: Für viele ist das Gehen heute zu einem lästigen Zwang geworden. Nicht so für Sie und mich, für die das Gehen so selbstverständlich ist wie das Atmen. Tagtäglich höre ich von Patienten, sie schafften es zeitlich nicht, jeden Tag 20 Minuten zu gehen. Leider – und das ist äußerst bedenklich – sind wir heute nicht mehr gezwungen, zu Fuß zu gehen.
Machen Sie also lieber einen kleinen Spaziergang, anstatt den Kühlschrank zu plündern!

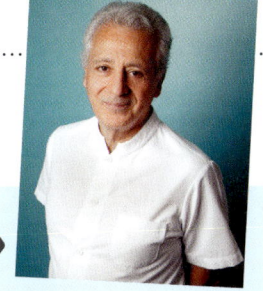

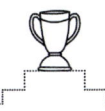

MOTIVATION IST ALLES

Ich kenne nur wenige, die in dem Stadium, das Sie heute erreicht haben, Ihre Motivation verloren haben. Und ich denke, auch Sie werden zu den vielen gehören, die jetzt weitermachen, ohne schwach zu werden. Die Motivation ist wie der Wind in den Segeln eines Schiffes. Wenn er weht, machen Sie Fortschritte, bleibt er aus, treten Sie auf der Stelle. Aber woher kommt er eigentlich, dieser Wind?

Der Mensch ist genetisch so programmiert, dass er nach Belohnung verlangt, und diese Belohnung liefert ihm das Gehirn in Form eines angenehmen Gefühls, das man als Lust bezeichnet. Was Sie aber nicht sehen und was parallel im Verborgenen abläuft, das ist die Produktion zweier Botenstoffe, des Serotonins und des Dopamins, die die Stimmung heben bzw. uns neue Lebensfreude schenken können. Eine Diät zu machen und allmählich sein Idealgewicht zu erlangen ist nichts anderes als der Versuch, sich zu belohnen. Machen Sie also weiter so. So bleiben Sie motiviert abzunehmen und zudem steigert dies ganz allgemein Ihre Motivation, Ihre Lebenssituation zu verbessern.

Ich unterstütze Sie

Sollten Sie sich noch in der Angriffsphase befinden, dann bedeutet dies, dass Sie 5 bis 10 Kilo abnehmen müssen. Gesetzt den Fall, Sie müssen 10 Kilo abnehmen, dann tragen Sie eine Last mit sich herum, die dazu führt, dass Sie schneller erschöpft sind, dass Sie bei der kleinsten Anstrengung ins Schwitzen geraten, dass Ihnen beim Treppensteigen die Puste ausgeht und so weiter.

Sie haben sich mit der Diät zu freiwilliger Selbstbeschränkung entschlossen. Nun haben Sie zwei Möglichkeiten: Sie können die Sache bis zum Ende durchziehen oder Sie geben irgendwann auf – und probieren weiterhin eine neue Diät nach der anderen aus. Ich verspreche Ihnen: Ich helfe Ihnen dabei, in den Übergewichtsstatistiken nie wieder aufzutauchen. Sie sollten alles daransetzen, dass dieses Vorhaben von Erfolg gekrönt ist und dass diese Ihre letzte Diät ist. Das ist schon so vielen Menschen gelungen – ich versichere Ihnen: Es ist gar nicht so schwer!

Pierre Dukan

1
2
3
4
5
6
7
8
9

Omelett mit Tofu

Zubereitungszeit: 30 Minuten
Für 2 Personen

PP

1 Ei
1 EL Sojasauce
1 Knoblauchzehe, fein gehackt
½ Frühlingszwiebel mit Grün, gehackt
200 g Tofu, fein gewürfelt
1 EL gehackte Petersilie
Pfeffer
Sojasauce zum Servieren

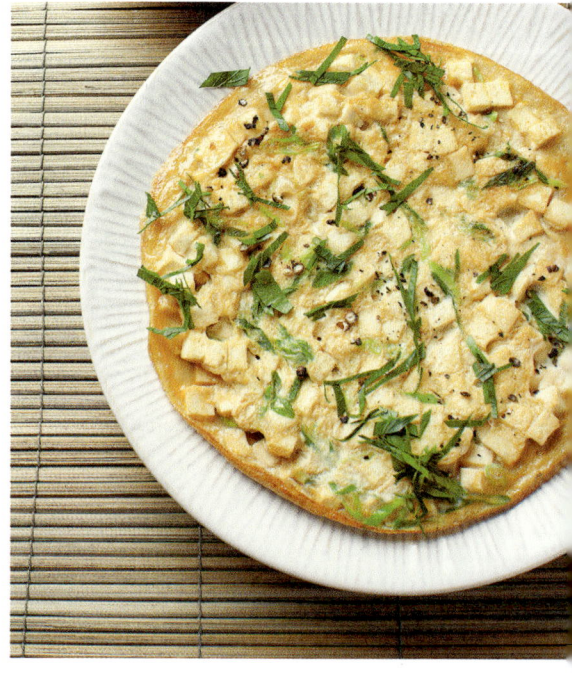

1. Das Ei kräftig mit Sojasauce, Knoblauch und Frühlingszwiebel verrühren.
2. Den Tofu untermischen.
3. Die Eiermischung in eine kleine beschichtete Pfanne gießen und zugedeckt bei geringer Hitze stocken lassen. Nach etwa 5–6 Minuten wenden und die zweite Seite ebenfalls einige Minuten backen.
4. Das Omelett mit Petersilie bestreuen, mit Pfeffer würzen und auf zwei Portionen aufgeteilt mit Sojasauce servieren.

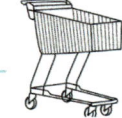

TIPPS FÜR IHREN EINKAUF

Sie essen kein Fleisch? Kein Problem! Halten Sie sich stattdessen an Fisch, Meeresfrüchte oder tierische Produkte wie Milch und Eier.
Oder sind Sie vielleicht Vegetarier und essen weder Fleisch noch Fisch? Dann greifen Sie auf pflanzliche Proteine wie Tofu, Seitan und Tempeh zurück. Auf Eier und Milchprodukte sollten Sie allerdings nicht verzichten

Bleiben Sie standhaft

Befinden Sie sich noch in der Angriffsphase, haben Sie gute Chancen, heute noch ein paar Hundert Gramm an Gewicht zu verlieren. Lassen Sie sich also nicht in Versuchung führen. Essen Sie lieber ein bisschen mehr, dafür aber das Richtige. Und vor allem: Hände weg von Alkohol oder Schokolade (das gilt im Übrigen auch für die meisten anderen sogenannten Genussmittel). Dass man von den 72 erlaubten Lebensmitteln so viel essen darf, wie man will, ist, wie viele meinen, ein entscheidender Vorzug meiner Methode, der auch ihren Erfolg erklärt.

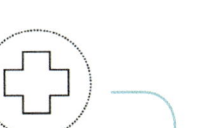

GESUNDHEITLICHE ASPEKTE

Wussten Sie, dass die Lebenserwartung in den letzten 50 Jahren um 20 Jahre gestiegen ist? Das ist eigentlich sehr erfreulich. Doch da diese 20 Jahre auch unsere letzten sind, ist es umso wichtiger, in Form zu bleiben, damit man diese geschenkte Lebenszeit auch wirklich genießen kann. Denn im anderen Fall kann dieses Geschenk zur schlimmsten Qual werden. Das sollten Sie schon heute stets vor Augen haben. Eine Gewichtsreduktion und die richtige Ernährung können Sie diesem Ziel ein gutes Stück näher bringen.

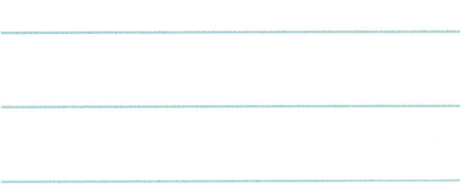 **Mein Diät-Tagebuch**

Ich werde vermutlich nie die Gelegenheit haben zu lesen, was Sie in Ihr Tagebuch geschrieben haben. Doch eines weiß ich: Das Tagebuchschreiben wird Ihnen bei Ihrem Vorhaben abzunehmen eine wertvolle Hilfe sein. Und Sie werden das Geschriebene wieder und wieder lesen, weil Sie erkannt haben, dass es Ihnen hilft.

1

2

3

4

5

6

7

8

9

Tag 5

_____   _____   _____
Mein Ausgangsgewicht   Mein Gewicht heute | Gewichtsabnahme insgesamt   Mein Zielgewicht

Zur Einstimmung

Zur Erinnerung: Über fünf Tage erstreckt sich die Angriffsphase nur für all jene, die zwischen 10 und 20 Kilo abnehmen müssen. Liegt Ihr abzunehmendes Gewicht darunter, beginnen Sie heute mit dem ersten Tag der Aufbauphase.
Befinden Sie sich noch immer in der Angriffsphase, sollten Sie inzwischen 1 ½ bis 2 Kilo an Gewicht verloren haben.

Dabei müssen Sie allerdings bedenken, dass sich dieses Gewicht nur zur Hälfte aus reinen Fettreserven und zur anderen Hälfte vermutlich aus Wasser zusammensetzt. Dieses Wasser kann sich unter Umständen erneut einlagern, sobald Sie in der Aufbauphase Gemüse in die Diät einbeziehen. Aber das ist völlig normal und kein Grund zur Besorgnis.

IHRE TÄGLICHE ÜBUNG

Sind Sie jung und sportlich, machen Sie weiterhin 32 Sit-ups und 14 Kniebeugen.
Gehören Sie zur Generation 50 plus und treiben nicht regelmäßig Sport, bleiben Sie bei 12 Sit-ups und 7 Kniebeugen.

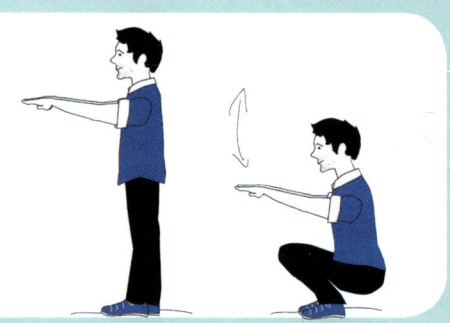

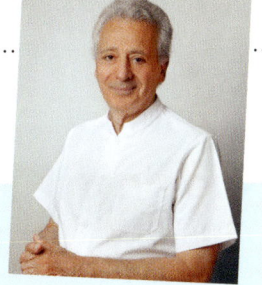

Seien Sie aktiv!

Auch am heutigen fünften Tag lautet die Devise: Gehen Sie mindestens 20 Minuten. Leider wird in unserer modernen Kommunikationsgesellschaft alles, was nicht neu oder außergewöhnlich ist, schnell als banal empfunden. Doch gibt es etwas Banaleres als das Gehen? Sie sollten sich auch einmal fragen, weshalb ich so auf diesem täglichen 20-minütigen Fußmarsch insistiere. Sollte so etwas Einfaches, Banales doch eigentlich ganz selbstverständlich sein. Doch leider – zu Fuß zu gehen ist nicht mehr in.

Exotische Tänze, Kampfsport, Taekwondo – das alles fänden wir neu und aufregend. Genauso ist es mit dem Wassertrinken bei einer Diät zur Gewichtsreduktion. Wären die Leute wirklich davon überzeugt, dass ausreichendes Trinken beim Abnehmen helfen kann, würden sie auch mehr trinken. Aber das Gehen und das Trinken sind einfach zu banal, als dass man an ihre Wirkung glaubte.

Ich kenne Sie zwar nicht, bin aber dennoch überzeugt, dass Sie weder ausreichend trinken noch genug zu Fuß gehen. Warum sonst müssten Sie Ihr Gewicht reduzieren? Also denken Sie daran: Trinken Sie viel und vor allem: Gehen Sie möglichst oft zu Fuß.

Ich unterstütze Sie

Wie Sie wissen, ist die Dauer der Angriffsphase abhängig von dem Gewicht, das es zu verlieren gilt. Wenn Sie also heute noch nicht zur nächsten Phase, der sogenannten Aufbauphase, übergehen konnten, dann deshalb, weil Sie mehr als 10 Kilo abnehmen müssen. Und wenn dem so ist, dann wissen Sie auch, welche Risiken und Einschränkungen ein solches Übergewicht mit sich bringt.

Wenn ich Ihnen vor Augen führe, welche Befreiung eine konsequente Gewichtsreduktion bedeuten kann, möchte ich Ihnen keinesfalls zu nahe treten, sondern dies soll Ihnen eine Hilfe sein. Denn ich weiß aus Erfahrung, dass sich jemand nur dann zu einer Diät und damit zum Verzicht entschließt, wenn ihm das Abnehmen wirklich am Herzen liegt.

Deshalb kann ich Sie nur noch einmal ermuntern: Bleiben Sie standhaft, damit dies Ihre endgültig letzte Abmagerungskur sein wird!

Pierre Dukan

Konjak-Nudeln mit Surimi

Zubereitungszeit: 20 Minuten
Für 2 Personen

330 g Konjak-Nudeln
50 g Surimi, grob geraspelt
Abgeriebene Schale und Saft von
    ½ Bio-Zitrone
2 EL Sahneersatz zum Kochen (7 %)
1 Msp. Harissa
1 EL fein geschnittene glatte Petersilie

1. Wasser in einem Topf zum Kochen aufstellen. Die Konjak-Nudeln in reichlich kaltem Wasser waschen und abtropfen lassen.
2. Sobald das Wasser kocht, die Nudeln hineingeben und 1–2 Minuten garen. Abgießen und mit kaltem Wasser abschrecken.
3. Inzwischen das geraspelte Surimi in einer beschichteten Pfanne anbraten.
4. Zitronenschale und -saft, Sahneersatz, 2 EL Wasser und Harissa hinzufügen und das Ganze 1 Minute bei starker Hitze unter Rühren kochen lassen.
5. Die Herdplatte ausschalten. Nudeln und Petersilie untermischen, eventuell noch mit etwas Salz abschmecken und sofort servieren.

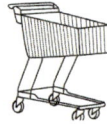

TIPPS FÜR IHREN EINKAUF

Auch wenn in der Angriffsphase „nur" die viel zitierten 72 Lebensmittel erlaubt sind, sollten Sie auf Abwechslung achten und sich etwa beim Fleisch nicht nur auf Steaks beschränken. Erlaubt sind auch alle anderen mageren Stücke, lediglich auf fettere Teile wie Rinderkoteletts sollten Sie verzichten. Vergessen Sie auch nicht, öfter Fisch zu essen. Wenn es Ihnen nicht möglich ist, an ausgefüllten Arbeitstagen frischen Fisch zu besorgen, können Sie auch auf haltbar gemachtes Fischfleisch wie Surimi zurückgreifen.

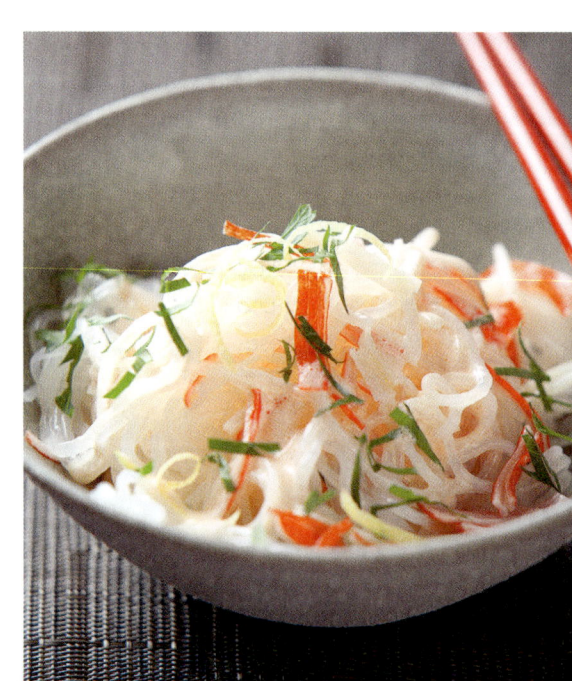

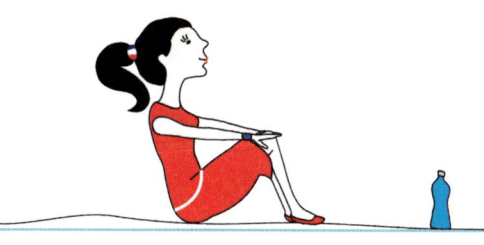

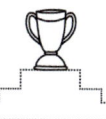

MOTIVATION IST ALLES

Die Motivation stellt sich nicht einfach auf Knopfdruck ein. Sie ist vielmehr ein integraler Bestandteil unserer Lebensenergie. Will sagen: Ein Lebewesen, in diesem Fall Sie, ist in eine bestimmte Umgebung eingebettet, aus der es wie eine Pflanze, die ihre Kraft aus ihren Wurzeln und ihre Energie über die Blätter aus der Sonne bezieht, schöpfen kann.

Je nachdem, wie alt Sie sind und wie stark Ihre Lebensenergie ist, befinden Sie sich entweder in einer Phase der Expansion und haben eine hohe Motivation zu leben, oder Sie befinden sich in einer Phase des Rückzugs, in der Sie sich der Welt, die Sie umgibt, unterwerfen. Die gute Nachricht ist jedoch, dass wir in der Lage sind, uns selbst zu motivieren. Wie das funktioniert? Indem wir mithilfe unseres Bewusstseins Einfluss auf die Kräfte unseres Unterbewusstseins nehmen. Das heißt, indem wir uns ein Ziel setzen und uns immer wieder sagen, dass wir dieses Ziel auch erreichen

können. Auf diese Weise generiert man eine Motivation. Kurz: Wenn man etwas erreichen will und dies immer und immer wieder laut ausspricht, ist das bereits die halbe Miete. Denn das Sprechen ist eine Tätigkeit, bei der der ganze Mensch – das Bewusste und das Unbewusste – beteiligt ist. Und das ist bereits ein erster Schritt zum Erfolg.

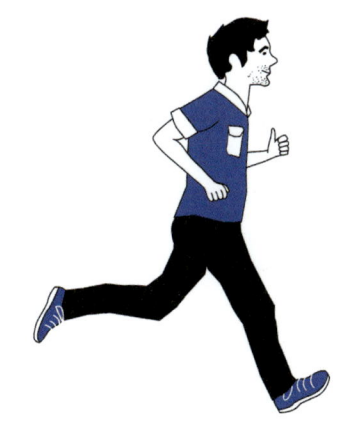

1

2

3

4

5

6

7

8

9

Bleiben Sie standhaft

Aus Erfahrung weiß ich, dass man in der Angriffsphase zwei Typen von Menschen unterscheiden kann. Da sind zum einen die „Alles-oder-nichts-Typen", die die große Mehrheit ausmachen. Dazu zählen all jene, die sich nie mit halben Sachen zufriedengeben. Haben sie sich zu etwas entschlossen, verfolgen sie ihr Ziel energisch und konsequent. Würde man sie nicht bremsen, könnten sie endlos so weitermachen, vorausgesetzt, es stellt sich auch ein spür- und sichtbarer Erfolg ein. Sollten Sie zu dieser Kategorie gehören, werden Ihnen fünf reine Protein-Tage nichts ausmachen. Ich muss Sie allerdings darauf hinweisen, dass dies auch einen Nachteil hat. Denn es kann passieren, dass die Gewichtsabnahme im Falle einer Krise oder wenn Probleme auftreten, stagniert oder Sie sogar wieder zunehmen. Und dann könnte es sein, dass Sie ebenso schnell und konsequent das Handtuch werfen. Deshalb sollten Sie dieses Risiko von vornherein einkalkulieren und ihm rechtzeitig entgegenwirken.

Im Übrigen kann es auch sein, dass Sie während der Aufbauphase Zeiten der Stagnation erleben, in denen Sie, auch wenn Sie sich an die Diätvorschriften halten, einfach nicht abnehmen. Doch irgendwann werden die Pfunde wieder purzeln, es sei denn, Sie haben vorher bereits resigniert.

> *„Bereuen Sie die Sünde, bevor Sie sie begangen haben!"*

Und dann gibt es da noch den zweiten Typus. Dazu zählen all jene, die bereits nach kurzer Zeit zu klagen beginnen und denen das Ganze schon bald zu lange dauert. Sollten Sie zu diesem Personenkreis gehören, kann ich Sie aber beruhigen: Auch Sie werden Fortschritte machen. Egal, welcher Kategorie Sie angehören, generell lautet die Devise: Bleiben Sie in der Angriffsphase standhaft. Anderenfalls müssen Sie dies teuer bezahlen. Der große Vorzug meiner Diät besteht darin, dass Sie essen dürfen, so viel Sie wollen. Sie müssen also nicht hungern. Und denken Sie immer auch an die Haferkleie, die vor allem am fünften – und dem für Sie vielleicht letzten – Tag der Angriffsphase außerordentlich hilfreich sein kann. Erlaubt sind eineinhalb Esslöffel pro Tag, die Sie zum Beispiel in Form von Pfannkuchen, Muffins oder als Brot zu sich nehmen können.

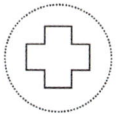

GESUNDHEITLICHE ASPEKTE

Es gibt vier gute Gründe, sein Gewicht zu reduzieren: Aussehen und Attraktivität, Wohlbefinden, der Wunsch, der Norm zu entsprechen und die Erhaltung der Gesundheit.

Mit zunehmendem Alter spielt vor allem der gesundheitliche Aspekt eine Rolle. Denn was nützen einem Attraktivität und gutes Aussehen, wenn die Gesundheit nicht mitspielt. Die Tiere müssen sich darüber keine Gedanken machen, sie verhalten sich automatisch richtig. Diesen Überlebensinstinkt besitzt der Mensch zwar ebenfalls, er nutzt ihn nur nicht mehr. Machen Sie es also wie bei einem Flugzeug und steigen Sie auf die manuelle Steuerung um, wenn der Autopilot ausfällt.

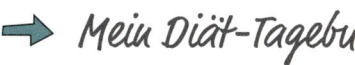

Mein Diät-Tagebuch

Haben Sie inzwischen schon mit dem Schreiben begonnen? Tun Sie es unbedingt. Ich versichere Ihnen, es wird zu einer Gewohnheit werden, die Ihr Leben verändert und erleichtert. Haben Sie den Kampf gegen die Pfunde erst einmal gewonnen, gehen Sie gestärkt daraus hervor.

1

2

3

4

5

6

7

8

9

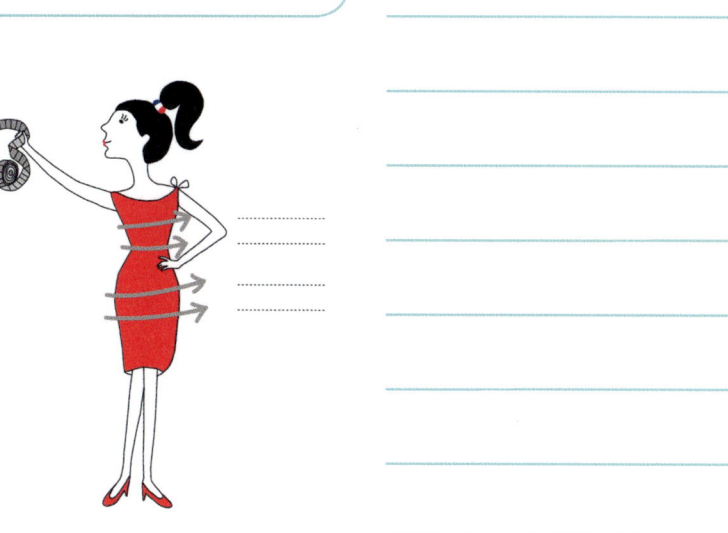

Tag 6

_____ | _____ | _____
Mein Ausgangsgewicht | Mein Gewicht heute | Gewichtsabnahme insgesamt | Mein Zielgewicht

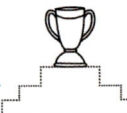

MOTIVATION IST ALLES

In dem Stadium, in dem Sie sich jetzt befinden, ist es besonders wichtig, sich zu motivieren. Das mag sich banal anhören, aber so kompliziert die Funktionsweise unseres bewussten Denkens und unserer Fantasie ist, so einfach sind die Dinge auf der Ebene unserer unbewussten Überlebensmechanismen. Wenn Sie verstehen, wie etwas funktioniert, können Sie auch entsprechend handeln.

Die Motivation ist eine Energie, die in der Biologie des Menschen angelegt ist, um ihm das Überleben zu erleichtern. Sie können sie sich zunutze machen, um Ihren Willen abzunehmen zu stärken. Man könnte es mit einem beruflichen Projekt vergleichen, für das Sie einen Kredit benötigen und von dem Sie Ihre Bank überzeugen wollen. Die Bank sind in unserem Fall Sie und Sie müssen sich selbst begreiflich machen, weshalb Sie abnehmen wollen. Stellen Sie sich einfach vor, was sich im Erfolgsfall für Sie – insbesondere im Hinblick auf Ihre Gesundheit – alles zum Positiven verändern würde. Stellen Sie sich vor, wie viel angenehmer das Leben für Sie wird, wenn Sie weniger Gewicht mit sich herumschleppen, wie viel besser Sie den Alltag bewältigen können. Wenn Sie sich all dies vor Augen führen, klappt es auch mit der Motivation.

Zur Einstimmung

Wie viel Sie auch abnehmen müssen, mit dem heutigen, spätestens aber mit dem morgigen Tag endet die Angriffsphase auch für Sie. Inzwischen sollten Sie 2 bis 3 Kilo abgenommen haben. Also auf zum Endspurt. Vielleicht hilft es Ihnen, eine Hose anzuprobieren, die Ihnen noch vor fünf Tagen zu eng war.

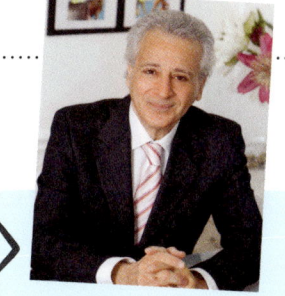

Seien Sie aktiv!

In sechs Tagen ist in Ihrem Körper allerhand passiert, und Ihre Muskeln tragen
Ihr verringertes Gewicht leichter. Wenn
Sie die Angriffsphase mit dem heutigen
Tag beenden, sollten Sie von nun an täglich nicht mehr nur 20, sondern 30 Minuten gehen. Und wenn Sie mir einen
persönlichen Gefallen tun wollen, darf's
ruhig auch ein bisschen mehr sein.

Bleiben Sie standhaft

Sollten Sie jetzt noch in der Angriffsphase sein, stehen Sie vor der großen
Herausforderung, ganze 20 oder gar
30 Kilo abnehmen zu müssen. Umso wichtiger ist es, dass Sie jetzt nicht schwach
werden. Bedenken Sie nur, wie viel Sie
bereits investiert – und erreicht – haben.
Nur noch ein paar Stunden und Sie haben
die erste Etappe meiner Diät bewältigt.
Also halten Sie sich auch weiterhin tapfer!

Ich unterstütze Sie

Ich stelle mir vor, wie zufrieden Sie mit
dem Ergebnis sind, das Sie in diesen
ersten Tagen erzielt haben. Bei meinen
Patienten kann ich förmlich hören, wie
sie sich freuen, wenn sie mir nach fünf,
sechs oder sieben Tagen telefonisch
ihre Ergebnisse mitteilen. Und aus dieser Freude schöpfe ich die Energie, die
ich brauche, um gegen Bewegungsmangel und Übergewicht zu kämpfen.
Ich sage Ihnen dies, damit Sie sehen,
dass ich stets an Ihrer Seite bin.
Deshalb bitte ich Sie, geben Sie sich
Mühe, bleiben Sie am Ball ...

Pierre Dukan

IHRE TÄGLICHE ÜBUNG

Damit es nicht zu anstrengend wird,
bleibt auch heute alles wie gehabt.
Sind Sie jung und sportlich, machen Sie
weiterhin 32 Sit-ups und 14 Kniebeugen.
**Gehören Sie zur Generation 50 plus und
treiben nicht regelmäßig Sport**, bleiben
Sie bei 12 Sit-ups und 7 Kniebeugen.

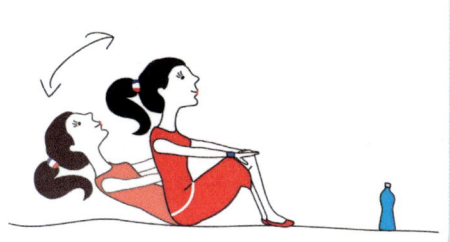

Lachs in Aspik mit Kräuterfrischkäse

PP

Zubereitungszeit: 30 Minuten +
4–5 Stunden Kühlzeit
Für 2 Personen

200 g Lachsfilet mit Haut
200 ml Gemüsebrühe
½ TL Agar-Agar
50 g Frischkäse (0,2 %)
Je 1 TL gehackter Dill und Estragon
Salz, Pfeffer
2 kleine Estragonzweige zum Garnieren
    nach Belieben

1. In einen Topf mit Dämpfeinsatz etwa
   300 ml Wasser einfüllen, zum Kochen
   bringen und den Dämpfeinsatz einlegen.
   Das Lachsfilet mit der Hautseite nach
   unten darin 8–10 Minuten dämpfen, herausnehmen und etwas abkühlen lassen.
2. In der Zwischenzeit die Gemüsebrühe
   zum Kochen bringen, das Agar-Agar
   einrieseln lassen und unter Rühren
   2 Minuten leise kochen lassen. Etwas
   abkühlen lassen.
3. Den Frischkäse mit Kräutern, Salz und
   Pfeffer verrühren.
4. Den Lachs häuten, in kleine Stücke zupfen, auf zwei Portionsförmchen verteilen
   und mit kleinen Flöckchen des Kräuter-
   frischkäses belegen.
5. Die Förmchen vorsichtig mit der Brühe
   auffüllen. Nach Belieben in jedes
   Förmchen einen Estragonzweig einlegen. Abkühlen lassen und mindestens
   4–5 Stunden im Kühlschrank erstarren
   lassen.
6. Zum Servieren den Lachs in Aspik mit
   einem Messer vom Förmchenrand lösen
   und auf Portionsteller stürzen.

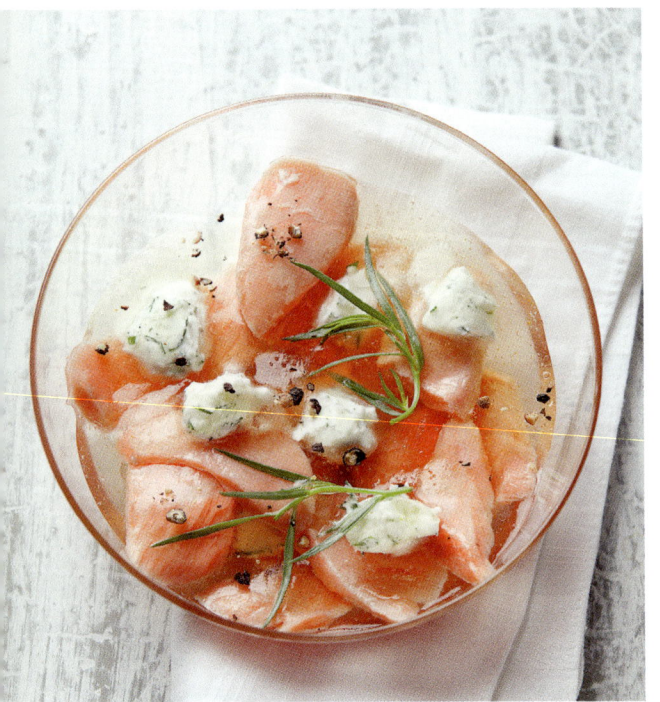

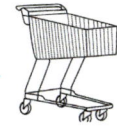

TIPPS FÜR IHREN EINKAUF

Das Lebensmittel, das in meiner Diät
eine ganz besondere Rolle spielt,
ist der Lachs, der frisch oder geräu-
chert, gegrillt, in der Folie gegart,
mariniert oder als Carpaccio stets
ein Genuss ist.
Preiswerter und ebenfalls sehr gut
sind Makrelen und Sardinen. Egal, für
welchen Fisch Sie sich entscheiden –
gesund sind sie alle.

 Mein Diät-Tagebuch

Ich verrate Ihnen jetzt einen meiner besten
Geheimtipps. Nehmen Sie abends vor dem
Schlafengehen Ihr Tagebuch noch einmal
zur Hand und schreiben Sie die vier bis
fünf wichtigsten Aufgaben auf, die Sie am
nächsten Tag erledigen wollen. Ich garantiere
Ihnen: Am nächsten Morgen werden Sie
mit dem Gefühl aufwachen, besonders gut
geschlafen zu haben und besonders gut in
Form zu sein. Warum? Weil unser Gehirn
auch im Schlaf aktiv ist, und in einigen der
verschiedenen Schlafphasen ist es sogar
besonders aktiv und arbeitet wieder und
wieder die Dinge auf, die uns am Vortag
beschäftigt haben.

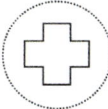

GESUNDHEITLICHE ASPEKTE

Nachdem Ihre Angriffsphase so lange
dauert, vermute ich, dass man Sie
fast schon zur Gruppe der Adipösen
zählen könnte, und ein Übergewicht
in dieser Größenordnung ist in jedem
Alter ein Gesundheitsrisiko. Besteht dieses Übergewicht bereits seit Längerem,
sollten Sie unbedingt abklären lassen,
ob dies eventuell bereits Auswirkungen
auf Ihre Gesundheit hatte. Denn in der
westlichen Welt ist Übergewicht die
häufigste vermeidbare Todesursache –
eine Tatsache, über die nach wie vor
nicht offen gesprochen wird.

1
2
3
4
5
6
7
8
9

Tag 7

Zur Einstimmung

Egal, wie viele Pfunde Sie auf die Waage bringen, mit dem heutigen Tag endet für Sie die Angriffsphase. Und ab morgen dürfen Sie die Liste der erlaubten Lebensmittel um 28 leckere Gemüsesorten erweitern.

Bleiben Sie standhaft

In der Regel gelingt es meinen Patienten, Lesern und den Nutzern meiner Webseite in dieser Phase allen Versuchungen zu widerstehen. Ich hoffe, Sie gehören nicht zu jener verschwindend kleinen Minderheit, die meine Statistik Lügen straft. Dieser letzte Tag hat, ebenso wie der erste, große symbolische Bedeutung, denn nun können Sie gestärkt und motiviert die nächste Etappe in Angriff nehmen, für die Sie einen wesentlich längeren Atem brauchen. Seien Sie also heute besonders auf der Hut und leisten Sie sich keinen Fehltritt!

IHRE TÄGLICHE ÜBUNG

Sind Sie jung und sportlich, machen Sie wiederum 32 Sit-ups und 14 Kniebeugen. **Gehören Sie zur Generation 50 plus und treiben nicht regelmäßig Sport,** bleiben Sie bei 12 Sit-ups und 7 Kniebeugen.

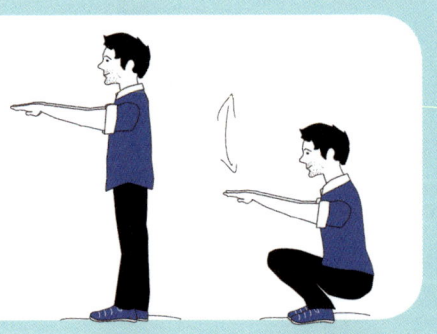

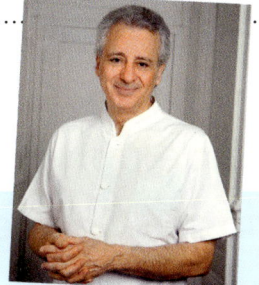

Seien Sie aktiv!

Zum krönenden Abschluss dieser Woche wäre es schön, wenn Sie heute einmal eine ganze Stunde – ja, Sie haben richtig gelesen: volle 60 Minuten! – gehen würden, um Ihren Pfunden am Ende dieser Blitzattacke noch einmal so richtig zu Leibe zu rücken. Tun Sie mir den Gefallen!?
Vielleicht konnten Sie im Laufe dieser ersten Woche bis zu 5 Kilo abnehmen und fühlen sich nun gestärkt und energiegeladen. Das wird Ihnen helfen, falls die Gewichtsabnahme in der Zeit, die noch vor Ihnen liegt, einmal stagnieren sollte.

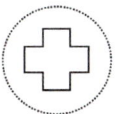

GESUNDHEITLICHE ASPEKTE

Aus gesundheitlicher Sicht ist dieser letzte Tag der Angriffsphase von besonderer Bedeutung.
Unabhängig von Ihrem Alter werden sich Ihre Cholesterinwerte verbessert haben und Ihr Blutdruck ist nicht mehr so hoch. Und war Ihr Blutzuckerspiegel erhöht, sollte auch er gesunken sein. Schließlich ist Ihr Körper in gerade einmal einer Woche um einiges leichter geworden, und dies wird sich außerordentlich positiv auf Ihre Lebensqualität auswirken.

Ich unterstütze Sie

Heute ist ein großer Tag – für Sie, aber auch für mich. Für Sie, weil Sie heute in den Endspurt der Angriffsphase gehen, und für mich, weil ich Sie durch diese erste Phase begleitet und an Ihrer Seite gekämpft habe. Ich weiß um Ihre Stärken und Schwächen nur zu gut, die sich in jedem von uns wie die Wagschalen einer Waage gegenüberstehen, die sich, je nachdem, welche angenehmen oder unangenehmen Überraschungen uns das Leben beschert, mal nach oben und mal nach unten bewegen. Und wer kennt sie nicht, die unangenehmen Überraschungen – Stress, Frustrationen und Mitmenschen, die ihren eigenen Frust an uns auslassen. Positive Überraschungen hingegen heben unsere Stimmung und unsere Lebensfreude.
Denn Sie sind im Begriff, eine Leistung zu vollbringen, die Ihnen nicht nur dazu verhilft, schlanker zu werden, sondern die auch Ihr Selbstwertgefühl heben wird. Morgen beginnt die Aufbauphase, die Sie endgültig ans Ziel bringen wird.

Pierre Dukan

1 2 3 4 5 6 7 8 9

Konjak-Nudeln mit Räucherlachs-Sahne-Sauce

PP

Zubereitungszeit: 15 Minuten
Für 2 Personen

Salz
1 Stängel Petersilie
½ Bund Schnittlauch
2 Scheiben Räucherlachs (etwa 30 g)
1 Packung Konjak-Nudeln (à 200 g)
½ Zwiebel, gehackt
2 EL Sahneersatz zum Kochen (7 %)
Pfeffer

1. In einem großen Topf Wasser zum Kochen aufstellen und salzen. Petersilie und Schnittlauch (einige Halme zum Garnieren beiseite legen) waschen, trocken tupfen und fein schneiden. Den Räucherlachs in feine Streifen schneiden.

2. Die Konjak-Nudeln aus der Packung nehmen und in reichlich kaltem Wasser abspülen. 1–2 Minuten im kochenden Wasser garen und abgießen.

3. Die Zwiebel in einer beschichteten Pfanne in etwas Wasser weich dünsten. Sahneersatz mit 2 EL Wasser einrühren und bei schwacher Hitze heiß werden lassen. Räucherlachs und Kräuter zufügen.

4. Die Nudeln mit der Sauce überziehen, mit einigen Schnittlauchhalmen garnieren und servieren.

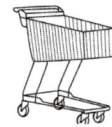

TIPPS FÜR IHREN EINKAUF

Zum Abschluss dieser ersten Phase sollten Sie sich etwas ganz Besonderes gönnen. Wie wäre es etwa mit ein paar schönen Garnelen, Räucherlachs (auf einem Haferkleie-Pfannkuchen), Bündnerfleisch oder pikanten Hackfleischbällchen? Oder Sie servieren zur Feier des Tages ein japanisches Abendessen mit Jakobsmuschel-Sashimi (Seite 24) und Schwertfisch-Spießchen (Seite 202). Und ab morgen bringt Gemüse Frische, Ballaststoffe und Vitamine in Ihre Mahlzeiten.

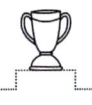

MOTIVATION IST ALLES

Nichts erfüllt einen Menschen, der schon lange vergeblich gegen seine Pfunde kämpft, mit größerer Befriedigung als die Feststellung, dass es ihm tatsächlich gelingt abzunehmen. Beweist ihm ein solches Erfolgserlebnis doch, dass er in der Lage ist, einen wunden Punkt zu überwinden.

Das stärkt sein Selbstvertrauen, sein Selbstwertgefühl und die Liebe zur eigenen Person. Das mag abstrakt klingen, ist in der Praxis jedoch von entscheidender Bedeutung. Ein Mensch mit Selbstvertrauen „arbeitet für sich", ein Mensch ohne Selbstwertgefühl arbeitet gegen sich – und wird zwangsläufig verlieren.

Deshalb sollten Sie gerade am heutigen letzten Tag Ihrer Angriffsphase mit uneingeschränktem Stolz auf Ihre bisherige Leistung blicken. Hängt davon doch der gesamte weitere Verlauf Ihrer Diät ab.

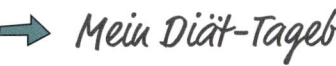

➡ *Mein Diät-Tagebuch*

Haben Sie Ihr Tagebuch inzwischen schon eifrig gefüllt? Ist man erst einmal in Schwung gekommen, fließen einem die Sätze nur so aus der Feder. Sollte Ihnen der Platz hier nicht ausreichen, kaufen Sie sich einfach ein Extraheft – oder vielleicht sogar ein richtiges Tagebuch –, damit Sie Ihren Gedanken freien Lauf lassen können.

Woche 2

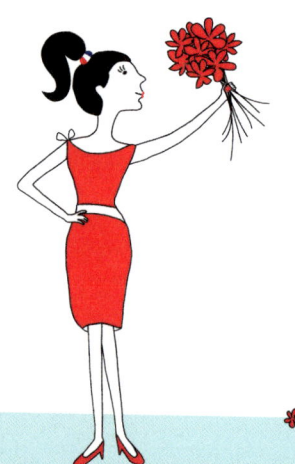

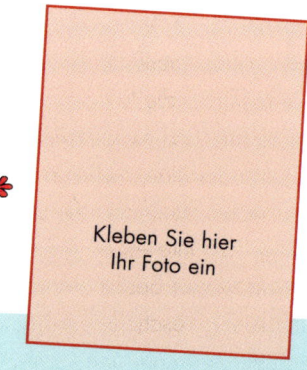

Kleben Sie hier
Ihr Foto ein

Mein Foto der Woche

Meine „Glücksstrategie"

DIE ZWEITE SÄULE DES WOHLBEFINDENS: GLÜCK UND BERUF

Als soziale Wesen können wir nicht ohne die anderen leben und müssen uns innerhalb der Gesellschaft behaupten. Die einen sehen sich dabei gerne in einer Führungsrolle, für die sie auch bereit sind Verantwortung zu übernehmen – und gelegentlich auch gewisse Risiken einzugehen. Ich denke dabei etwa an Politiker und Manager. Macht zu erlangen und auszuüben verschafft ihnen große Befriedigung.

Andere hingegen streben nach beruflichem Erfolg und wollen sich vor allem durch Kompetenz auszeichnen (zu dieser Kategorie zählen etwa IT-Spezialisten und Ingenieure). Bleibt die berufliche Anerkennung aus, stellt sich bei diesen Menschen nicht selten ein Gefühl der Unzufriedenheit ein. Wichtig ist es deshalb, in der Tätigkeit, die man ausübt, einen Spielraum für die eigene Kreativität und einen Sinn zu finden. Denn nur dann wird man auch das Gefühl haben, anerkannt zu sein.

44

Meine aktuellen Körpermaße

_____   _____   _____   _____

Brustumfang   Taillenumfang   Hüftumfang   Umfang der Oberschenkel

Mein Rat der Woche

DENKEN SIE RADIKAL UM

Sie wollen abnehmen? Dann sollten Sie lernen, die Dinge, die Sie am meisten verabscheuen, anzunehmen und den Dingen, die Sie gerne meiden, nicht mehr aus dem Weg zu gehen. Nur dann werden Sie eine Versetzung oder Ihre Arbeit nicht mehr als Belastung oder gar Bestrafung empfinden, sondern als ein Geschenk des Lebens. Nehmen Sie jede Gelegenheit wahr, um Ihren Körper zu aktivieren. Ihr Körper ist Ihr Lebensraum, den Sie nicht länger durch Maschinen (das Auto, den Aufzug etc.) zur Untätigkeit verdammen dürfen. Denn wenn Sie es Maschinen überlassen, Ihnen physische Anstrengungen abzunehmen, werden sich diese Ihres Lebens bemächtigen, werden Sie kraftlos und abhängig machen, bis Sie – und Ihr Gewicht – schließlich in eine Art Starre verfallen.

Wenn Sie Rat und Hilfe brauchen, wenden Sie sich einfach an den Dukan-Coaching-Service unter www.dukan.diaet.com/ das-dukan-coaching

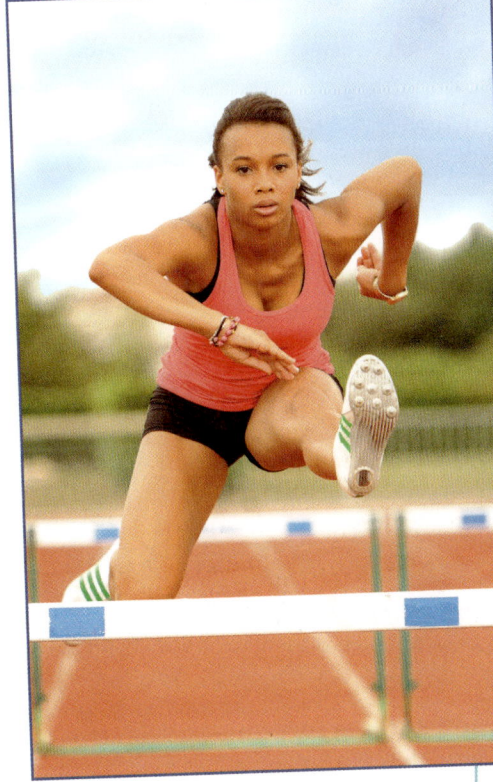

Tag 1

Bleiben Sie standhaft

In der Angriffsphase, die dazu dient, die Gewichtsabnahme in Gang zu setzen, habe ich Ihnen einen relativ genauen Rahmen vorgegeben. Das wird sich ab jetzt nur insoweit ändern, als Ihnen zusätzlich noch die bereits erwähnten 28 Gemüse erlaubt sind.

Das heißt jedoch nicht, dass Sie auch „sündigen" dürften, und das umso mehr,

Zur Einstimmung

Sie haben gerade die Angriffsphase hinter sich, eine außerordentlich wichtige Phase, die Ihnen das nötige Selbstvertrauen geben soll. Wenn (wie bei den meisten) alles glatt gegangen ist, haben Sie in kurzer Zeit relativ viel Gewicht verloren und konnten dabei essen, so viel Sie wollten.

In der zweiten Phase ändert sich nicht viel. Es bleibt bei den 72 proteinreichen Lebensmitteln, die nun noch um 28 Gemüsesorten ergänzt werden. Dabei ist allerdings zu beachten, dass auf einen Protein-und-Gemüse-Tag (PG) stets ein reiner Protein-Tag (PP) folgen muss, d. h. Gemüse gibt es nur jeden zweiten Tag. Dadurch soll verhindert werden, dass im Körper ein Gewöhnungseffekt eintritt.

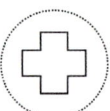

GESUNDHEITLICHE ASPEKTE

Gesund sein heißt keineswegs nur nicht krank sein. Vielmehr versteht man darunter einen physischen und geistigen Zustand, in dem jedes Ihrer Grundbedürfnisse – Hygiene, Ernährung, aber auch Ihre sozialen und kulturellen Bedürfnisse – befriedigt ist, kurz: dass man sich rundherum wohlfühlt und glücklich ist. Doch kann man das auch, wenn man zehn Kilo Übergewicht mit sich herumschleppt? Nein. Wenn Sie etwas für Ihre Gesundheit tun wollen, nehmen Sie also ab, damit Sie bald wieder den Körper haben, mit dem Sie auch glücklich sind.

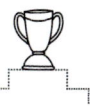

als sich durch das Gemüse das Wasser, das Sie in der Angriffsphase verloren haben, unter Umständen erneut einlagern kann und der Eindruck entsteht, die Gewichtsabnahme sei ins Stocken geraten. Es ist also weiterhin Vorsicht geboten.

Die 28 Gemüse sind eine echte Bereicherung für Ihren Speiseplan. Erlaubt sind: Artischocken, Auberginen, Blumenkohl, Brokkoli, Chicorée, Feldsalat, Fenchel, grüne Bohnen, Möhren, Kohl, Kopfsalat, Kürbis, Lauch, Palmenherzen, Paprikaschoten, Pilze, Rettich und Radieschen, Rhabarber, Rosenkohl, Rote Bete, Salatgurke, Sellerie (Stauden- und Knollensellerie), Sojasprossen, Spargel, Spinat, Tomaten, Zucchini, Zwiebeln

Nicht erlaubt sind Hülsenfrüchte wie Erbsen, Linsen oder Bohnenkerne und stärkehaltiges Gemüse und Getreide wie Kartoffeln, Reis, Mais oder Quinoa. Aber in Phase 3, der Stabilisierungsphase, dürfen Sie auch diese Lebensmittel wieder essen.

VINAIGRETTE À LA DUKAN

In ein Glas mit Schraubverschluss folgende Zutaten geben: 1 EL Dijon-Senf (oder besser noch grobkörnigen Senf), 5 EL Balsamico-Essig, 2 EL Wasser und 1 TL Oliven- oder Rapsöl. Das Glas kräftig schütteln, damit sich die Zutaten gut vermischen.

MOTIVATION IST ALLES

Nachdem Sie die Angriffsphase erfolgreich bewältigt haben, müsste Ihre Motivation heute ihren Höhepunkt erreicht haben. Damit das auch so bleibt, sollten Sie sich auf das konzentrieren, was Sie bisher erreicht haben, auf Ihr neues Selbstbild, auf Ihr neues Körpergefühl. Denken Sie also immer daran: Sie haben einen ersten Sieg über das Gewicht errungen. Diese wenn auch kleine Errungenschaft sollten Sie nicht gering schätzen. Und gewiss hat auch schon der ein oder andere bemerkt, dass Sie abgenommen haben, und hat Sie darauf angesprochen. Zeigen Sie also ruhig, dass Sie stolz darauf sind.

Ob Sie frisches Gemüse bevorzugen oder auf Konserven oder Tiefkühlprodukte zurückgreifen, bleibt ganz Ihnen überlassen. Und auch hier gilt wieder: Sie dürfen davon essen, so viel Sie wollen.

Sie können das Gemüse kochen oder roh genießen. Dazu passt hervorragend eine Vinaigrette nach meinem nebenstehenden Lieblingsrezept.

Die Dauer der Aufbauphase richtet sich danach, wie viel Gewicht Sie verlieren wollen. Pro Woche können Sie mit einer Gewichtsabnahme von etwa 1 Kilo rechnen – wenn Sie die Vorgaben einhalten.

1
2
3
4
5
6
7
8
9

Buntes Tomatencarpaccio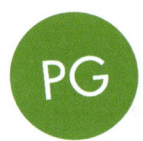

Zubereitungszeit: 10 Minuten
Für 2 Personen

2 rote und 2 gelbe, orangefarbene
  oder dunkle Tomaten
1 Frühlingszwiebel
2 TL Olivenöl*
2 EL Cidre- oder Balsamico-Essig
½ Bund fein geschnittenes Koriandergrün oder Basilikum
Salz, Pfeffer

*Entspricht der gesamten zulässigen
  Tagesmenge.

1. Die Tomaten in sehr dünne Scheiben
   schneiden und rosettenförmig auf zwei
   Tellern anrichten. Die Farben sollten
   dabei abwechseln. Mit Salz und Pfeffer
   würzen.
2. Die Frühlingszwiebel waschen, trocken
   tupfen und fein hacken. Über die Tomaten streuen.

3. Die Tomatenscheiben auf jedem Teller
   jeweils mit 1 TL Olivenöl und 1 EL Essig
   beträufeln, mit Koriandergrün oder Basilikum bestreuen und servieren.

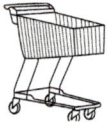

TIPPS FÜR IHREN EINKAUF

Bei den eiweißreichen Lebensmitteln
bleibt auch in dieser neuen Phase alles
beim Alten. Achten Sie beim Fleisch
unbedingt darauf, dass es mager ist
und entfernen Sie Fett und Schwarte
stets sorgfältig. Beim Fisch empfehle
ich Ihnen für den großen Hunger vor
allem die Arten mit festem Fleisch
wie Thunfisch, Seeteufel, Schwertfisch.
Beim Gemüse stehen für mich Tomaten
an erster Stelle, sind sie doch besonders kalorienarm und gesund.

IHRE TÄGLICHE ÜBUNG

Sind Sie jung und sportlich, machen Sie
31 Sit-ups und 13 Kniebeugen.
**Gehören Sie zur Generation 50 plus und
treiben nicht regelmäßig Sport,** machen Sie
12 Sit-ups und 6 Kniebeugen.

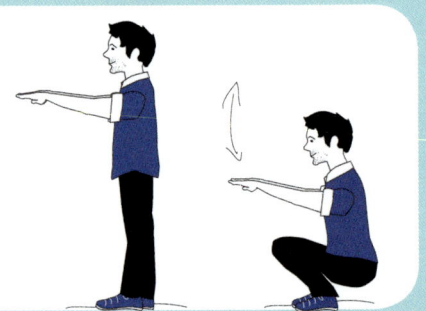

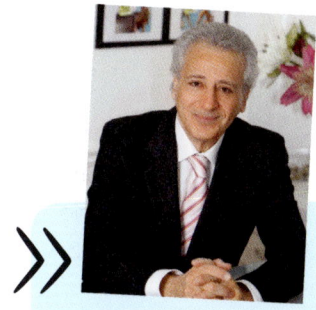

Ich unterstütze Sie

Heute beginnt eine neue Phase, die ich als Aufbauphase bezeichne. Neu daran ist, dass in die Diät nun auch Gemüse mit einbezogen wird. Ich weiß zwar nicht, wie lang Ihre Angriffsphase gedauert hat, aber selbst wenn es nur drei Tage waren: Der Verzicht auf etwas Frisches, auf Vitamine und Ballaststoffe ist nicht immer einfach. Essen Sie deshalb nun wieder reichlich davon! Das darin enthaltene Wasser kann sich zwar unter Umständen auf der Waage bemerkbar machen, aber seien Sie unbesorgt: Nach zwei, drei Tagen wird es Ihr Körper über den Urin, den Stuhlgang, den Schweiß – oder Ihre Tränen – wieder ausscheiden. Und da Gemüse schneller satt macht, schlagen Sie gleich zwei Fliegen mit einer Klappe, weil Sie weniger von den proteinreichen Lebensmitteln essen müssen.

Pierre Dukan

Seien Sie aktiv!

Ab heute heißt es 30 Minuten gehen. Vielleicht ist der tägliche Spaziergang für Sie inzwischen ja schon zu einer lieben Gewohnheit geworden. Und wenn nicht, suchen Sie sich eine schöne Strecke, dann werden auch Sie bald auf den Geschmack kommen. Gehen ist etwas so Natürliches, dass Kinder das Laufen ganz von selbst lernen. Und legen Sie beim Gehen ruhig einen Zahn zu, damit Ihre Muskeln ordentlich beansprucht werden.

→ *Mein Diät-Tagebuch*

Damit Ihnen genug Platz für Ihre eigene Zwiesprache bleibt, will ich mich kurz fassen: Denken Sie auch weiterhin ans Tagebuchschreiben, denn je regelmäßiger Sie es tun, desto besser können Sie an sich selbst arbeiten.

1
2
3
4
5
6
7
8
9

Tag 2

Mein Ausgangsgewicht	Mein Gewicht heute | Gewichtsabnahme insgesamt	Mein Zielgewicht

Seien Sie aktiv!

Bewegung und Motivation gehen Hand in Hand. Wer sich nicht oder nicht ausreichend bewegt, regt seinen Körper, die Muskeln, Sehnen, Knochen, Gelenke, den Kreislauf, den Verdauungstrakt, die Lunge und so weiter nicht an. Er ignoriert alles Lebendige in seinem Körper. Doch gerade in Ihrem Körper und insbesondere im Nervensystem entsteht die Lebenslust, die für das Abnehmen so wichtig ist. Raffen Sie sich also auf und bewegen Sie sich mehr. Sie können dabei in jeder Hinsicht nur gewinnen.

Zur Einstimmung

Ich hoffe, Sie haben Ihren gestrigen Gemüsetag genossen. Auf Gemüse müssen Sie heute allerdings wieder verzichten. Wozu aber dieser Wechsel? Zunächst einmal, weil man mit reinen Proteinen am besten abnimmt. Vielleicht haben Sie schon einmal eine kalorienreduzierte Diät gemacht, bei der Gemüse das Nahrungsmittel der Wahl war. Doch in Gemüse findet sich nur wenig bzw. nur schwer verwertbares Eiweiß. Deshalb sind bei meiner Methode nicht die Kalorien, sondern die Grundnährstoffe ausschlaggebend. Zucker (Kohlenhydrate) und Fette (Lipide) liefern dem Körper die Energie, die er zum Überleben braucht. Reduziert man ihre Aufnahme, verwertet er das, was er bekommt, besonders gut. Will der Körper dagegen die Proteine (die gewissermaßen die „Bausteine" des Organismus sind) als Brennstoff verwenden, kann er dies nur in einem sehr viel geringeren Maß. Dieser Effekt wird noch verstärkt, wenn man sie in reiner Form zu sich nimmt und mit möglichst wenigen Kohlenhydraten kombiniert. Da Gemüse Kohlenhydrate enthält und da selbst diese geringen Mengen die Gewichtsabnahme verlangsamen können, ist es erforderlich, nach jedem Gemüse-Tag einen reinen Protein-Tag einzulegen.

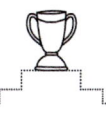

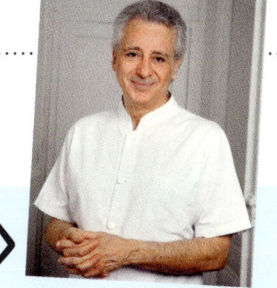

MOTIVATION IST ALLES

Abnehmen zu wollen ist etwas Un-
natürliches. Es gibt also keinen natürlichen Grund, dazu motiviert zu sein.
Um sich dazu zu motivieren, muss
man sich selbst überlisten, durch eine
bewusste Entscheidung, durch eine
Zukunftsvision. Doch um wirklich
Erfolg zu haben, darf man sich nicht
mit dem bloßen Vorsatz begnügen,
sondern muss es sich immer und immer
wieder vorsagen und sich andere
zum Vorbild nehmen, die es
bereits geschafft haben.

Ich unterstütze Sie

Mit dieser täglichen Kolumne möchte
ich Sie in den 60 Tagen der Diät begleiten – da ich Sie nicht kenne, kein
ganz leichtes Unterfangen. Dennoch
bin ich überzeugt, dass mir die Themen
und Argumente nicht ausgehen werden.
Schließlich ist es mein Beruf, Menschen
beim Abnehmen zu helfen, und ich tue
dies mit großem Engagement
Seien Sie aber stets auf der Hut, denn
die Versuchung lauert überall, und bei
einem verbotenen Häppchen bleibt
es im Allgemeinen nicht. Das liegt nun
einmal in der Natur des Menschen.
Überschätzen Sie sich also nicht.

Pierre Dukan

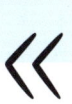

IHRE TÄGLICHE ÜBUNG

Sind Sie jung und sportlich, machen Sie
heute 32 Sit-ups und 14 Kniebeugen.
**Gehören Sie zur Generation 50 plus und
treiben nicht regelmäßig Sport,** steigern
Sie sich auf 13 Sit-ups und 7 Kniebeugen.

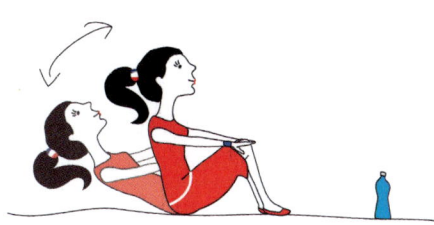

1
2
3
4
5
6
7
8
9

Joghurt-Panna-Cotta mit Orange

*Zubereitungszeit: 10 Minuten +
Abkühlzeit 4–6 Stunden
Für 2 Personen*

Saft von 1 Zitrone
Abgeriebene Schale von ¼ Bio-Orange
Je 1 TL Dukan-Orangenaroma (nach Belieben) und Orangenblütenwasser
1½ TL Agar-Agar
300 g Joghurt (0,1 % Fett)
2 TL flüssiger Süßstoff

1. Zitronensaft mit 100 ml Wasser, Orangenschale, Orangenaromen und Agar-
   Agar in einen Topf geben und unter
   ständigem Rühren erhitzen. Aufkochen
   und 2 Minuten sprudelnd kochen lassen.
   Vom Herd ziehen und abkühlen lassen,
   bis die Masse nur noch lauwarm ist.

2. Joghurt und Süßstoff unterrühren und die
   Masse in zwei Dessertschalen füllen.
   4–6 Stunden kühl stellen, bis die Panna
   Cotta erstarrt ist.

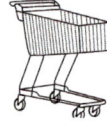

TIPPS FÜR IHREN EINKAUF

Da heute wieder ein reiner Protein-Tag
ist, müssen Ihre Gemüsevorräte bis
morgen im Kühlschrank bleiben.
Halten Sie sich also vor allem an
Milchprodukte, etwa an Magerjoghurt.
Ist Ihnen ein Naturjoghurt zu langweilig
oder zu sauer, halten Sie Ausschau
nach aromatisiertem Joghurt oder nach
Produkten, die mit Süßstoff gesüßt sind.
Aber Hände weg von Fruchtjoghurts
mit Fruchtstückchen! Sie gehören zur
Gruppe der sogenannten „tolerierten"
Lebensmittel, von denen später noch
die Rede sein wird und die nur in bestimmten Mengen und nur gelegentlich
erlaubt sind. Am Beginn der Diät sollten Sie darauf jedoch
unbedingt verzichten.
Haben Sie also noch
ein wenig Geduld.

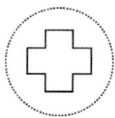

GESUNDHEITLICHE ASPEKTE

Vielleicht ist Ihr Entschluss abzunehmen darauf zurückzuführen, dass Sie Ihr Gewicht als Last empfunden haben, die sich nicht nur körperlich bemerkbar macht, sondern auch Ihre Gesundheit beeinträchtigt hat. Als Mediziner weiß ich nur zu gut, welche Folgen ein Zuviel an Gewicht haben kann. Doch sind Sie der Meinung, so schlimm sei es mit Ihrem Übergewicht ja gar nicht, sollten Sie eines bedenken: Eine ausgewachsene Adipositas fängt immer mit ein paar Pfündchen zu viel an.

Bleiben Sie standhaft

Möglicherweise ist Ihr Körper heute durch das wasser- und mineralstoffreiche Gemüse ein wenig aufgequollen. Deshalb sollten Sie sich unter keinen Umständen einen Fehltritt erlauben. Nur so können Sie verhindern, dass sich dieses Wasser in Ihrem Gewebe einlagert. Damit es schneller wieder über die Nieren ausgeschieden wird, sollten Sie außerdem möglichst sparsam mit Salz umgehen.

➡ *Mein Diät-Tagebuch*

Sind Sie inzwischen auf den Geschmack gekommen? Das würde mich sehr freuen. Glauben Sie mir: Das Schreiben ist der beste Weg, um sich intensiv mit einem Thema auseinanderzusetzen.

1
2
3
4
5
6
7
8
9

Tag 3

Mein Ausgangsgewicht | Mein Gewicht heute | Gewichtsabnahme insgesamt | Mein Zielgewicht

Zur Einstimmung

Heute ist wieder ein Protein-Gemüse-Tag. Und in diesem Wechselrhythmus geht es so lange weiter, bis Sie Ihr Idealgewicht erlangt haben.
Gemüse sollte von nun an zu einem festen Bestandteil Ihrer Diät werden, denn es wird Sie bis an Ihr Lebensende schützen.

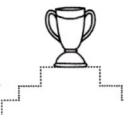

MOTIVATION IST ALLES

Sich selbst motivieren zu lernen, ist in allen Bereichen des Lebens hilfreich, und gelingt einem dies im Speziellen bei der Gewichtsabnahme und -kontrolle, wirkt sich dies auch auf die anderen Lebensbereiche, auf Ihr Gesamtbefinden und ganz allgemein auf Ihre Lebensqualität aus.

IHRE TÄGLICHE ÜBUNG

Sind Sie jung und sportlich, machen Sie heute wiederum 32 Sit-ups und 14 Kniebeugen.
Gehören Sie zur Generation 50 plus und treiben nicht regelmäßig Sport, bleiben Sie bei 13 Sit-ups und 7 Kniebeugen.

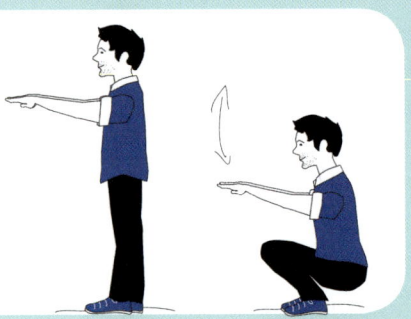

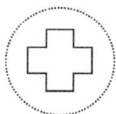

GESUNDHEITLICHE ASPEKTE

Wer wirklich etwas für seine Gesundheit tun will, sollte sich gesund ernähren und darauf achten, nicht übergewichtig zu werden. Ist das allerdings schon passiert, gilt es, die überflüssigen Pfunde möglichst rasch loszuwerden, das Gewicht anschließend langsam zu stabilisieren und dauerhaft zu halten. Aus diesem Grund habe ich dieses ausgesprochen gesunde und schnelle Diätprogramm entwickelt – im Übrigen das einzige, das im Anschluss an die eigentliche Diät noch eine Stabilisierungs- und eine sogenannte Erhaltungsphase vorsieht, die Ihnen helfen sollen, Ihr Gewicht für den Rest Ihres Lebens zu halten.

Gegenwärtig befinden Sie sich in der zweiten, der sogenannten Aufbauphase. Damit sie ihre Wirkung voll entfalten kann, gilt es, in diesem Stadium vor allem Kohlenhydrate, Fett und stärkehaltige Lebensmittel zu meiden. In dieser Phase, die sich über einen relativ überschaubaren Zeitraum erstreckt, werden Sie nicht nur abnehmen, sondern dabei auch lernen, Ihr Gewicht aktiv zu kontrollieren.

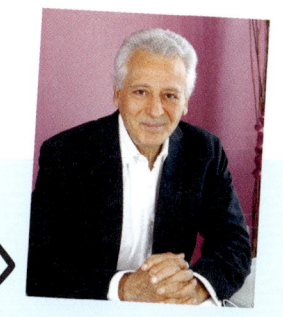

Ich unterstütze Sie

Da ich Ihnen nicht von Angesicht zu Angesicht gegenübersitzen, Ihnen Mut zusprechen und auf Ihre individuellen Probleme eingehen kann – wie ich es üblicherweise bei meinen Patienten tue –, betrachten Sie diese tägliche Kolumne einfach als eine Art Ersatzsprechstunde.

Doch so wie Ihnen der Arzt nur helfen kann, wenn Sie ihn aufsuchen und aktiv mitarbeiten, setzt dies natürlich voraus, dass Sie diese ermunternden Worte auch lesen und so dazu beitragen, dass Sie diese Herausforderung meistern. Ich meinerseits werde Sie an dieser Stelle anleiten und zu dem von Ihnen angepeilten Ziel führen, indem ich Ihnen beibringe, wie man abnimmt.

Pierre Dukan

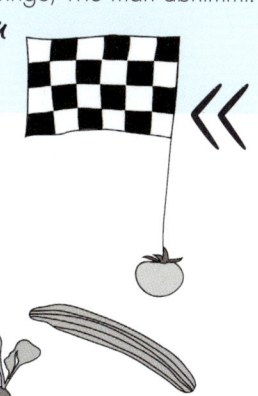

Sellerierösti mit Schinken

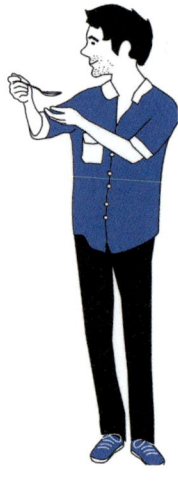

PG

Zubereitungszeit: 45 Minuten
Für 2 Personen

100 g Frischkäse (0,2% Fett)
Saft von ½ Zitrone
2 TL gehackte Petersilie
Salz, Pfeffer
250 g Knollensellerie
1 Knoblauchzehe
4 Scheiben Schinken, das Fett
   abgeschnitten
2 Eier
2 EL Maisstärke
¼ TL geriebene Muskatnuss

1. Frischkäse mit Zitronensaft und 1 TL Petersilie verrühren. Mit Salz und Pfeffer würzen und in den Kühlschrank stellen.

2. Den Sellerie waschen, schälen und raspeln. Den Knoblauch schälen und fein hacken. Den Schinken klein schneiden.

3. Sellerie mit Eiern, Maisstärke, Knoblauch und der restlichen Petersilie vermengen und mit Muskat, Salz und Pfeffer würzen.

4. Eine beschichtete Pfanne erhitzen. Mit einem Esslöffel Häufchen von der Selleriemischung abstechen, in die heiße Pfanne geben, etwas flach drücken und auf jeder Seite etwa 5 Minuten goldbraun braten.

5. Zwei Teller mit dem Schinken bestreuen und die Sellerierösti darauf anrichten. Die Frischkäse-Sauce als Dip dazu reichen.

TIPP
Falls Sie zwei Pfannen zur Verfügung haben, arbeiten Sie mit beiden gleichzeitig, dann sind die Rösti in der Hälfte der Zeit gebacken.

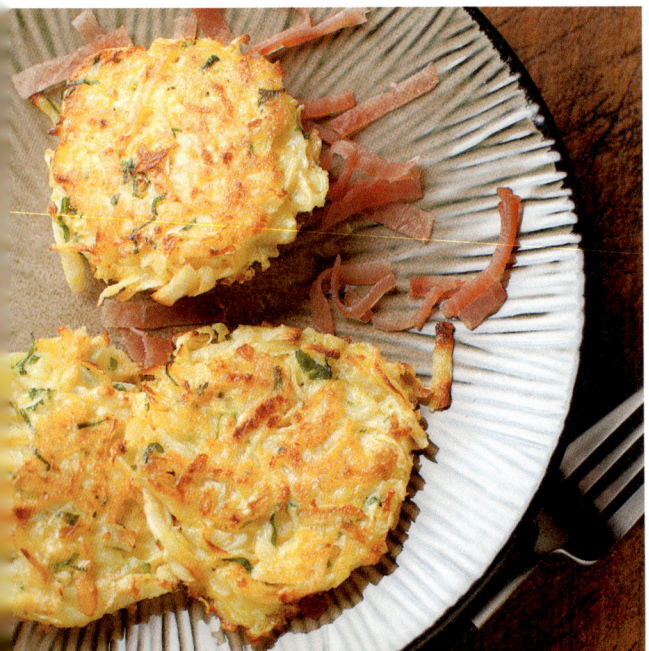

Seien Sie aktiv!

Wussten Sie schon, dass man beim Steigen von nur vier Treppenstufen bereits eine Kalorie verbrennt? Und sollte Ihnen wieder einmal etwas herunterfallen, ärgern Sie sich nicht. Das Aufheben ist eine prima Gelegenheit, sich zu bewegen – und abzunehmen.

Bleiben Sie standhaft

Wer eine Abmagerungskur macht, für den verbietet sich das Sündigen eigentlich von selbst. Und bei dieser Diät wäre es zudem vollkommen überflüssig. Schließlich dürfen Sie essen, so viel Sie wollen – nur eben das Richtige.

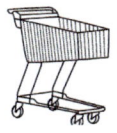

TIPPS FÜR IHREN EINKAUF

Mittlerweile sind Ihnen die Lebensmittel, die im Rahmen meiner Diät erlaubt sind, vermutlich schon in Fleisch und Blut übergegangen, und der Einkauf ist zur Routine geworden. Das birgt allerdings auch die Gefahr, dass man immer wieder zu den gleichen Produkten greift, einfach weil sie einem besonders zusagen – bis man sich irgendwann daran satt gegessen hat. Sorgen Sie also für Abwechslung und probieren Sie auch einmal etwas aus, was Sie vielleicht noch nicht kennen.

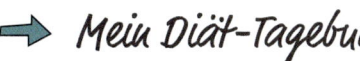 **Mein Diät-Tagebuch**

Ich bin überzeugt, dass Ihre Gedanken zurzeit mehr oder weniger den ganzen Tag um Ihre Diät kreisen. Sind Sie doch so etwas wie ein Reisender, der auf seinem Weg auf Hindernisse stößt, hier und da eine Abkürzung nimmt, der sich auch einmal verläuft. Dies alles sollten Sie aufschreiben. Es wird Ihnen helfen, immer wieder auf den rechten Weg zurückzufinden und weiter voranzuschreiten.

1
2
3
4
5
6
7
8
9

Tag 4

_____   _____   _____

Mein Ausgangsgewicht   Mein Gewicht heute | Gewichtsabnahme insgesamt   Mein Zielgewicht

Zur Einstimmung

Heute geht es den Pfunden wieder
mit reinen Proteinen an den Kragen!
Und morgen zeigt Ihre Waage vielleicht schon wieder weniger an.
Mit dieser Aussicht werden Sie gewiss
jeder Versuchung widerstehen. Packen
Sie es also an!

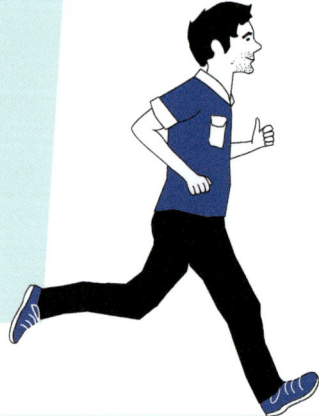

IHRE TÄGLICHE ÜBUNG

Sind Sie jung und sportlich, steigern Sie Ihr Pensum heute
auf 33 Sit-ups, bleiben aber bei 14 Kniebeugen.
**Gehören Sie zur Generation 50 plus und treiben
nicht regelmäßig Sport**, versuchen Sie heute einmal 14 Sit-ups und fühlen Sie sich danach noch
fit genug, machen Sie noch 9 Kniebeugen.
Ist Ihnen das zu viel, belassen Sie es bei 7.

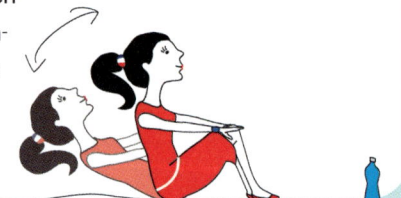

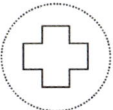

GESUNDHEITLICHE ASPEKTE

Nachdem Sie inzwischen die Angriffsphase absolviert haben und sich am
vierten Tag der Aufbauphase befinden,
ist Ihr Blut gereinigt und von überschüs-
sigem Salz und Wasser befreit. So
wird es jetzt bereits müheloser durch
Ihre Arterien und Ihr Herz gepumpt.
Sobald das Blut weniger mit Zucker
und Fetten, Cholesterin und Triglyce-
riden belastet ist, nimmt darüber hinaus
das Risiko einer Arterienverkalkung ab,
und das in jedem Alter.

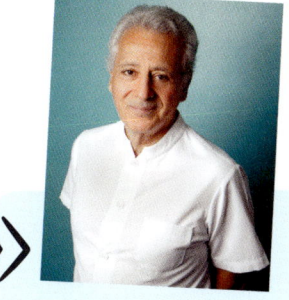

Ich unterstütze Sie

Inzwischen haben Sie gut Tritt gefasst
und sollten bereits so viel an Gewicht
verloren haben, dass man es sehen
kann. Und auch Ihre Kleidung passt
wieder besser.

Sie verspüren nicht mehr ständig
Appetit und fühlen sich dynamischer.
Sie befinden sich jetzt in einer Hoch-
phase, die Sie als Reserve für Zeiten
nutzen sollten, in denen Ihre Motivation
nachlässt, weil die Gewichtsabnahme
stagniert. Denn es kann passieren,
dass Sie anfänglich zwar in kurzer Zeit
viel an Gewicht verlieren, dass sich Ihr
Körper nach einer Weile jedoch dem
Abnehmen widersetzt.

In solchen Phasen sollten Sie sich
immer an das Gefühl der Befriedigung
erinnern, das Sie heute empfunden
haben. Das wird Ihnen helfen, nicht
zu resignieren.

Pierre Dukan

Seien Sie aktiv!

Im Unterschied zu Ihnen muss eine
Pflanze nicht erst irgendwohin gehen, um
ihren Energiebedarf zu decken, ja selbst
zur Fortpflanzung muss sie sich nicht von
der Stelle rühren. Bei uns Menschen ist
das anders, und das schon seit vielen Millionen Jahren. Doch selbst wenn Ihr Kühlschrank voll und Ihre Familienplanung
bereits abgeschlossen ist – raffen Sie sich
auf und gehen Sie ein Stück!

Haferkleie-Muffins

Zubereitungszeit: 15 Minuten +
30 Minuten Backzeit
Für 12 Muffins

Für die Grundmasse:
4 Eier
90 g Haferkleie
100 g Magerquark
1 EL flüssiger Süßstoff
½ Päckchen Backpulver

Zum Aromatisieren (wahlweise):
Abgeriebene Schale von 1 Bio-Zitrone
    (nur an PG-Tagen) oder
1 gehäufter TL Zimt oder
1 EL lösliches Kaffeepulver, in 2 EL
    heißem Wasser gelöst oder
6 TL stark entöltes ungesüßtes Kakao-
    pulver oder
Dukan-Pistazien- oder Orangenaroma

1. Den Backofen auf 180 °C vorheizen.
   Die Eier trennen und die Eiweiße steif
   schlagen.
2. Die Eigelbe mit Haferkleie, Quark, Süßstoff und Backpulver zu einem homo-
   genen Teig verrühren. Den Eischnee vorsichtig unterheben und den gewünschten
   Aromastoff untermengen.
3. Den Teig in ein mit Papierförmchen
   ausgelegtes Muffinblech mit 12 Mulden
   füllen und 20–30 Minuten backen.

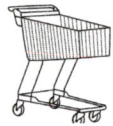

TIPPS FÜR IHREN EINKAUF

Heute möchte ich Sie wieder einmal
an die Haferkleie erinnern, von der Sie
in der Aufbauphase übrigens täglich
zwei Esslöffel zu sich nehmen dürfen.
Vielleicht verwenden Sie sie ja für Ihren
Frühstückspfannkuchen. Denn sie macht
nicht nur satt, sondern schmeckt auch
sehr gut.

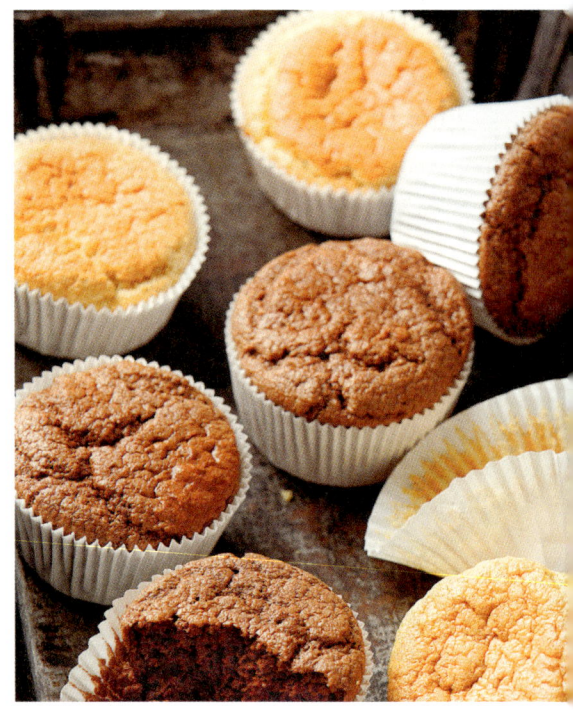

Bleiben Sie standhaft

An reinen Protein-Tagen wird jede Sünde gleich doppelt und dreifach bestraft. Das bedeutet nun aber nicht, dass Sie nicht essen dürften, wann immer und wie viel Sie möchten. Und die Auswahl der erlaubten Lebensmittel ist, denke ich, groß genug, um nicht in Versuchung zu geraten. Außerdem gibt es in meiner Diät ja auch noch die sogenannten „tolerierten" Lebensmittel. Darüber morgen mehr.

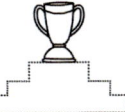

MOTIVATION IST ALLES

Dieses Zauberwort allein genügt allerdings nicht, damit sich die Motivation einstellt. Vielmehr gilt es, sich in Gedanken immer und immer wieder an Ihr Vorhaben zu erinnern, bis auch der Körper mitspielt.

Heute Morgen sagte meine Tochter zu mir: „Papa, zieh deinen Bauch ein bisschen ein." Und damit hatte sie genau meinen wunden Punkt getroffen. Ich musste lächeln und habe sofort den Bauch eingezogen, was ich von selbst nie getan hätte.

Die Motivation ist wie ein wildes Pferd, das Sie zähmen und dressieren müssen, damit es Sie bis zum Idealgewicht trägt.

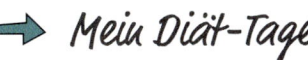

Mein Diät-Tagebuch

Was Sie in Ihrem Tagebuch festhalten, bleibt natürlich ganz Ihnen überlassen. Aber vielleicht schreiben Sie auch einmal auf, wonach es Sie gelüstet und wie Sie es geschafft haben, der Versuchung zu widerstehen. Und denken Sie immer daran: Schalten Sie Ihren Kopf ein, bevor Sie sich die Schokolade, die Sie so anlacht, in den Mund schieben …

1

2

3

4

5

6

7

8

9

„Jeder Tag ist ein neuer Anfang"

Tag 5

| Mein Ausgangsgewicht | Mein Gewicht heute | Gewichtsabnahme insgesamt | Mein Zielgewicht |

Seien Sie aktiv!

Wussten Sie, dass man bei einem 20-minütigen Fußmarsch 90 Kalorien verbrennt? Im Jahr summiert sich das – wenn man jeden Tag geht – auf 32 850 Kalorien oder fast 4 Kilo Fett.

Deshalb nochmals mein Appell: Tun Sie mir den Gefallen und machen Sie den Spaziergang zu einem festen Bestandteil in Ihrem Tagesablauf (eine Gewohnheit, die Sie natürlich auch nach dem Abnehmen beibehalten sollten). Und wenn Sie es tagsüber nicht schaffen: Auch ein Nachtspaziergang hat seinen Reiz!

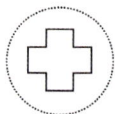

GESUNDHEITLICHE ASPEKTE

War Ihr Blutdruck zu Beginn der Diät leicht erhöht, sollte er sich inzwischen normalisiert haben. Hatten Sie einen stark erhöhten Blutdruck, der nicht medikamentös behandelt wurde, sollte er jetzt ebenfalls etwas niedriger sein. Wird Ihre Hypertonie bereits mit blutdrucksenkenden Medikamenten behandelt, sollten Sie Ihren Blutdruck wieder einmal vom Arzt kontrollieren lassen, damit gegebenenfalls die Dosierung der Medikamente entsprechend angepasst werden kann.

Oft ist nach einer starken Gewichtsreduktion die Einnahme von blutdrucksenkenden Mitteln gar nicht mehr erforderlich. Das gilt im Übrigen auch, wenn Sie einen Diabetes haben, der mit Tabletten behandelt wird. Sprechen Sie darüber am besten mit Ihrem Arzt.

Zur Einstimmung

Heute ist wieder Gemüse erlaubt. Nutzen Sie die Gelegenheit also unbedingt, etwas Frisches und Vitaminreiches zu essen. Legen Sie sich am besten einen kleinen Vorrat an und genießen Sie Ihr Gemüse roh oder gekocht mit reichlich Kräutern und Gewürzen verfeinert.

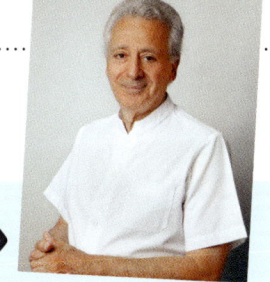

Bleiben Sie standhaft

Erfahrungsgemäß ist an Gemüsetagen besondere Vorsicht geboten, denn man ist anfälliger für Diätverstöße als an den reinen Protein-Tagen. Der Grund dafür ist ganz einfach: Je mehr Freiheit Ihnen die Diät lässt, desto leichter sind Sie verführbar.

Während man die Proteine mit einem Motor vergleichen könnte, der für eine rasche Gewichtsabnahme sorgt, hat das Gemüse eine eher langfristige Wirkung. Deshalb sollten Sie während, vor allem aber nach der Diät keinesfalls auf Gemüse verzichten, und dies nicht nur im Hinblick auf Ihr Gewicht, sondern auch Ihrer Gesundheit zuliebe. Das wird Ihnen umso leichter fallen, wenn Sie auf Abwechslung achten.

Ich unterstütze Sie

Dass Sie gerade diese Zeilen lesen, sagt mir, dass Sie mein Buch gekauft haben, um mithilfe meiner Methode abzunehmen. Ich stelle mir also vor, ich hätte einen Menschen vor mir, der mein Verbündeter ist, genau wie ich Ihr Verbündeter bin.

Deshalb möchte ich Ihnen heute noch einmal vor Augen führen, welche Bedeutung dieses Vorhaben für Ihr weiteres Leben haben wird. Denn Sie werden sich danach nicht nur gesundheitlich wohler, sondern auch attraktiver und insgesamt besser fühlen. Und was sind da schon ein paar Wochen, in denen Sie Verzicht üben müssen?

Pierre Dukan

IHRE TÄGLICHE ÜBUNG

Sind Sie jung und sportlich, bleibt es heute bei 33 Sit-ups und 14 Kniebeugen.
Gehören Sie zur Generation 50 plus und treiben nicht regelmäßig Sport, versuchen Sie sich heute auf 15 Sit-ups und 8 Kniebeugen zu steigern.

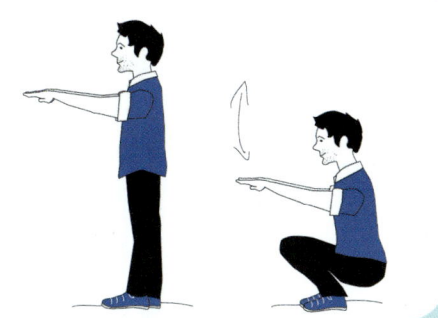

1

2

3

4

5

6

7

8

9

Matcha-Tofu-Mousse

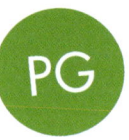

PG

Zubereitungszeit: 10 Minuten +
4–6 Stunden Kühlzeit
Für 2 Personen

½ TL Agar-Agar
2 TL Matcha-Pulver (gemahlener Grüntee)
100 g Seidentofu
1 EL Zitronensaft
1 TL flüssiger Süßstoff

1. Agar-Agar mit 150 ml Wasser in einen
   Topf geben und aufkochen lassen.
   2–3 Minuten sprudelnd kochen, vom
   Herd ziehen und etwas abkühlen lassen.
2. Seidentofu mit dem Handrührgerät
   schaumig rühren. Matcha-Pulver, Zitronensaft und flüssigen Süßstoff kräftig
   untermischen. Die etwas abgekühlte
   Agar-Agar-Masse unterrühren. Die
   Mousse in Gläser füllen und vor dem
   Servieren 4–6 Stunden kühl stellen.

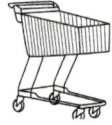

TIPPS FÜR IHREN EINKAUF

Was Sie unbedingt im Haus haben
sollten, ist Süßstoff. Zum Kochen eignet
sich am besten flüssiger Süßstoff. Zum
Süßen kalter Speisen würde ich Ihnen
zu einem Produkt in Pulverform raten.

INFO

Matcha ist in den letzten Jahren
auch in westlichen Küchen sehr
begehrt. Es handelt sich dabei um
sehr fein vermahlenen Grüntee, der
traditionell in der japanischen Tee-
zeremonie verwendet wird. Man
brüht aus dem Pulver und heißem
Wasser Tee auf. Er verleiht aber
auch Desserts, Mixgetränken und
Gebäck einen intensiven Grünton
und ist nebenbei sehr gesund:
Matcha enthält Karotinoide und
zahlreiche Vitamine.

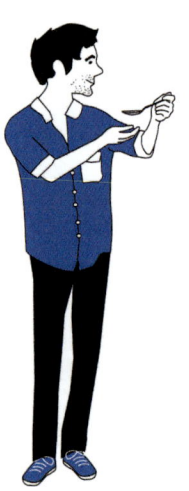

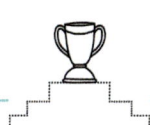

MOTIVATION IST ALLES

Auch wer sein Übergewicht als störend oder unschön empfindet, lebt oft lange Zeit damit, ohne aktiv etwas dagegen zu tun. Irgendwie ist der Anlasser defekt, und der Wagen springt einfach nicht an.

Doch dann fällt einem zufällig ein Urlaubsfoto in die Hände – und wie durch ein Wunder springt das Auto mit einem Mal an. Wie war das möglich? Man hat, ohne es zu merken, den richtigen Knopf gedrückt – und plötzlich stellt sie sich ein, die Motivation, ohne die nichts geht und mit der alles möglich zu sein scheint. Wie bei einem Auto, das nicht gleich anspringen will, müssen Sie nur immer und immer wieder an diese rätselhafte Motivation, die stets in Ihnen schlummert, appellieren, um sie zu mobilisieren. Werfen Sie die Flinte also nicht gleich ins Korn, wenn es nicht schon beim ersten Versuch klappt.

➡ *Mein Diät-Tagebuch*

Haben Sie schon einmal darüber nachgedacht, welches Ihre besonderen Stärken sind – Eigenschaften, auf die Sie stolz sind und die Ihnen jetzt bei Ihrer Diät von großem Nutzen sind? Dann sollten Sie sie heute unbedingt aufschreiben.

1

2

3

4

5

6

7

8

9

Tag 6

Mein Ausgangsgewicht | Mein Gewicht heute | Gewichtsabnahme insgesamt | Mein Zielgewicht

Zur Einstimmung

Heute ist – richtig! – wieder ein reiner Protein-Tag.

Sollten Sie übrigens einmal (und die Betonung liegt ausdrücklich auf einmal) eine Essenseinladung nicht ausschlagen können, etwa weil es sich um ein Geschäftsessen handelt, dürfen Sie ausnahmsweise auch einmal einen Protein-Tag mit einem Gemüse-Protein-Tag tauschen.

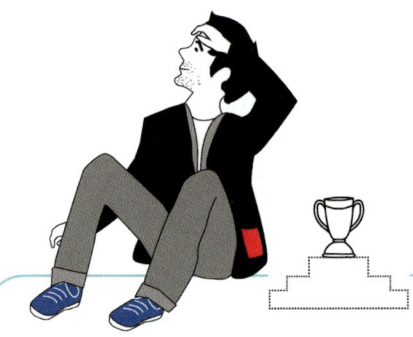

MOTIVATION IST ALLES

Wissen Sie, was den meisten während einer Diät am besten dabei hilft, ihre Motivation aufrechtzuerhalten? Ganz einfach: wenn der Zeiger der Waage immer ein bisschen weniger weit ausschlägt. Eine meiner Patientinnen sagte mir einmal: „Wenn ich sehe, dass ich abgenommen habe – und sei es auch nur ein bisschen –, packt mich der Ehrgeiz, dass es immer noch etwas mehr wird." Wiegen Sie sich also regelmäßig. Das wird auch Sie beflügeln.

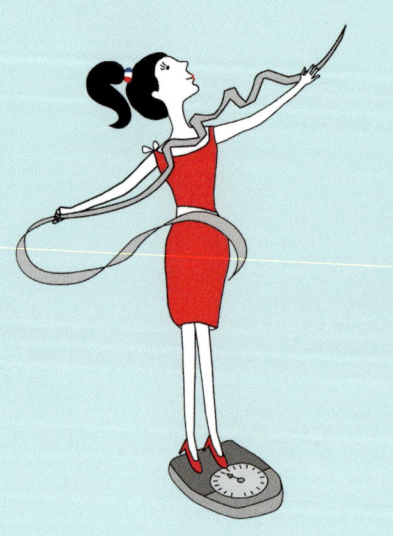

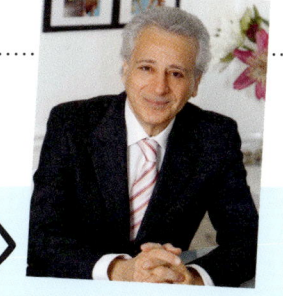

Bleiben Sie standhaft

Ich hatte ja bereits verschiedentlich die sogenannten „tolerierten" Lebensmittel angesprochen und bin Ihnen dazu noch eine Erklärung schuldig.

Die Erfahrung, aber auch eine Vielzahl neuer Light-Produkte, die inzwischen auf den Markt gekommen sind, haben mich dazu bewogen, diese Liste ein wenig zu erweitern. Denn es traten immer wieder Patientinnen und Patienten, die sich streng an die Diätvorschriften hielten und gut abnahmen, mit der Frage an mich heran, ob ich ihnen nicht das ein oder andere fett- oder zuckerarme Lebensmittel zugestehen könne. In der Regel gewährte ich Ihnen diese Bitte – und schwupp hatte sich die frohe Botschaft auch schon im Internet verbreitet.

Im Unterschied zu den erlaubten Lebensmitteln ist der tägliche Konsum bei den „tolerierten" Lebensmitteln streng reglementiert. Eine Liste dieser Lebensmittel finden Sie morgen in der gleichen Rubrik.

Ich unterstütze Sie

Sie fragen sich, weshalb sich reine Protein- und Gemüse-Protein-Tage abwechseln? Der menschliche Körper versucht, sich der Diät und dem Gewichtsverlust anzupassen. Mit der Zeit gewöhnt er sich daran, und dies ermöglicht es ihm, dagegen zu arbeiten.

Durch den permanenten Wechsel ist er nicht in der Lage, den Angriff auf seine Fettreserven abzuwehren. Durch den ständigen Wechsel wird er gewissermaßen aus dem Konzept gebracht, und die Diät kann ihre Wirkung ungehindert entfalten.

Pierre Dukan

IHRE TÄGLICHE ÜBUNG

Sind Sie jung und sportlich, bleiben Sie weiterhin bei 33 Sit-ups und 14 Kniebeugen.
Gehören Sie zur Generation 50 plus und treiben nicht regelmäßig Sport, versuchen Sie es noch einmal mit 15 Sit-ups und 8 Kniebeugen.

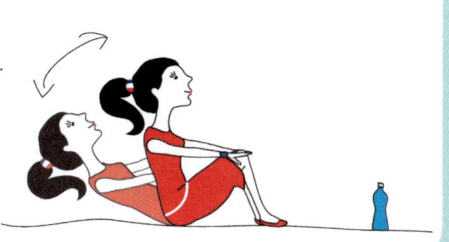

1

2

3

4

5

6

7

8

9

Süßes Omelett mit Frischkäse

Zubereitungszeit: 20 Minuten
Für 2 Personen

3 Eier
1 TL Süßstoffpulver
50 g Frischkäse (0,1% Fett)

1. Die Eier mit dem Süßstoff schaumig schlagen. Den Frischkäse unterrühren, bis eine glatte Masse entstanden ist.
2. Eine beschichtete Pfanne bei mittlerer Hitze heiß werden lassen. Die Eiermischung hineingießen und etwa 3 Minuten stocken lassen. Das Omelett auf einen großen Teller gleiten lassen, vorsichtig wenden und auf der anderen Seite 3–4 Minuten backen.
3. Das Omelett wie Kuchenstücke in vier Teile schneiden und heiß oder lauwarm servieren.

TIPP
Ab Phase 2 Rhabarberkompott dazu reichen. Dafür 2–3 Stangen Rhabarber abfädeln und in Stücke schneiden. In 100 ml Wasser mit einem Spritzer flüssigem Süßstoff 1–2 Minuten aufkochen lassen, vom Herd ziehen und abkühlen lassen.

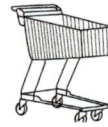

TIPPS FÜR IHREN EINKAUF

Gestern habe ich Sie an den Süßstoff erinnert, auch wenn mir bewusst ist, dass viele diese künstlichen Süßungsmittel ablehnen – zu Unrecht, wie ich meine, werden sie doch schon seit Langem von vielen Millionen Menschen konsumiert. Gleichzeitig aber hat sich das Übergewicht zu einer der häufigsten Todesursachen entwickelt, und dies haben nicht zuletzt die „Zuckerverfechter" zu verantworten. Süßstoff und mit Süßstoff gesüßte Nahrungs- und Genussmittel haben also sehr wohl ihre Berechtigung.

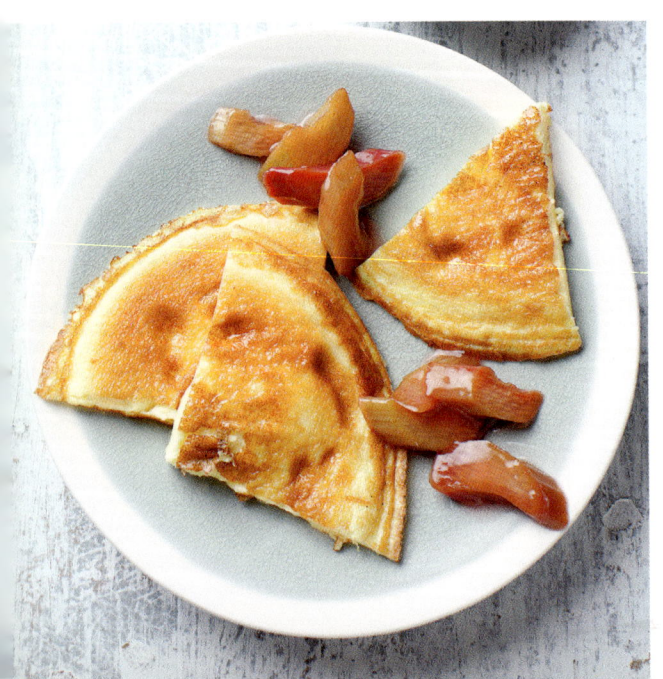

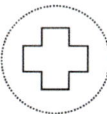

GESUNDHEITLICHE ASPEKTE

Wie Sie bereits wissen, zieht eine
Gewichtszunahme in aller Regel einen
erhöhten Blutdruck nach sich, der Blutdruck fällt jedoch bei einer Gewichtsabnahme.

Bei Menschen, die von Natur aus
einen niedrigen Blutdruck haben, kann
die Diät zu einer weiteren Absenkung
führen. Möglicherweise fühlen sie sich
dann müde und schwindlig. Wird
Ihnen schwindlig, wenn Sie sich schnell
aufrichten, sollten Sie am Tag nicht
mehr als 1 ½ Liter Wasser trinken und
vor allem nicht am Salz sparen.

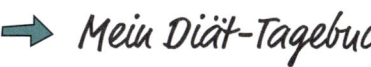

Mein Diät-Tagebuch

Fällt Ihnen das Tagebuchschreiben immer
noch schwer? Dann sagen Sie sich einfach,
dass Ihnen jedes Wort, das Sie hier nieder-
schreiben, beim Abnehmen hilft – und später
natürlich auch dabei, Ihr Gewicht zu halten.
Denn das Schreiben schärft Ihr Bewusstsein
für jeden Bissen, den Sie sich in den Mund
schieben wollen.

1

2

3

4

5

6

7

8

9

Tag 7

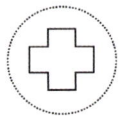

Zur Einstimmung

Zur Erinnerung: Heute ist wieder ein Protein-Gemüse-Tag.

Im Gegensatz zu den Protein-Tagen, die man auch als Turbotage bezeichnen könnte, sind dies die eher „gemächlichen" Tage der Diät. Das heißt allerdings nicht, dass das Gemüse reiner Luxus wäre. Ganz im Gegenteil: Es ist ein unverzichtbarer Bestandteil der Diät und vor allem auch Ihrer späteren Ernährung. Lassen Sie es sich also reichlich schmecken!

GESUNDHEITLICHE ASPEKTE

Meine Methode basiert auf der wissenschaftlich belegten Erkenntnis, dass Zucker und Fett die Hauptursachen des Übergewichts sind. Ein zu hoher Zuckerkonsum kann zu Diabetes, zum sogenannten Metabolischen Syndrom sowie Herz- und Gefäßerkrankungen führen. Zu viel Fett führt zu Arterienverkalkung (und in der Folge zu Herzinfarkten und Schlaganfällen).

IHRE TÄGLICHE ÜBUNG

Sind Sie jung und sportlich, steigern Sie sich auf 35 Sit-ups und 15 Kniebeugen.
Gehören Sie zur Generation 50 plus und treiben nicht regelmäßig Sport, versuchen Sie es heute einmal mit 17 Sit-ups und 9 Kniebeugen.

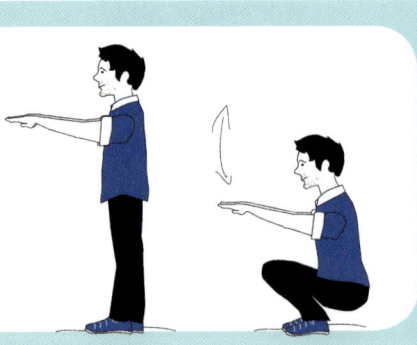

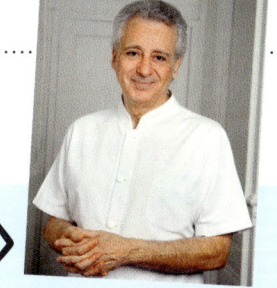

Bleiben Sie standhaft

Wie gestern angekündigt, hier die Liste der „tolerierten" Lebensmittel. In der Aufbauphase sind maximal zwei, in der Stabilisierungsphase maximal drei dieser Lebensmittel erlaubt. Stagniert die Gewichtsabnahme, sollte man vorübergehend ganz darauf verzichten.

- Actimel Classic (0,1 % Fett): 1 Becher
- Caro-Kaffee: 7 g bzw. 1 TL
- Fruchtjoghurt (0,1 % Fett): 1 Becher
- Geflügelwurst (max. 10 % Fett): 100 g
- Goji-Beeren: je nach Phase 1 – 3 EL
- Käse (7 % Fett): 30 g
- Maisstärke: 20 g bzw. 1 EL
- Öl: 3 Tropfen bzw. 3 ml
- Rama Crèmefine (7 %): 1 TL
- Sojamehl: 20 g bzw. 1 EL
- Sojamilch: 150 ml
- Soja-Naturjoghurt: 1 Becher (150 g)
- Sojasahne: 2 gestrichene EL
- Süße Sojasauce: 5 g bzw. 1 TL
- Tempeh: 50 g
- Ungesüßtes, stark entöltes Kakaopulver: 7 g bzw. 1 TL
- Wein (zum Ablöschen): 3 EL
- Zuckerfreier Sirup: 20 ml

Ich unterstütze Sie

Kaum zu glauben, aber Sie sind nun bereits am Ende der ersten Woche Ihrer Aufbauphase angelangt. Ich hoffe, Ihre Anstrengungen haben sich auf der Waage niedergeschlagen und Sie können es kaum erwarten weiterzumachen.

Zwar kann ich mich mit Ihnen nicht persönlich austauschen, kann mir aber sehr gut vorstellen, wie es Ihnen jetzt geht. Und aus meiner 40-jährigen Erfahrung im Umgang mit übergewichtigen Menschen weiß ich, dass Sie sich gut fühlen. Werden Sie nun aber bitte nicht übermütig oder leichtsinnig. Denn Sie allein haben es in der Hand, die Diät zu einem erfolgreichen Abschluss zu bringen.

Pierre Dukan

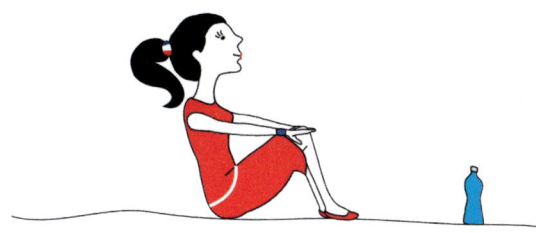

71

Tarama à la Dukan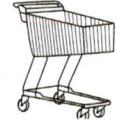

Zubereitungszeit: 15 Minuten +
2 Stunden Kühlzeit
Für 2 Personen

150 g geräucherter Dorschrogen
   (ersatzweise Forellenkaviar)
2 EL Frischkäse (0,2 % Fett)
1–2 TL Zitronensaft
Eventuell etwas Magermilch oder
   Magerquark

1. Den Dorschrogen mit Frischkäse und
   Zitronensaft im Mixer zu einer glatten,
   streichfähigen Paste pürieren.
2. Ist die Paste zu kompakt, noch etwas
   Zitronensaft, Magermilch oder Magerquark unterrühren.
3. Die Tarama vor dem Servieren einige
   Stunden in den Kühlschrank stellen und
   gut gekühlt servieren.

TIPP
Ab der Phase 2 schmeckt zur Tarama
ein mit Salz und Zitronensaft an-
gemachter Tomaten-, Gurken- oder
Paprikasalat.

TIPPS FÜR IHREN EINKAUF
Für das heutige Tagesrezept benötigen Sie Fischrogen. Frischen Rogen
bekommen Sie bei Ihrem Fischhändler.
Als besondere Delikatesse gilt der
Meeräschenrogen, aus dem auch
die berühmte Poutargue, eine proven-
zalische Spezialität aus getrocknetem,
gesalzenem und gepresstem Rogen,
hergestellt wird – in Italien als Bottarga
bekannt. Bei uns leichter zu bekommen
sind Forellen- und Seehasenrogen.

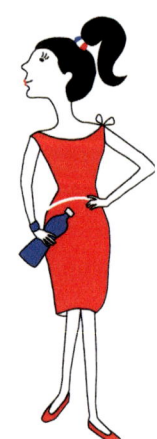

Seien Sie aktiv!

Es klingt unglaublich, aber wenn Sie nur mit einem Auge zwinkern, verbrauchen Sie bereits eine Nano-Kalorie. Machen Sie das mit beiden Augen, sind es sogar zwei und wiederholen Sie dies 20-mal am Tag kommen Sie sogar auf eine ganze Kalorie. Stellen Sie sich aber einmal vor, wie viel mehr Kalorien Sie dann erst verbrennen, wenn Sie Ihre Arme und Beine bewegen!

Der Mensch ist darauf programmiert, sich zu bewegen. Tut er das nicht ausreichend, nimmt er zu. Ist er, wie in Ihrem Fall, bereits übergewichtig, bedeutet dies: Sie müssen sich mehr bewegen – und sei es nur ein bisschen. Diese kleine Veränderung kann bereits ausreichen, um Ihren Stoffwechsel von „Speichern" auf „Verbrauchen" umzuschalten.

MOTIVATION IST ALLES

Zum Thema Motivation, zu dieser Energie, die aus Ihrem tiefsten Inneren kommt, gäbe es noch unendlich viel zu sagen. Doch mit Worten lässt sie sich nur schwer beschreiben. Man könnte sie in etwa mit der Kraft und Energie vergleichen, die Ihr Herz schlagen lässt. Dennoch können wir sie bewusst steuern. Aber dazu morgen mehr.

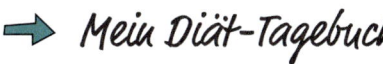 *Mein Diät-Tagebuch*

Denken Sie beim Schreiben nicht lange nach, schreiben Sie einfach auf, was Ihnen gerade durch den Kopf geht – wie der heutige Tag verlaufen ist, welcher Versuchung Sie widerstanden haben, worüber Sie sich gefreut haben, ob der Blick auf die Waage eine Enttäuschung oder eine angenehme Überraschung war. Wichtig ist nur, dass Ihnen das Geschriebene auch nach ein paar Tagen, wenn Sie es noch einmal lesen, hilft, weiterzumachen und nicht wieder zuzunehmen.

1
2
3
4
5
6
7
8
9

Woche 3

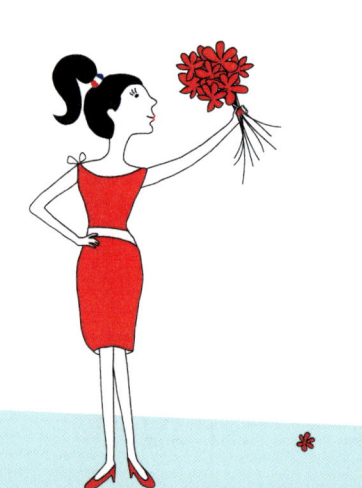

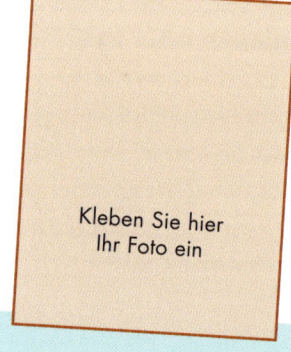

Kleben Sie hier
Ihr Foto ein

Mein Foto der Woche

Meine „Glücksstrategie"

DIE DRITTE SÄULE DES WOHLBEFINDENS: GLÜCK UND LEBENSRAUM

Jeder von uns braucht einen ruhigen Hafen, in dem wir uns sicher und geborgen fühlen, wo wir mit lieben Menschen zusammenkommen und uns mit den Dingen umgeben, die uns lieb und teuer sind. Dieser Ort der Geborgenheit, unsere Wohnung, sollte Harmonie, Ruhe und Frieden ausstrahlen und uns ein Gefühl der Zufriedenheit geben.

Hier können wir wieder Kraft tanken und zu Atem kommen.
Dieser Lebensraum ist der Ort, an dem wir das meiste Serotonin ausschütten. Schützen Sie ihn also, richten Sie ihn ganz nach Ihrem Geschmack ein, machen Sie ihn zu einem Hafen der Freude, der Ruhe und des Friedens.

1

2

3

4

5

6

7

8

9

Meine aktuellen Körpermaße

→

_____ _____ _____ _____
Brustumfang   Taillenumfang   Hüftumfang   Umfang der Oberschenkel

„Da es sehr förderlich
für die Gesundheit ist,
habe ich beschlossen
glücklich zu sein."

Voltaire

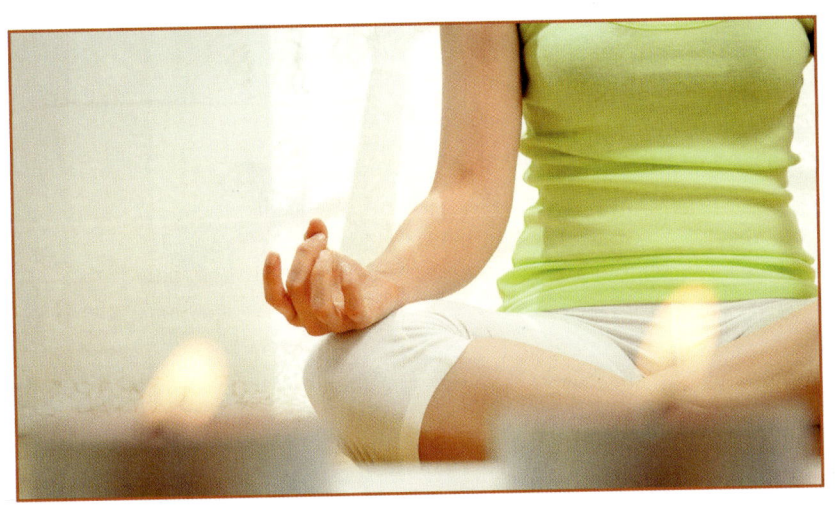

Tag 8

_____   _____   _____

Mein Ausgangsgewicht   Mein Gewicht heute | Gewichtsabnahme insgesamt   Mein Zielgewicht

Zur Einstimmung

Heute ist wieder ein „Turbo-Protein-Tag". Machen Sie sich also bereit zum Take-off! Für Ihren Körper sind diese Protein-Tage übrigens Balsam. Die Leber erholt sich, weil sie kein Fett abbauen muss, die Bauchspeicheldrüse muss weniger Insulin produzieren, um den durch Zucker und Kohlenhydrate gestiegenen Blutzuckerspiegel zu senken. Und wenn Sie genug trinken, werden Ihre Nieren wie am Schnürchen arbeiten.

IHRE TÄGLICHE ÜBUNG

Sind Sie jung und sportlich, machen Sie heute 32 Sit-ups und 14 Kniebeugen. **Gehören Sie zur Generation 50 plus und treiben nicht regelmäßig Sport,** machen Sie 13 Sit-ups und 7 Kniebeugen.

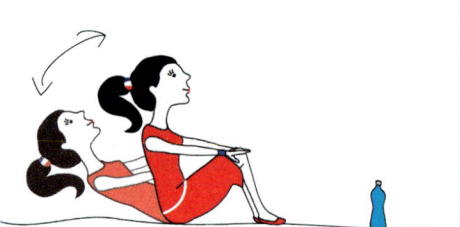

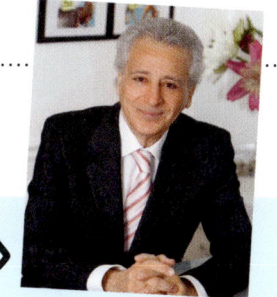

Seien Sie aktiv!

Der menschliche Körper und der menschliche Geist bilden eine Einheit. Trennt man beides voneinander, kann dieses Gleichgewicht ins Wanken geraten. Und doch lässt sich dies in unserem Alltag allenthalben beobachten! Aber der Preis, den wir dafür im Hinblick auf unsere physische und psychische Befindlichkeit zahlen, ist hoch.

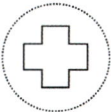

GESUNDHEITLICHE ASPEKTE

Sind wir gesund, bemerken wir unsere Organe gar nicht, weil uns nichts wehtut. Ganz so einfach ist die Sache natürlich nicht. Wirklich gesund zu sein bedeutet nämlich auch, sich rundum wohl und glücklich zu fühlen.

Alle reden immerzu vom Glück, und doch weiß niemand, wie man eigentlich glücklich wird. Jeder hat da so sein eigenes Patentrezept. Das wäre fast so, als wollte man eine Milch mit optimaler Zusammensetzung erfinden. Die gibt es nämlich bereits: die Muttermilch. Genauso verhält es sich mit dem Glück. Muss man doch einfach nur das Leben leben, für das der Mensch geschaffen ist – und das ist ein Leben ohne Übergewicht. Morgen erfahren Sie mehr zu diesem wichtigen Thema.

Ich unterstütze Sie

Wie Sie wissen, soll diese Rubrik Ihrer Unterstützung dienen. Aber vielleicht brauchen Sie meine Hilfe heute gar nicht. Und wenn doch, könnte das in diesem Stadium vor allem den Grund haben, dass Sie nicht mehr so schnell abnehmen.

Das könnte besonders dann der Fall sein, wenn Sie in der Angriffsphase und zu Beginn der Aufbauphase in kurzer Zeit sehr viel Gewicht verloren haben. Doch eigentlich ist das eine ganz normale Reaktion des Körpers. Denn hat er anfangs noch bereitwillig auf seine Reserven zurückgegriffen, beginnt er damit nun zu geizen, indem er die Nahrung besonders gut verwertet und weniger Kalorien verbrennt. Aber keine Sorge, das hält er nicht lange durch. Und schließlich haben Sie im Unterschied zu Ihrem Körper den Vorteil, ganz bewusst jede seiner Reaktionen verfolgen zu können. Sie brauchen also nur zu warten, bis er seinen Widerstand aufgibt. Wichtig ist nur, dass Sie jetzt nicht resignieren, sich nicht die kleinste Verfehlung leisten.

Pierre Dukan

1

2

3

4

5

6

7

8

9

Rollmops-Salat

Zubereitungszeit: 40 Minuten +
1–2 Tage Marinierzeit
Für 2 Personen

Für den Rollmops:
3 Salzheringe (vom Fischhändler filetiert)
1 TL schwarze Pfefferkörner
1 Lorbeerblatt
¼ l Apfelessig
1 Zwiebel
2 TL scharfer Senf

Für die Mayonnaise:
1 hart gekochtes Ei
1 TL scharfer Senf
50 g Frischkäse (0,2 % Fett)
Salz, Pfeffer

Zum Fertigstellen:
1 Essiggurke
1 hart gekochtes Ei
1 TL Kapern
1 TL gehackter Dill

1. Die Salzheringsfilets über Nacht in Wasser einlegen. Am nächsten Tag abgießen und trocken tupfen. Für den Sud Pfefferkörner, Lorbeerblatt und Apfelessig mit 100 ml Wasser in einen Topf geben und 2 Minuten kochen lassen. Die Zwiebel abziehen und in Ringe schneiden.
2. Die Salzheringe mit Senf bestreichen, jedes Filet aufrollen und die Röllchen dicht an dicht in eine Schüssel setzen.

Mit den Zwiebeln bedecken und mit dem Sud übergießen. Abgedeckt im Kühlschrank 1–2 Tage durchziehen lassen.

3. Kurz vor dem Servieren die Mayonnaise zubereiten. Dafür das gekochte Ei schälen, fein zerdrücken und mit dem Senf verrühren. Frischkäse unterrühren und mit Salz und Pfeffer abschmecken.
4. Rollmops aus der Marinade nehmen und in mundgerechte Stücke schneiden. Die Essiggurke in Scheibchen schneiden, das hart gekochte Ei schälen und vierteln. Rollmops mit Essiggurken und Kapern vermischen, die Mayonnaise vorsichtig unterziehen. Den Salat mit den Zwiebelringen aus der Marinade und den Eatervierteln anrichten. Mit Dill bestreuen.

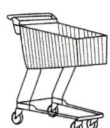

TIPPS FÜR IHREN EINKAUF

Damit Sie Ihren Speiseplan auch während der Diät möglichst abwechslungsreich gestalten können, möchte ich Ihnen heute den Hering empfehlen. Er ist im Handel in allen möglichen Zubereitungsarten und natürlich auch frisch erhältlich. Hering ist nicht nur einer der preiswerten Fische, er enthält auch viele gesunde Omega-3-Fettsäuren.

Bleiben Sie standhaft

Eigentlich gilt während einer Diät das Gebot „Keine Verstöße". Zu Hause kann man das zwar durchhalten, den Versuchungen draußen zu widerstehen ist da schon sehr viel schwerer. Und dann passiert es eines Tages eben doch, und man isst etwas, was man nicht essen sollte.

Jetzt gilt es, nicht in Panik zu verfallen, konsequent weiterzumachen und sich vor allem keine Selbstvorwürfe zu machen. Denn Gewissensbisse verursachen negative Emotionen. Die Devise heißt nun also: Schwamm drüber und weitermachen.

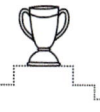

MOTIVATION IST ALLES

Um sich zu motivieren, sollten Sie immer wieder daran denken, was Sie dazu bewogen hat, eine Diät zu machen. Denn wenn Sie diesen Kampf aufgenommen haben, wird es dafür einen guten Grund gegeben haben. Vielleicht ging es Ihnen vor allem um das Aussehen, um Ihre Attraktivität, darum, dass Sie wieder in Ihre Kleider passen. Dann kann ich Ihnen versichern: Sie sind auf einem guten Weg, das Ziel Ihrer Wünsche zu erreichen, aber es ist natürlich nicht ganz leicht. Doch ist Ihre Motivation nur stark genug, werden Sie alle Schwierigkeiten meistern.

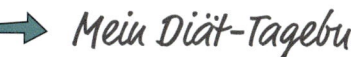

Mein Diät-Tagebuch

Sicher kennen Sie das Märchen vom Kleinen Däumling, der den Weg zu seinem Elternhaus mit Kieselsteinen markiert, damit er wieder zurückfindet. Oder die Geschichte vom Ariadne-Faden, der Theseus hilft, sich im Labyrinth des Minotaurus nicht zu verlaufen. Genau das soll dieses Tagebuch für Sie leisten, falls Sie einmal vom Weg abkommen. Sind Sie vielleicht schon einmal spätabends nach Hause gekommen und hatten nichts „Vernünftiges" zu essen da? Sollte Ihnen dies öfter passieren, schreiben Sie es auf, vor allem aber gewöhnen Sie sich an, dafür zu sorgen, dass immer das Richtige im Kühlschrank steht.

1
2
3
4
5
6
7
8
9

Tag 9

Mein Ausgangsgewicht | Mein Gewicht heute | Gewichtsabnahme insgesamt | Mein Zielgewicht

Zur Einstimmung

Essen Sie auch so gerne Gemüse wie ich? Ich hoffe es. Leider bezeichnet man meine Diät gerne als zu „eiweißlastig" und lässt dabei außer Acht, dass sie auch „gemüselastig" ist. Und genau diese Kombination macht ihre besondere Stärke und Wirksamkeit aus.

Seien Sie aktiv!

Wenn Sie erst einmal entdeckt haben, wie viel Spaß Bewegung macht, wird Ihnen das Abnehmen gleich leichter fallen. Wir verdanken dem Fortschritt zwar viele segensreiche Entwicklungen, dass er uns mehr und mehr jede körperliche Betätigung abnimmt, gehört jedoch gewiss nicht dazu. Denn der Bewegungsmangel ist einer der schlimmsten Feinde unseres Körpers.

IHRE TÄGLICHE ÜBUNG

Sind Sie jung und sportlich, steigern Sie sich auf 35 Sit-ups und 15 Kniebeugen. **Gehören Sie zur Generation 50 plus und treiben nicht regelmäßig Sport,** schaffen Sie vielleicht schon 17 Sit-ups und 9 Kniebeugen?

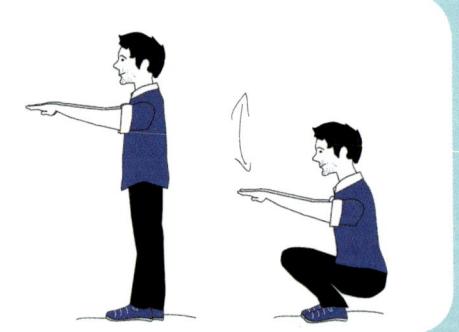

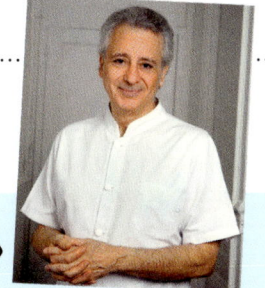

Bleiben Sie standhaft

Nicht zu sündigen – das dürfte Ihnen an einem Gemüsetag wie heute nun wirklich nicht schwerfallen. Denken Sie nur an all die leckeren erlaubten Gemüse, die auf Sie warten und an denen Sie sich nach Herzenslust satt essen können.

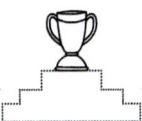

MOTIVATION IST ALLES

Gestern sprachen wir davon, dass es der Wunsch nach größerer Attraktivität oder einem besseren Aussehen gewesen sein könnte, der Sie zum Abnehmen bewogen hat. Vielleicht gab es dafür aber auch einen anderen Grund, vielleicht machte Ihnen Ihr Übergewicht körperlich zu schaffen und Sie waren es leid, beim Treppensteigen außer Atem oder bei der kleinsten Anstrengung ins Schwitzen zu geraten. Man mag sich mit der Zeit mit den überflüssigen Pfunden abfinden, aber lästig sind und bleiben sie nun einmal, und vieles fällt einem nicht mehr so leicht. Doch glücklicherweise kann man dem schnell abhelfen. Schon fünf Kilo weniger können das Lebensgefühl ein wenig verbessern, und wer weiß, vielleicht haben Sie genau diese fünf Kilo inzwischen schon verloren?

Ich unterstütze Sie

Dieses Buch ist nicht nur als Leitfaden zum Abnehmen gedacht, es versteht sich auch als Dialog zwischen Ihnen, meinen Lesern, und mir, dem Autor und erfahrenen Coach in Sachen Gewichtsabnahme. Mein Anliegen ist es, auch wenn wir einander nicht kennen, so etwas wie eine zwischenmenschliche Beziehung aufzubauen. Deshalb versetze ich mich beim Schreiben dieser Kolumne immer in die Situation der- bzw. desjenigen, der sie lesen wird. Dabei denke ich immer auch an all jene, die ich in meiner Praxis persönlich auf dem Weg zu ihrem Wunschgewicht begleitet habe – das waren rund 40 000 Menschen, und die meisten haben es geschafft. So verschieden sie auch waren, eines hatten sie alle gemeinsam: Sie mussten den Weg, der sie dick gemacht hatte, verlassen und den umgekehrten Weg einschlagen. Und dazu brauchten sie – genau wie Sie – meine Hilfe. Deshalb bitte ich auch Sie: Folgen Sie meinen Anweisungen und Ratschlägen. Dann werden Sie – das garantiere ich Ihnen – Ihr Idealgewicht erreichen.

Pierre Dukan

Vanille-Cheesecake

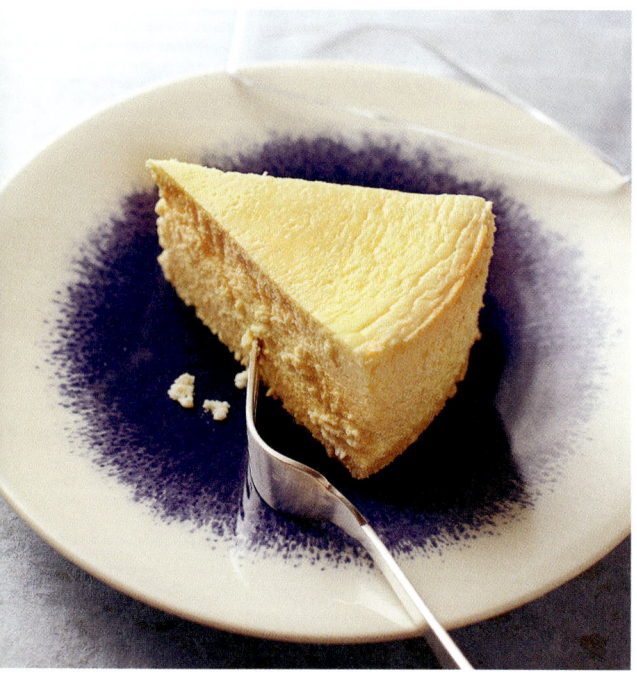

Zubereitungszeit: 25 Minuten + 55 Minuten
Backzeit + 24 Minuten Kühlzeit
Für 3–4 Personen

Für den Boden
50 g Haferkleie
3 EL Süßstoffpulver (z. B. Nevella-Sucralose)
150 g Frischkäse (0,2 % Fett)

Für die Käsecreme
375 g Frischkäse (0,2 % Fett)
200 g Magerquark
5 EL Süßstoffpulver (siehe oben)
3 Eier
1 TL Vanillearoma

1. Für den Boden die Haferkleie mit Süß-stoff und Frischkäse vermengen. Eine Springform (17–18 cm Durchmesser) mit Backpapier bespannen, den Spring-formrand mit einem Streifen Backpapier auskleiden. Den Teig in die Form füllen und einen gleichmäßig flachen Boden formen. Die Form für 20 Minuten in den Kühlschrank stellen.

2. In der Zwischenzeit den Backofen auf 160 °C vorheizen. Frischkäse, Quark und Süßstoff mit dem Schneebesen kräftig zu einer glatten Creme verquir-len. Die Eier einzeln unterrühren und das Vanillearoma hinzufügen.

3. Die Käsecreme gleichmäßig auf dem Boden verstreichen und den Kuchen 15 Minuten backen. Die Temperatur auf 120 °C verringern und den Kuchen weitere 40 Minuten backen. Im aus-geschalteten Ofen abkühlen lassen. Den Kuchen in der Form für 24 Stun-den in den Kühlschrank stellen. Vorsich-tig aus der Form lösen und auf eine Kuchenplatte heben.

TIPP
An Protein-Gemüse-Tagen WIE HEUTE können Sie dazu noch Rhabarber-kompott (siehe Seite 68 – Tipp) reichen.

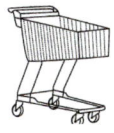

TIPPS FÜR IHREN EINKAUF

Heute möchte ich noch einmal auf die Milchprodukte zurückkommen, einen wichtigen Bestandteil der Diät. Besonders empfehlen möchte ich Ihnen Magerquark. Er enthält weniger Wasser als Joghurt. Die darin enthaltenen Proteine liegen deshalb in konzentrierterer Form vor, und er ist sättigender.

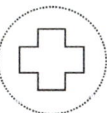

GESUNDHEITLICHE ASPEKTE

Gestern habe ich Ihnen versprochen, Ihnen mehr über das Glück zu erzählen, mit dem ich mich intensiv beschäftigt habe. Begegnen mir doch immer wieder Menschen, die psychische Tiefs und Frustration mit Essen kompensieren. Bei seiner Geburt verfügt der Mensch über eine Reihe von Instinkten, die ihn dazu veranlassen, sich so zu verhalten, dass er die besten Überlebenschancen hat. Werden diese Bedürfnisse befriedigt, schüttet das Gehirn die chemischen Botenstoffe Serotonin und Dopamin aus, die wir brauchen, um das Leben mit Optimismus zu meistern. Doch wie funktioniert dies im Alltag? Das erfahren Sie morgen an der gleichen Stelle.

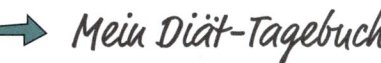

Mein Diät-Tagebuch

Ihr Tagebuch ist gewissermaßen so etwas wie die Blackbox eines Flugzeugs, in der alles – Ihre Schwierigkeiten wie Ihre Erfolge – festgehalten werden sollte. Das wird Ihnen helfen, Problemen vorzubeugen und wird Ihnen die erfolgreiche Gewichtsabnahme erleichtern.

1
2
3
4
5
6
7
8
9

Tag 10

| Mein Ausgangsgewicht | Mein Gewicht heute | Gewichtsabnahme insgesamt | Mein Zielgewicht |

Zur Einstimmung

Ich werde häufig gefragt, wie es sein kann, dass etwas so Gesundes, Kalorienarmes wie Gemüse die Wirksamkeit meiner Diät beeinträchtigen kann. Der Grund ist ganz einfach: Gemüse enthält Kohlenhydrate bzw. „Zucker". Zwar sind es nur verschwindend geringe Mengen, die zudem in Wasser und Ballaststoffen gelöst sind, doch sie reichen aus, um die Gewichtsabnahme zu verlangsamen. Noch immer herrscht der Irrglaube, unsere Ernährung müsse zu 55 Prozent aus Kohlenhydraten bestehen.

Um den gewinnträchtigen Lebensmittel- und Arzneimittelmarkt unter sich aufzuteilen, hat die amerikanische Lebensmittelindustrie in den 1960er-Jahren Fett zum Gesundheitsfeind Nummer eins erklärt. Dadurch wurden Zucker und Kohlenhydrate indirekt „rehabilitiert". Heute muss man feststellen, dass das Risiko von Herz- und Gefäßkrankheiten nicht signifikant abgenommen hat und dass Übergewicht und Diabetes überproportional gestiegen sind.

Inzwischen setzt sich allmählich die Erkenntnis durch, dass Zucker und Kohlenhydrate die Hauptverantwortlichen für eine Gewichtszunahme sind. Aus diesem Grund ist es in der Phase, in der Sie sich jetzt befinden, ratsam, Gemüse nur jeden zweiten Tag in die Ernährung einzubeziehen.

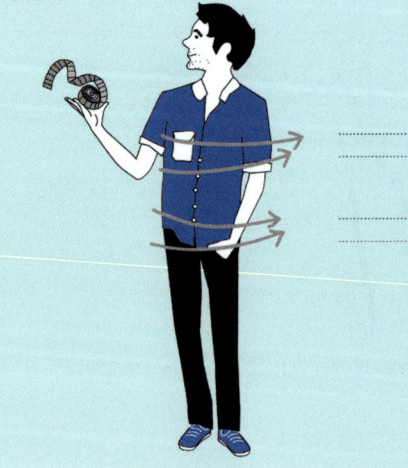

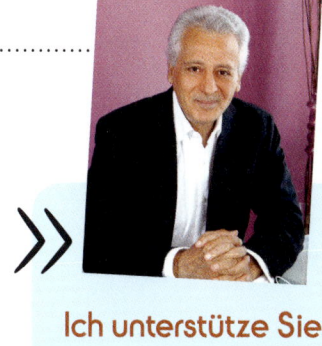

Ich unterstütze Sie

Abnehmen ist nicht leicht. Denn es genügt eben nicht, sich in der Apotheke ein Pülverchen zu kaufen, Kalorien zu zählen oder nur etwas zu essen, wenn man Hunger hat. Sie wissen das natürlich, vielleicht auch aus leidvoller Erfahrung, weil Sie es selbst schon einmal auf diese Weise versucht haben. Sein Essverhalten zu kontrollieren, um abzunehmen, läuft unserem natürlichen Verhalten zuwider. Denn wir sind nun einmal darauf programmiert, uns wann immer möglich Nahrung zuzuführen. Die Zeiten haben sich geändert, der Mensch aber nicht. Unser Körper, unser Gehirn, unsere Instinkte sind nach wie vor darauf programmiert, Reserven anzulegen, die unser Überleben sichern. Deshalb ist Selbstvertrauen während einer Abmagerungskur wichtig – und Wachsamkeit.

Eine große Gefahr sind Einseitigkeit und Wiederholung, durch die man der Diät über kurz oder lang überdrüssig wird. Deshalb mein Rat für heute: Sorgen Sie für Abwechslung.

Pierre Dukan

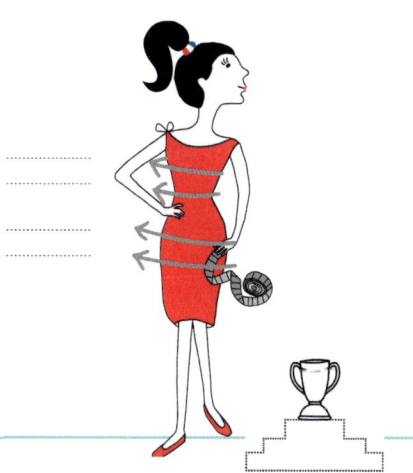

MOTIVATION IST ALLES

Gestern haben uns Attraktivität und allgemeines Wohlbefinden als Motivation für eine Gewichtsabnahme beschäftigt. Vielleicht steht bei Ihnen aber vor allem der gesundheitliche Aspekt im Vordergrund. Schließlich ist erwiesen, dass Übergewicht weltweit der Risikofaktor Nummer eins ist und dass Übergewichtige eine um neun Jahre geringere Lebenserwartung haben als Normalgewichtige. Auf die gesundheitlichen Risiken, die mit dem Übergewicht einhergehen, werde ich morgen an dieser Stelle noch genauer eingehen.

1

2

3

4

5

6

7

8

9

Zitronen-Joghurt-Mousse

PP

Zubereitungszeit: 15 Minuten +
4 Stunden Kühlzeit
Für 2 große oder 4 kleine Portionen

3 Blatt Gelatine
2 frische Eier
300 g Joghurt (0,1% Fett)
2 EL flüssiger Süßstoff
2 EL Zitronensaft

TIPP
Verwenden Sie nur ganz frische Eier für die Mousse, da die Eier roh bleiben, und bewahren Sie die fertige Speise nicht länger als einen Tag im Kühlschrank auf.

1. Die Gelatine in einer kleinen Schüssel mit kaltem Wasser einweichen.
2. Die Eier trennen. Eigelbe mit Joghurt, Süßstoff und Zitronensaft verquirlen.
3. Die Gelatineblätter aus dem Wasser nehmen und tropfnass in einem kleinen Topf unter Rühren erwärmen, bis die Gelatine aufgelöst ist. Vom Herd nehmen und etwas abkühlen lassen. 2 EL der Joghurtmasse in die Gelatine rühren, dann die Gelatinemasse in die restliche Joghurtmasse rühren. (Wenn die heiße Gelatine direkt in die kalte Joghurtmasse gerührt wird, verteilt sie sich nicht gleichmäßig in der Creme, sondern erstarrt zu Klümpchen oder Fäden.)
4. Die Eiweiße steif schlagen und unter die Creme ziehen. Die Joghurtcreme in Portionsschälchen füllen und mindestens 4 Stunden im Kühlschrank fest werden lassen.

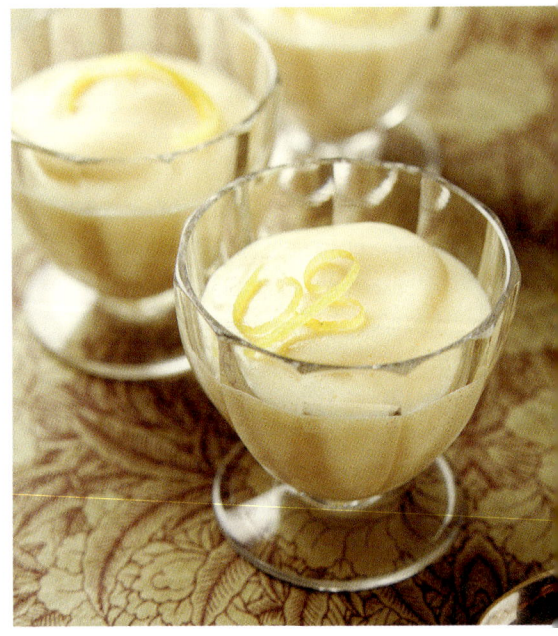

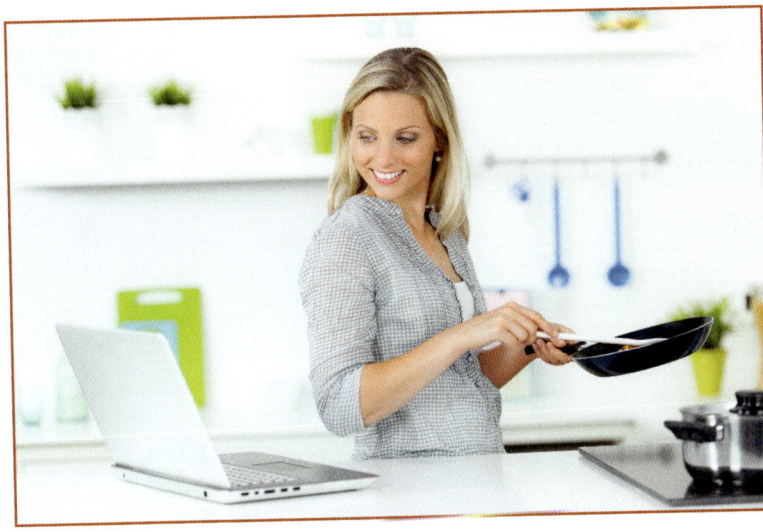

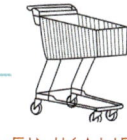

TIPPS FÜR IHREN EINKAUF

Der Begriff der „tolerierten Lebensmittel" ist Ihnen inzwischen bereits
geläufig. Bedenken Sie jedoch stets,
dass es sich dabei gewissermaßen um
eine Belohnung handelt, die Sie sich
nur zugestehen dürfen, solange Sie
regelmäßig und ausreichend abnehmen. Stagniert die Gewichtsabnahme,
sind diese Zutaten tabu. In Rezepten,
die solche Zutaten enthalten, lassen
Sie diese dann einfach weg.

Bleiben Sie standhaft

Stellen Sie sich vor, Sie seien ein Kapitän,
der sein Schiff sicher in den Hafen steuern muss. Der Hafen, das ist in Ihrem Fall
Ihr Idealgewicht. Damit dies gelingt, gilt
es, den Kurs zu halten, den ich Ihnen täglich vorgebe. Natürlich kann es hin und
wieder vorkommen, dass man vom Kurs
abkommt, und dann heißt es, das Schiff
wieder auf Kurs zu bringen.
Sollte Ihnen das gestern zufällig passiert
sein, bietet der heutige reine Protein-Tag
die beste Gelegenheit dazu.

1

2

3

4

5

6

7

8

9

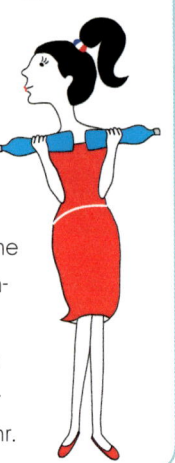

GESUNDHEITLICHE ASPEKTE

Gestern sprachen wir über Glück, Belohnung und die beiden „Glückshormone" Dopamin und Serotonin. Die Konsum- und Wachstumsideologie unserer Tage hat dieses Belohnungssystem jedoch ins Wanken gebracht.

Zu Beginn, in den 1950er- und 1960er-Jahren, war alles noch in Ordnung: Die Konsumenten entdeckten den Überfluss. Doch mit der Zeit waren sie übersättigt. Und so entwickelte man mithilfe der Werbeindustrie unter dem Vorwand, nur so das Wirtschaftswachstum garantieren zu können, immer neue Strategien, um die Menschen bei (Kauf-)Laune zu halten. Welche Auswirkungen dies auf unser Leben im Allgemeinen und auf unseren Umgang mit Essen im Besonderen hat, dazu morgen mehr.

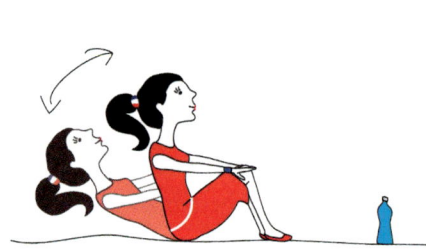

IHRE TÄGLICHE ÜBUNG

Sind Sie jung und sportlich, machen Sie wiederum 35 Sit-ups und 15 Kniebeugen. **Gehören Sie zur Generation 50 plus und treiben nicht regelmäßig Sport**, versuchen Sie es noch einmal mit 17 Sit-ups und 9 Kniebeugen.

Seien Sie aktiv!

Eigentlich ist es ja ein wenig befremdlich, ganze Bücher verfassen zu müssen, um den Menschen zu erklären, wie sie sich ernähren und bewegen sollten. Handelt es sich dabei doch – abgesehen von der Atmung – um die natürlichsten Instinkte überhaupt.

Wozu sonst besitzt der Mensch 206 Knochen und Gelenke und sage und schreibe 640 Muskeln! Und damit wir die immer schön bewegen, hat sich die Natur als Anreiz und Belohnung das Serotonin und das Dopamin ausgedacht, die beiden Neurotransmitter, die uns nicht nur beim Abnehmen helfen, sondern die auch für Motivation und gute Stimmung sorgen.

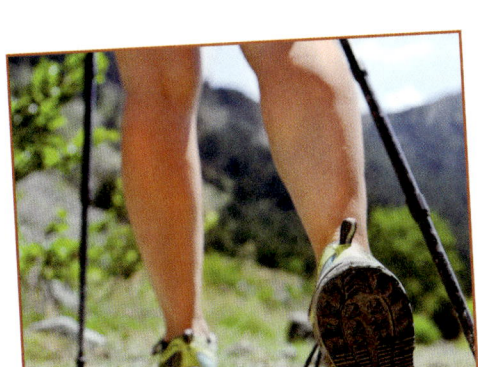

 ## Mein Diät-Tagebuch

Denken Sie auch immer daran, regelmäßig Tagebuch zu führen? Durch das Aufschreiben bekommen vage, flüchtige Eindrücke und Gefühle etwas Konkretes. Gleichzeitig betrachten Sie sich und Ihre Empfindungen mit einem gewissen Abstand und gewinnen so ein klareres Bild von sich selbst.

1
2
3
4
5
6
7
8
9

Tag 11

_____ _____ _____

Mein Ausgangsgewicht | Mein Gewicht heute | Gewichtsabnahme insgesamt | Mein Zielgewicht

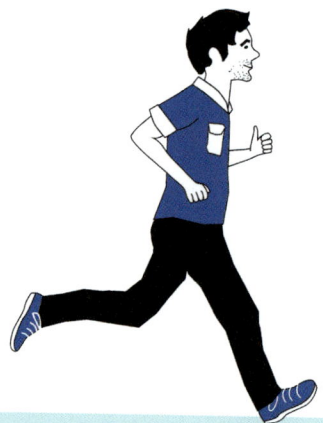

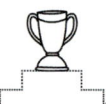

Zur Einstimmung

Der Wechsel von reinen Protein- und Protein-Gemüse-Tagen dient drei verschiedenen Zwecken:

Zum einen werden dem Körper mit dem Gemüse jeden zweiten Tag pflanzliche Fasern, Vitamine (unter anderem Vitamin C und Karotin) und Mineralsalze zugeführt. Zum Zweiten wird auf diese Weise verhindert, dass die Diät einseitig und monoton wird. Und schließlich können die Proteine nach einem Gemüsetag ihre Wirkung noch besser entfalten.

MOTIVATION IST ALLES

Gestern haben wir vom Gesundheitsaspekt als Motiv für das Abnehmen gesprochen.

Übergewicht kann sich schnell zu einer Adipositas ausweiten, es kann zu Herzinfarkten und Schlaganfällen führen, zu Bluthochdruck und Schlafapnoen, zu Arthrosen in Hüft- und Kniegelenken oder in der Wirbelsäule. Und auch bestimmte Krebserkrankungen, insbesondere Brust- und Darmkrebs, stehen in direktem Zusammenhang mit einem Zuviel an Gewicht. Sie sehen also, wie wichtig es ist, wieder zu einem normalen Gewicht zurückzufinden.

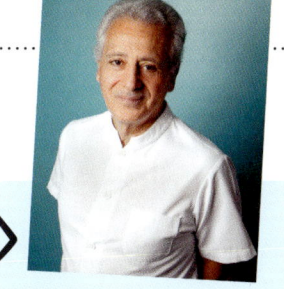

Seien Sie aktiv!

In der Aufbauphase, in der Sie sich jetzt befinden, sollten Sie täglich 30 Minuten gehen. Noch besser wäre es allerdings, wenn Sie noch 15 Minuten dranhängen und Ihren täglichen Spaziergang auf 45 Minuten ausdehnen würden. Sie werden dadurch zwar nicht schneller abnehmen, aber wenn Sie meiner Bitte Folge leisten, beweisen Sie damit, dass Sie motiviert und zu aktiver Mitarbeit bereit sind.

Bleiben Sie standhaft

Wussten Sie schon, dass das, was wir für die reale Welt halten, nichts anderes ist als das Bild, das uns unser Gehirn von dieser Welt vermittelt? Man meint zwar, jedes Gehirn funktioniere auf die gleiche Weise und spiegele ein und dieselbe Realität wider, doch genauso, wie sich unsere Gesichter unterscheiden, ist auch unsere Wahrnehmung der Welt vom Filter unseres Gehirns abhängig.

Was ich Ihnen damit sagen will? Nun, es liegt in Ihrer Hand, Einfluss auf diesen Filter zu nehmen und so Ihre Wahrnehmung der Welt zu verändern. In Bezug auf das Abnehmen bedeutet das: Sie können die Diät mit anderen Augen sehen, sodass Sie sie nicht mehr als Strafe, sondern als Befreiung empfinden. Wenn Ihnen das gelingt, sind Sie gegen jede Versuchung gewappnet.

Ich unterstütze Sie

Diese tägliche Kolumne war für mich eine besondere Herausforderung. Denn wie soll man jemanden ermutigen, den man gar nicht kennt? Inzwischen bin ich überzeugt, dass Sie meine Unterstützung eigentlich gar nicht brauchen, ja, dass im Grunde Sie es sind, die mir helfen. Denken Sie also ganz fest an mich und an das, was mich bei meinem Kampf gegen das Übergewicht antreibt. Geld? Ruhm? Nicht wirklich.

Dabei muss ich an ein Erlebnis denken, das ich kürzlich in der Metro hatte. Neben mir saß eine junge Frau und plötzlich holte sie mein Buch aus der Tasche. Ich versuchte zu erspähen, welches Kapitel sie gerade las. Da zog sie das Buch an sich und erklärte mir freundlich, aber bestimmt: „Das ist nichts für Sie!" Die Geschichte hat mich sehr amüsiert, und es war einer jener Momente, die mich glücklich machen. Bis morgen.

Pierre Dukan

1

2

3

4

5

6

7

8

9

Frischkäsebällchen
mit Surimi und Palmherzen

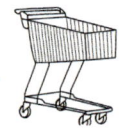

PG

Zubereitungszeit: 20 Minuten +
1 Stunde Kühlzeit
Für 2–3 Personen

150 g Frischkäse (0,2 % Fett)
200 g Surimi, geraspelt
2 EL Zitronensaft
Salz, Pfeffer
½ Bund Schnittlauch
½ Dose Palmherzen (etwa 110 g)

1. Den Frischkäse mit Surimi und Zitronensaft verrühren und mit Salz und Pfeffer
   würzen. Die Mischung 1 Stunde im Kühlschrank ruhen lassen.
2. Inzwischen den Schnittlauch waschen,
   trocken tupfen und in Röllchen schneiden. Die Palmherzen abtropfen lassen.
3. Unmittelbar vor dem Servieren mit
   einem Teelöffel Klößchen von der
   Surimimischung abstechen, zu Bällchen
   formen und im Schnittlauch wenden.
   Die Palmherzen in Scheiben schneiden
   und jeweils eine Scheibe und ein Frisch-
   käsebällchen mit einem kleinen Holz-
   spieß zusammenstecken. Auf einer Platte
   anrichten und servieren.

TIPPS FÜR IHREN EINKAUF

Für das heutige Tagesrezept benötigen Sie Surimi, das im Handel meist
in Form von Stäbchen angeboten
wird. Zugegeben, es handelt sich hier
um ein Industrieprodukt, und ich bin
eigentlich kein Freund dieser künstlich
hergestellten Lebensmittel. Aber nachdem ich einmal Gelegenheit hatte, mir
den Herstellungsprozess anzusehen,
kann ich Ihnen dieses Krebsfleischimitat
guten Gewissens empfehlen. Wird
es doch nicht wie häufig behauptet
aus Fischabfällen hergestellt, sondern
aus fangfrischen Fischen. Im Rahmen
meiner Diät bietet Surimi gleich mehrere Vorzüge: Es ist sehr eiweißreich,
enthält kaum Fett, ist preiswert und
leicht zuzubereiten (und man kann es
auch einfach so knabbern).

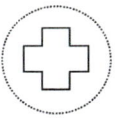

GESUNDHEITLICHE ASPEKTE

Unser gegenwärtiges Wirtschaftssystem zwingt den Verbraucher geradezu zum Kauf von Konsum- und Luxusgütern oder anderen Spielereien, aus denen er vorübergehend Befriedigung schöpft. Der Preis, den er dafür zahlt, ist nicht selten eine Arbeit, die ihn nicht immer befriedigt. Ein mitunter recht hoher Preis, hat der Konsument bei diesem „Tauschgeschäft" doch mehr zu verlieren, als er gewinnen kann. Dieser allgegenwärtige Konsumzwang führt dazu, dass wir unsere natürlichen Bedürfnisse vernachlässigen. Das wiederum macht uns ständig latent unzufrieden, was wir mit dem einfachsten uns jederzeit zur Verfügung stehenden Mittel kompensieren: mit Essen. Wie man dem entgegensteuern kann? Das erfahren Sie morgen.

➡ *Mein Diät-Tagebuch*

Patienten, die gerade erst mit der Diät begonnen haben, fragen mich oft, wie ihnen das Tagebuchschreiben beim Abnehmen helfen soll. Nun, beim Schreiben steht man im Dialog mit seinem Gehirn und seinem Körper, und dieser Dialog ist sehr viel intensiver als beim Fühlen und Sprechen. Probieren Sie's aus, Sie werden sehr schnell feststellen, wie hilfreich es ist.

_____

_____

_____

_____

_____

IHRE TÄGLICHE ÜBUNG

Sind Sie jung und sportlich, bleibt es weiterhin bei 35 Sit-ups und 15 Kniebeugen. **Gehören Sie zur Generation 50 plus und treiben nicht regelmäßig Sport**, steigern Sie sich auf 17 Sit-ups und machen wieder 9 Kniebeugen.

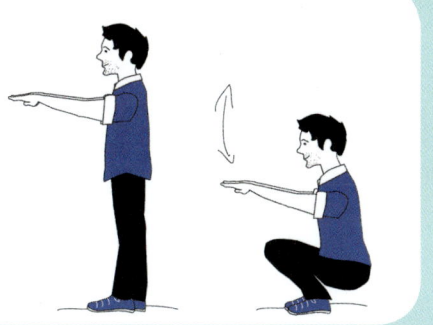

Tag 12

| Mein Ausgangsgewicht | Mein Gewicht heute | Gewichtsabnahme insgesamt | Mein Zielgewicht |

Zur Einstimmung

Auf den gestrigen Gemüsetag folgt nun
wieder ein Turbotag mit reinen Proteinen.
Abgesehen von der Fastendiät ist mir
übrigens keine andere Diät bekannt, die
so wirkungsvoll wäre wie diese Protein-
diät. Denn während Ihr Körper bei der
Assimilation von 100 Kalorien aus
Kohlenhydraten oder Fett gerade einmal
vier Kalorien verbraucht, benötigt er für
die Verdauung und Assimilation von
Proteinen ganze 32 Kalorien. Und das
ist nur ein Vorzug
meiner Diät.

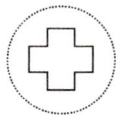
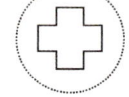

GESUNDHEITLICHE ASPEKTE

Die meisten Menschen werden
übergewichtig, weil sie ihrem Körper
mehr Nahrung zuführen, als er benötigt. Warum tun sie das? Weil ihre
Grundbedürfnisse nicht ausreichend
befriedigt werden. Und dies kompensieren sie mit Essen.

Dadurch nehmen sie zu und leiden
unter ihrem Übergewicht. Wie aber
kann man sich aus diesem Teufelskreis
befreien? Ganz einfach: Man muss
sich etwas anderes zur Belohnung
suchen.

Wir Menschen jedoch beziehen
Genuss und Befriedigung aus ganz
unterschiedlichen Quellen, und
ganz offensichtlich haben wir eine
besondere Vorliebe für eine Quelle –
das Essen –, obwohl es noch andere
gäbe, die nicht dick machen. Doch
davon morgen mehr.

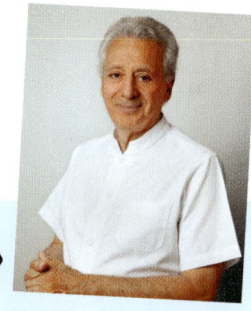

Ich unterstütze Sie

Nachdem wir nun schon fast drei Wochen an unserem gemeinsamen Projekt arbeiten, ist es an der Zeit, dass Sie mich ein bisschen näher kennenlernen. Dass ich Ernährungsmediziner bin, wissen Sie ja bereits und auch, dass ich diesen Beruf schon seit geraumer Zeit ausübe. Im Laufe der Jahre habe ich zahllose übergewichtige Menschen behandelt, die die Hoffnung, jemals abzunehmen und ihr Gewicht dauerhaft halten zu können, bereits aufgegeben hatten.

So begann ich meine Methode zu entwickeln. Ich hatte den Ehrgeiz, eine Lösung für ein Problem zu finden, an dem die Wissenschaft zu meiner Verwunderung bislang gescheitert war. Es dauerte dreißig Jahre, bis ich diese Methode so weit entwickelt hatte, dass ich mir ihrer

Wirksamkeit sicher sein und es wagen konnte, sie in einem Buch einer größeren Öffentlichkeit vorzustellen.

Dieses Buch ist heute die weltweit meistgelesene medizinische Publikation. Zu sehen, dass so viele Menschen nach meiner Methode abnehmen wollen, macht mich ungeheuer glücklich und hat meinem Leben noch mehr Sinn gegeben.

Pierre Dukan

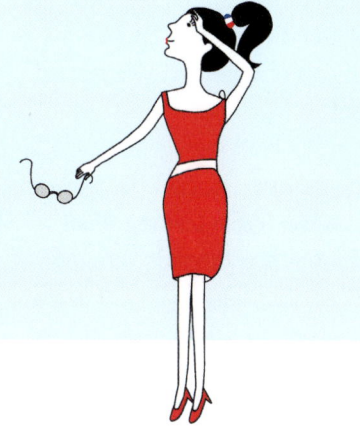

Knusprige Grissini auf provenzalische Art

Zubereitungszeit: 20 Minuten +
25 Minuten Backzeit
Für etwa 20 Stück

4 EL Haferkleie
2 EL Weizenkleie
8 EL Magermilchpulver
Je 1 Prise Salz und Pfeffer
2 TL gehackte Rosmarinnadeln
6 TL Magerquark
Etwa 100 g geschmacksneutrales
　　Eiweißkonzentrat (Protifar)
Grobes Meersalz zum Bestreuen

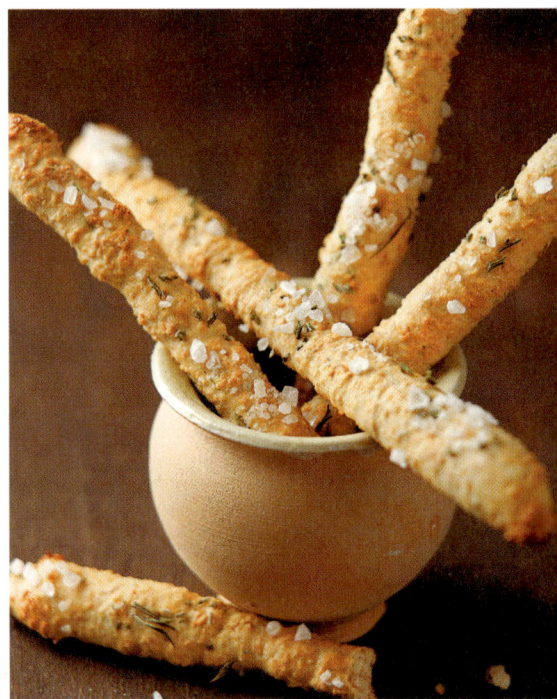

1. Den Backofen auf 180 °C vorheizen.
   Ein Backblech mit Backpapier auslegen.
2. Hafer- und Weizenkleie, Magermilchpulver, Salz, Pfeffer, Rosmarin und
   Quark miteinander vermengen und
   dabei nach und nach das Eiweißkonzentrat und etwa 25 ml Wasser
   hinzufügen.
3. Den Teig in 20 Portionen teilen. Jede
   Teigportion zu einer langen dünnen
   Wurst von etwa 16 cm Länge rollen.
4. Die Grissini auf das Blech legen, mit
   grobem Meersalz bestreuen und etwa
   25 Minuten backen. Auskühlen lassen
   und frisch genießen.

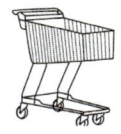

TIPPS FÜR IHREN EINKAUF

Sie werden vermutlich nicht täglich einkaufen gehen. Deshalb ist es, vor allem während einer Diät besonders wichtig, gut organisiert zu sein und alles, was man benötigt, vorrätig zu haben. Sonst ist man leicht versucht, auf das Falsche zurückzugreifen. Und noch etwas: Erledigen Sie Ihre Einkäufe möglichst nie mit leerem Magen.

Heute sollten übrigens unbedingt Hafer- und Weizenkleie auf Ihrem Einkaufszettel stehen. Die brauchen Sie nämlich für die leckeren Grissini auf Seite 96.

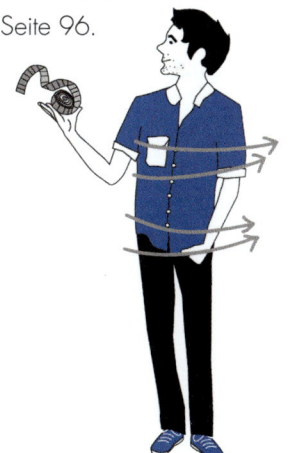

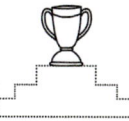
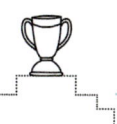

MOTIVATION IST ALLES

In den vergangenen drei Tagen haben wir uns mit drei großen Motivationsquellen beschäftigt, die beim Abnehmen eine wesentliche Rolle spielen. Daneben gibt es aber noch ein viertes Motiv, über das man zwar nur selten spricht, das aber stets mitschwingt: das Bedürfnis, der Norm zu entsprechen, wieder so „normal" auszusehen wie die anderen, um wegen seines Übergewichts nicht zum Außenseiter zu werden. Denn jeder von uns hat auch das Bedürfnis, sich einer Gruppe, einer Gesellschaft zugehörig zu fühlen.

1

2

3

4

5

6

7

8

9

Seien Sie aktiv!

Als Angehörige des Tierreichs sind wir auf Bewegung programmiert. Das unterscheidet uns von den Pflanzen. Leider wird uns das Bewegen in unserer modernen Welt mehr und mehr durch Maschinen abgenommen. Viele sehen darin zwar einen Fortschritt, doch dem ist nicht so. Sich zu bewegen, seine Muskeln und Gelenke zu beanspruchen ist für uns lebensnotwendig, ja, das Gehirn belohnt uns dafür sogar mit der Ausschüttung von Serotonin und Dopamin, den beiden Botenstoffen, von denen schon häufiger die Rede war. Der einfachste Weg, um an diese Belohnung zu gelangen, ist der tägliche, mindestens 30-minütige Fußmarsch. In diesem Sinne: Los geht's!

Bleiben Sie standhaft

Damit Sie während der Diät nicht vom Kurs abkommen und etwas Unerlaubtes essen, habe ich meine Diät so angelegt, dass sie eine möglichst vielfältige Auswahl an Lebensmitteln bietet und Sie nicht hungern müssen. Wie kann es dann aber trotzdem passieren, dass man schwach wird? Nun, das ist nur zu menschlich, und Sie sollten sich deshalb nicht grämen, denn in den allermeisten Fällen kehrt man am nächsten Tag wieder zur Tagesordnung zurück, und alles kommt wieder ins Lot.

„Gehen tut Körper und Seele gut!"

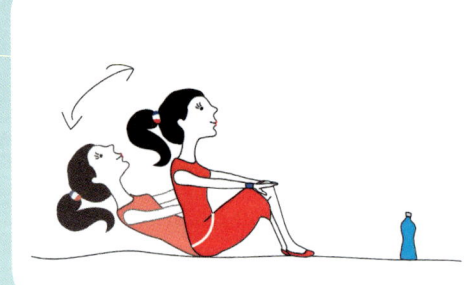

IHRE TÄGLICHE ÜBUNG

Sind Sie jung und sportlich, bleiben Sie bei 35 Sit-ups und 15 Kniebeugen. **Gehören Sie zur Generation 50 plus und treiben nicht regelmäßig Sport**, probieren Sie's noch einmal mit 17 Sit-ups und 9 Kniebeugen.

→ *Mein Diät-Tagebuch*

Was gibt es heute Neues an der „Diät-front"? Hatten Sie ein besonderes Erfolgs-erlebnis? Sind Sie einer Versuchung erlegen oder können Sie voller Stolz vermelden, ihr widerstanden zu haben? Hat Ihnen ein Gericht besonders gut geschmeckt? Hat sich Ihr Körper verändert? Schreiben Sie's auf!

1

2

3

4

5

6

7

8

9

Tag 13

Mein Ausgangsgewicht	Mein Gewicht heute │ Gewichtsabnahme insgesamt	Mein Zielgewicht

Zur Einstimmung

Heute gibt es wieder Gemüse. Das Gemüse spielt, wie Sie wissen, in meiner Diät eine ebenso wichtige Rolle wie die Proteine, denn das eine funktioniert nicht ohne das andere. Wer nicht gerne Gemüse isst, sollte unbedingt versuchen, sich langsam damit anzufreunden, denn ohne das „Grünzeug" werden Sie Ihr Ziel nicht erreichen und Ihr Gewicht später nicht halten können. Und ich bin mir sicher: Mit der richtigen Zubereitung werden auch Sie noch auf den Geschmack kommen.

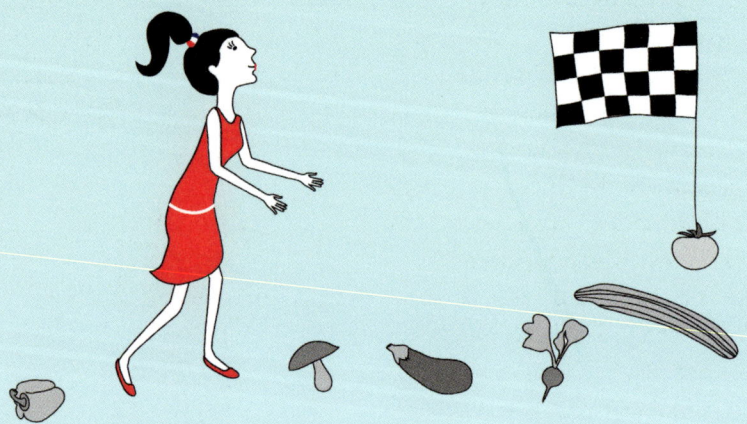

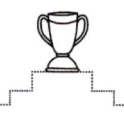

MOTIVATION IST ALLES

Das Handeln des Menschen wird von drei Faktoren oder Impulsen bestimmt. Da sind zum einen die in den einfachsten Schichten unseres Gehirns angesiedelten Instinkte. Instinktive Handlungen sind unbewusste Handlungen, die darauf abzielen, bestimmte überlebenswichtige Bedürfnisse – Hunger, sexuelle Anziehung oder das Bedürfnis nach Zugehörigkeit – zu befriedigen.

Ein zweiter Faktor, der unser Handeln in hohem Maße beeinflusst, ist das Streben nach Lustgewinn bzw. nach Vermeidung unangenehmer Erlebnisse. Die dritte und letzte Ebene ist die des Verstandes, mithilfe dessen wir in der Lage sind, nüchtern über die Konsequenzen unseres Handelns nachzudenken. Nicht selten muss sich der Verstand aber erst einmal gegen die beiden anderen Impulse durchsetzen. Wenn Sie also beschlossen haben, etwas gegen Ihr Übergewicht zu tun, müssen Sie Ihre Instinkte austricksen. Das heißt, Sie müssen einem anderen Bedürfnis (gutes Aussehen, sexuelle Attraktivität, Gesundheit, Normalität…) Vorrang vor dem Verlangen nach Nahrung einräumen.

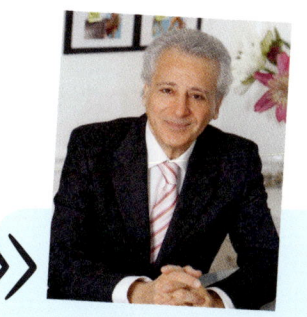

Ich unterstütze Sie

Nun sind es schon zwanzig Tage, in denen wir mithilfe dieses Leitfadens gemeinsam versuchen, die Klippen der Versuchung zu umschiffen, die überall, sei es nun in den Supermarktregalen, im Restaurant, bei Freunden, ja sogar in Ihrem eigenen Kühlschrank lauern. Und in den ersten Wochen bedarf es dabei besonderer Wachsamkeit. Inzwischen sollten Sie den Kurs eigentlich schon ganz gut halten können. Nun kommt es nur noch darauf an, dass Ihnen all das, was Sie bisher gelernt haben, in Fleisch und Blut übergeht. Das wird Ihnen das Abnehmen ein gutes Stück leichter machen.

Pierre Dukan

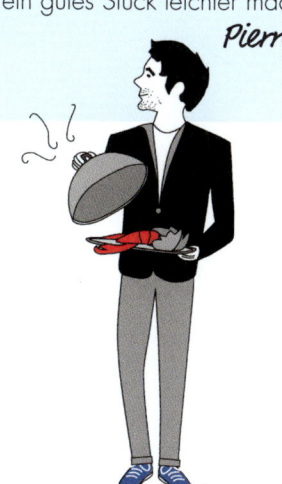

1
2
3
4
5
6
7
8
9

Konjak-Nudeln mit Rinderhack, Kirschtomaten und grünem Spargel

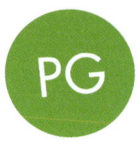

PG

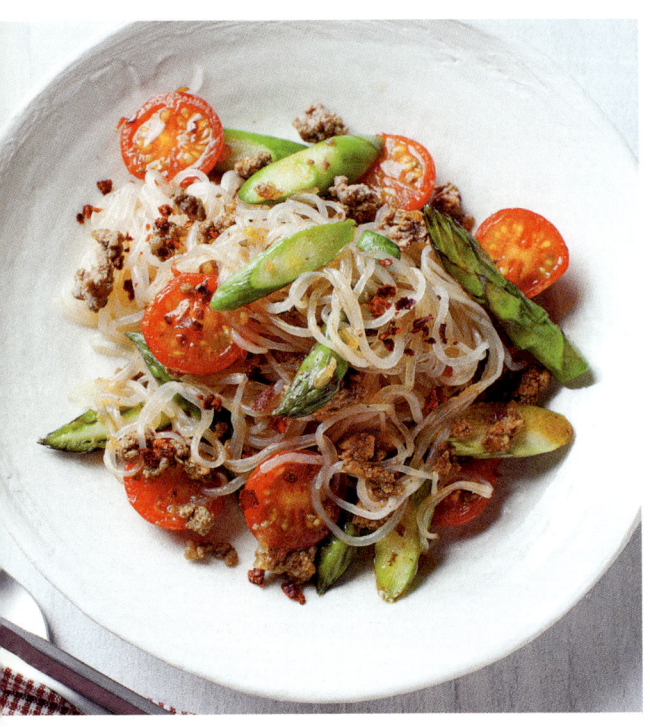

1. Wasser in einem Topf zum Kochen bringen. Die Konjak-Nudeln in reichlich kaltem Wasser waschen.
2. Die Nudeln 2 Minuten kochen, abgießen und unter fließendem kaltem Wasser abschrecken.
3. Die Zwiebel abziehen und fein hacken. Kirschtomaten und Spargel waschen. Eventuell die holzigen Enden der Spargelstangen entfernen. Tomaten halbieren, den Spargel schräg in 3 cm lange Stücke schneiden.
4. Ein Stückchen Küchenpapier mit 3 Tropfen Öl benetzen und eine beschichtete Pfanne damit ausreiben. Die Zwiebeln 3–4 Minuten darin goldgelb anschwitzen. Das Hackfleisch dazugeben, mit Salz, Pfeffer und Chiliflocken würzen und unter ständigem Wenden braten. Die Kirschtomaten und den Spargel hinzufügen und einige Minuten anbraten. Mit Brühe aufgießen und etwa 12 Minuten garen.
5. Die Konjak-Nudeln untermischen und das Gericht noch einmal 3 Minuten erhitzen.

Zubereitungszeit: 35 Minuten
Für 2 Personen

220 g Konjak-Nudeln
1 kleine Zwiebel
125 g Kirschtomaten
6 Stangen grüner Spargel
3 Tropfen Olivenöl
250 g mageres Rinderhackfleisch
Salz, Pfeffer
1 Prise Chiliflocken
Etwa 100 ml Gemüsebrühe

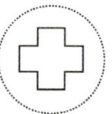

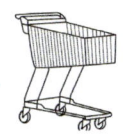

TIPPS FÜR IHREN EINKAUF

Was am heutigen Gemüsetag unbedingt in Ihren Einkaufskorb muss, sind
Kirschtomaten und grüner Spargel.
Die fruchtigen kleinen Tomaten sind
zudem ideal zum Zwischendurch-
naschen. Denn Sie wissen ja, auch
beim Gemüse gilt: Sie dürfen davon
essen, so viel Sie wollen.
Spargel hat ja leider nur kurze Zeit
Saison. Deshalb mein Tipp: Kaufen Sie
in der Spargelzeit gleich eine größere
Menge und frieren Sie die Stangen
ein – am besten roh, damit sie schön
knackig bleiben.

GESUNDHEITLICHE ASPEKTE

In den allermeisten Fällen sind es ganz
einfach die Esslust und der Genuss,
den uns ein Lebensmittel verschafft, die
uns dick machen. Nicht umsonst gilt
beispielsweise Schokolade als „Anti-
depressivum". Ich sage nur: Serotonin
und Dopamin. Denn auch hier sind
wieder die viel zitierten Glückshormone
im Spiel.
Nun wird es aber in Ihrem Leben
immer Höhen und Tiefen geben. Deshalb gilt es, auch an die Zukunft zu
denken, wenn Sie es geschafft haben,
Ihr Idealgewicht zu erreichen. Nun
geht es darum, dieses Gewicht zu
halten, und das ein Leben lang. Was
Ihnen noch helfen kann, aus einem Tief
herauszukommen – dazu morgen mehr.

IHRE TÄGLICHE ÜBUNG

Sind Sie jung und sportlich, steigern Sie
sich heute auf 40 Sit-ups und 16 Kniebeugen.
**Gehören Sie zur Generation 50 plus
und treiben nicht regelmäßig Sport**,
versuchen Sie einmal, ob Sie 20 Sit-ups
schaffen, dafür nur 9 Kniebeugen.

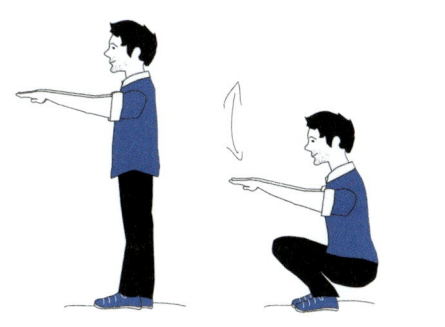

1
2
3
4
5
6
7
8
9

Bleiben Sie standhaft

Sie glauben, Sie hätten die Fäden in der Hand? Schließlich sind Sie ja fest entschlossen abzunehmen. Weit gefehlt! Denn da ist ja auch noch das Leben mit seinen Zufällen, mit seinem Stress, seinen Frustrationen, die geradezu nach Kompensation schreien – um jeden Preis und augenblicklich.

Diese beiden Gefühle – die Entschlossenheit und das Verlangen nach Befriedigung – stehen miteinander in Widerstreit, und eines von beiden wird die Oberhand gewinnen. Ist Ihre Motivation stärker, werden Sie den Sieg davontragen, ist es das Verlangen nach sofortiger Befriedigung, werden Sie den Kürzeren ziehen und der Versuchung erliegen.

Seien Sie aktiv!

Wenn Sie aber wirklich zum Abnehmen entschlossen sind, genügt es nicht, nur den Versuchungen zu widerstehen. Was noch viel wichtiger ist: Sie müssen sich in Zukunft mehr bewegen. Und das ist nicht nur eine Empfehlung oder ein Rat, sondern ein Muss! Auch wenn es in einer Zeit, in der uns nahezu jede körperliche Anstrengung von Maschinen abgenommen wird, durchaus verständlich ist, dass es manche Menschen Überwindung kostet. Doch auf die Dauer wird Ihr Körper dadurch Schaden nehmen. Tun Sie ihm also etwas Gutes!

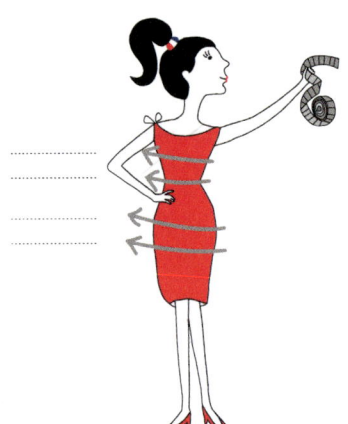

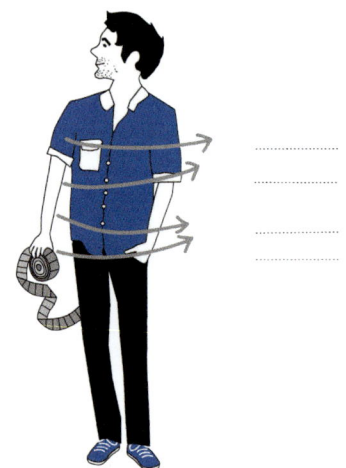

➡ *Mein Diät-Tagebuch*

Lassen Sie auch die kleinen Ereignisse des Tages, die beim Abnehmen eine Rolle spielen könnten, nicht außer Acht. Tun Sie sie nicht als unwichtig ab. Positive und negative Ereig- nisse und Gefühle zu registrieren ist wichtig. Noch besser ist es allerdings, sich schriftlich damit auseinanderzusetzen.

1

2

3

4

5

6

7

8

9

Tag 14

Mein Ausgangsgewicht | Mein Gewicht heute | Gewichtsabnahme insgesamt | Mein Zielgewicht

Zur Einstimmung

Wie wäre es am heutigen Proteintag mit einem schönen, mageren Stück Kalb- oder Rindfleisch? Schweinefleisch und Lamm sind, wie Sie wissen, tabu. Und das gilt auch für die fetten Stücke vom Rind wie Entrecôte und Kotelett. Mageres Hackfleisch (am besten Tatar) ist natürlich ebenfalls eine gute Alternative.

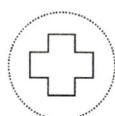

GESUNDHEITLICHE ASPEKTE

Gestern sprachen wir über den Genuss und darüber, dass Genuss für jeden Menschen etwas anderes bedeuten kann. Genuss ist eine positive Empfindung, die dazu beitragen kann, Negatives – wie Stress oder die ganz alltäglichen Probleme – zu mildern oder zu neutralisieren. Ihr Übergewicht ist möglicherweise darauf zurückzuführen, dass Sie sich diesen Genuss vor allem durch Essen verschafft haben. Gestern deutete ich an, dass es auch noch andere Möglichkeiten gibt, sich Genuss zu verschaffen, etwa das, was ich als die „Galaxie des Sexuellen" bezeichne. Den Begriff „Galaxie" habe ich ganz bewusst gewählt, denn für mich beschränkt sich Sexualität nicht auf das rein Physische. Vielmehr umfasst er alles, was mit der Existenz und der Begegnung der beiden Geschlechter zu tun hat: die Zweierbeziehung, den Zustand des Verliebtseins, die Liebe zu den eigenen Kindern und anderen Verwandten.
All diese Formen der Liebe sind eine der größten Quellen des Glücks. Deshalb: Pflegen Sie Ihre Zweierbeziehung, die Beziehung zu Ihren Kindern und der Familie. Denn auch die Liebe kann Ihnen dabei helfen, Ihr Gewicht zu kontrollieren.

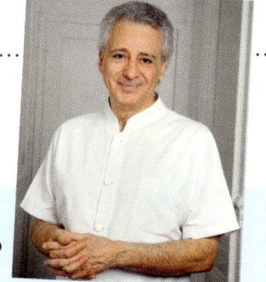

Seien Sie aktiv!

Wussten Sie, dass der Körper bereits eine Kalorie verbrennt, wenn Sie vier Treppenstufen hinauf- und hinabsteigen? Stellen Sie sich einmal vor, wie viele Kalorien Sie dann erst verbrauchen, wenn Sie Fahrstühle und Rolltreppen meiden! Auch sie gehören zu den viel gepriesenen Errungenschaften des Fortschritts, die dazu dienen, uns jede Bewegung, jede körperliche Anstrengung abzunehmen. Und wie schnell gewöhnt man sich daran, wird träge – und dick. Und letztlich leidet darunter nicht nur die Figur, sondern auch Ihre Muskeln und Gelenke.

Ich unterstütze Sie

Heute möchte ich einmal in Ihre Haut schlüpfen und stelle mir vor, wie Ihr Tag – essenstechnisch – verlaufen könnte. Ich stehe am Morgen auf und auf dem Weg in die Küche ist mein erster Gedanke die Diät. Ich beginne den Tag ohne Hektik und backe mir erst einmal einen Haferkleie-Pfannkuchen. Wenn ich dann noch Hunger habe, esse ich noch einen Joghurt. Dann überlege ich, was ich als Imbiss in die Arbeit mitnehmen könnte: zwei Scheiben mageren Schinken, Putenschinken oder Bündnerfleisch? Oder vielleicht doch lieber die Hähnchenkeule von gestern? Surimi und Räucherlachs wären eigentlich auch nicht schlecht. Ich kann mich nicht entscheiden und beschließe, die Entscheidung bis zum Abendessen zu vertagen und mittags in der Kantine zu essen. Dort fällt meine Wahl auf zwei Beefsteaks mit Spiegelei, und zum Nachtisch verspeise ich noch zwei, drei Joghurts ...

Pierre Dukan

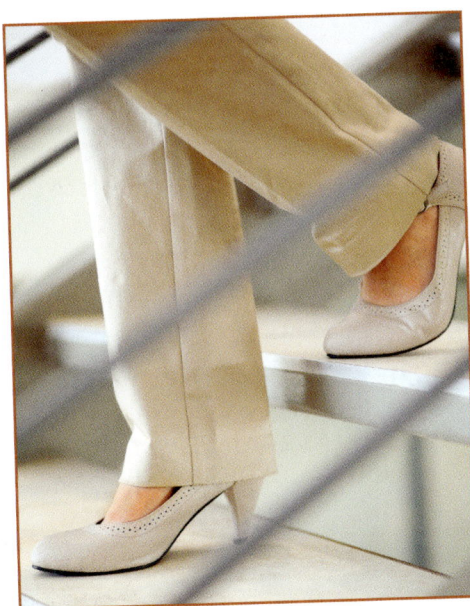

Hackbraten aus dreierlei Fleisch

PP

Zubereitungszeit: 15 Minuten +
90 Minuten Garzeit
Für 4–6 Personen

500 g mageres Rinderhackfleisch
500 g Schinken, das Fett abgeschnitten,
    oder Kalbshackfleisch
250 g Hähnchenbrust, gehackt
2 Eier
4 Eigelb
Salz, Pfeffer
½ Bund Petersilie
3 Knoblauchzehen
1 große Zwiebel

4 EL Magerquark
4 EL Haferkleie
4 EL Weizenkleie
2 Würfel fettarme Rindsbouillon
3 Tropfen Olivenöl

1. Den Backofen auf 150 °C vorheizen.
   Rinderhack, Schinken bzw. Kalbfleisch
   und die Hähnchenbrust im Mixer mit
   Eiern und Eigelben pürieren und mit Salz
   und Pfeffer würzen.
2. Petersilie waschen. Knoblauch und
   Zwiebel abziehen und hacken. Petersilie, Knoblauch, Zwiebel, Quark, Hafer-
   und Weizenkleie sowie die zerkrümelten
   Brühwürfel dazugeben und gut untermischen.
3. Ein Stückchen Küchenpapier mit 3 Tropfen Öl benetzen und eine Terrinenform
   (etwa 32 x 10 x 11 cm) damit ausreiben.
4. Die Fleischmasse einfüllen und 90 Minuten im heißen Backofen garen.
5. Den fertigen Hackbraten aus dem Ofen
   nehmen und heiß servieren.

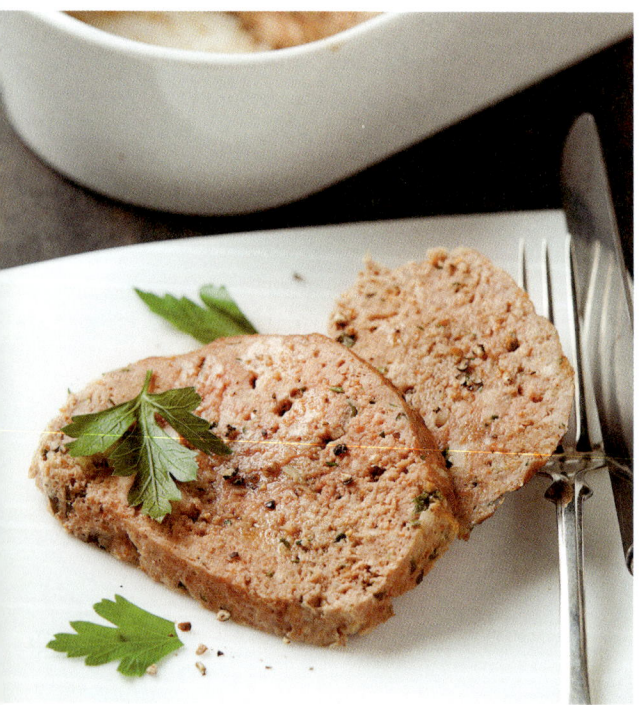

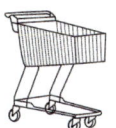

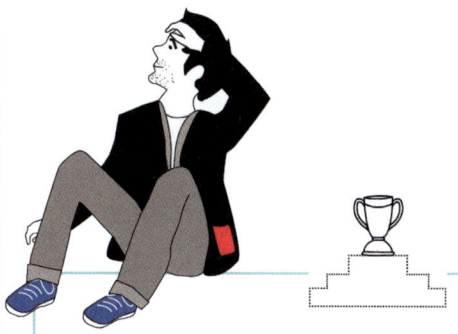

TIPPS FÜR IHREN EINKAUF

Essen Sie gerne Fisch? Mein Lieblingsfisch ist ja der Lachs. Sein zartes Fleisch zergeht fast auf der Zunge. Früher, als man die Lachszucht noch nicht in großem Stil betrieb, war Lachs ein Festessen. Heute wird er überall preisgünstig angeboten. Greifen Sie also unbedingt reichlich zu. Denn das Lachsfleisch enthält wertvolle Omega-3-Fettsäuren, die vor Krebs und Herz-Kreislauf-Erkrankungen schützen. Und wenn Sie ihn mit einem Lebensmittel kombinieren, das reich an Magnesium ist (z. B. Tofu oder Soja), dann kann dies sogar eine beruhigende Wirkung auf Ihr Nervensystem haben, und Sie halten den Herausforderungen des Alltags besser stand.

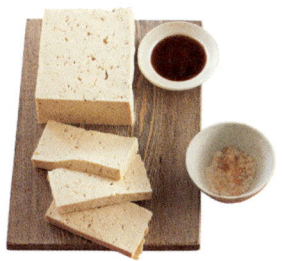

MOTIVATION IST ALLES

In der Neurowissenschaft, die die Funktionsweise des Gehirns zu entschlüsseln versucht, definiert man Motivation als das, was den Impuls und die Energie zum Agieren gibt. Dass dabei auch die beiden Neurotransmitter Serotonin und Dopamin eine wichtige Rolle spielen, wissen Sie ja bereits.

Menschen, deren Gehirn diese beiden Botenstoffe nicht in ausreichendem Maße produziert, verlieren mit der Zeit ihre Lebensfreude und Lebensenergie und werden schließlich depressiv. Deshalb versuchen wir ganz automatisch, unsere Serotoninproduktion anzuregen. Doch das funktioniert nicht allein mit „Dickmachern", sondern auch auf andere Weise. Darüber morgen mehr.

1
2
3
4
5
6
7
8
9

Bleiben Sie standhaft

Heute möchte ich Ihnen verraten, was Sie tun können, um wirklich erfolgreich abzunehmen. Sie müssen sich einfach vorstellen, die Diät sei ein Wettkampf, den Sie unbedingt gewinnen möchten.

Dazu müssen Sie Ihr, wie ich es nenne, „böses Ich", das in ständigem Widerstreit mit Ihrem „guten Ich" liegt, bekämpfen, indem Sie sich mit dem guten Ich verbünden und indem Sie die Listen des bösen Ich, das Sie ständig in Versuchung führen will, durchschauen und durchkreuzen.

Ich möchte Ihnen dies an einem Beispiel veranschaulichen: Ich komme ins Esszimmer und sehe eine offene Packung Kekse auf dem Tisch liegen. Vorsicht, Falle! Anstatt nun lediglich zu versuchen, meinen Appetit zu zügeln, nehme ich die Packung, verschließe sie und lege sie (zur Strafe dafür, dass sie versucht hat, mich in Versuchung zu führen) in die hinterste Ecke des Schrankes. Ich reagiere wie ein Boxer, der die Faust des Gegners auf sich zukommen sieht und ihr ausweicht, oder

wie ein Tennisspieler, der erkennt, in welche Ecke der Ball geht und dorthin läuft. Auf schnelles und richtiges Reagieren kommt es an, will man das Spiel gewinnen. Probieren Sie's aus. Sie werden überrascht sein, wie wirkungsvoll diese „sportliche" Technik ist.

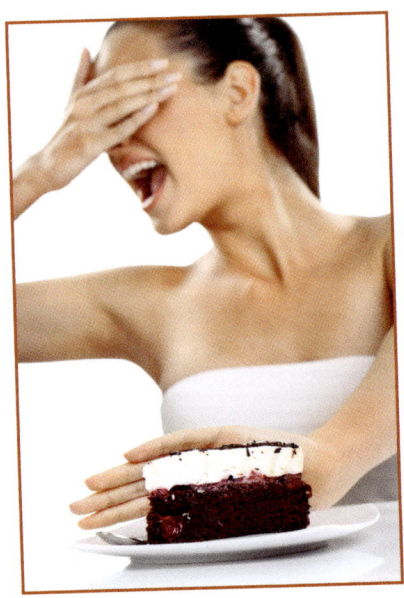

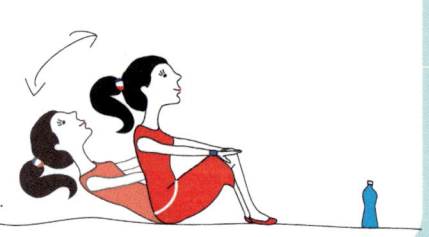

IHRE TÄGLICHE ÜBUNG

Sind Sie jung und sportlich, bleibt es für Sie bei 40 Sit-ups und 16 Kniebeugen.
Gehören Sie zur Generation 50 plus und treiben nicht regelmäßig Sport, versuchen Sie's noch einmal mit 20 Sit-ups und 9 Kniebeugen.

➡️ *Mein Diät-Tagebuch*

Zwei neuere Studien haben gezeigt, dass sich die Erfolgschancen einer Diät durch das Führen eines Tagebuchs um 20 Prozent verbessern. Denn der Entschluss abzunehmen, der Besuch bei einer Ernährungsberatung, die Auswahl einer bestimmten Methode schaffen nur die Rahmenbedingungen. Alles weitere – und dazu zählt auch das Tagebuchschreiben – liegt in Ihrer Hand.

1

2

3

4

5

6

7

8

9

Woche 4

Meine „Glücksstrategie"

DIE VIERTE SÄULE DES WOHLBEFINDENS: DIE NOTWENDIGKEIT, MIT UND IN SEINEM KÖRPER ZU LEBEN

Seinen Körper zu vernachlässigen ist mit das Schlimmste, was man sich antun kann. Man weiß inzwischen, dass eine der besten Möglichkeiten, das viel zitierte Glückshormon Serotonin zu produzieren, darin besteht, seinen Körper regelmäßig zu fordern. Und da genügt schon ein täglicher 20- bis 30-minütiger Spaziergang, der überdies noch zwei weitere positive Effekte hat: Das Gehirn produziert neue Neuronen, und Sie fühlen sich, wie bei jeder körperlichen Aktivität, glücklich, sind leistungsfähiger, und Ihre Motivation abzunehmen wird gesteigert.

Mein Foto der Woche

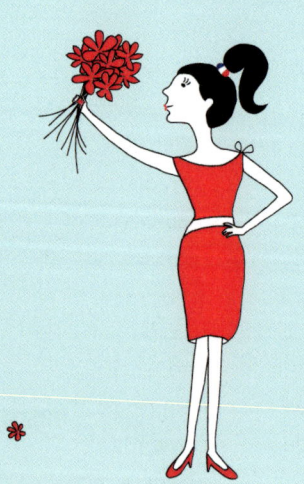

Meine aktuellen Körpermaße

| Brustumfang | Taillenumfang | Hüftumfang | Umfang der Oberschenkel |

Mein Rat der Woche

KENNEN SIE ZUMBA?

Zumba ist ein Fitnesskonzept, das Musik und Rhythmus mit Körperausdruck und intensiver körperlicher Aktivität in Form eines Tanzes verbindet.

Die Musik können Sie sich aus dem Internet herunterladen. Lassen Sie die Musik und den Rhythmus einfach auf sich wirken und versuchen Sie, sich anmutig, aber intensiv dazu zu bewegen. Und wenn Sie Spaß daran finden, wiederholen Sie das Ganze, wann immer Sie Zeit dazu finden. Damit es auf die Dauer nicht zu eintönig wird, suchen Sie sich immer mal wieder ein neues Musikstück. Sie werden sehen, wie gut das Ihrem Körper – und Ihrer Seele – tut.

Wenn Sie Rat und Hilfe brauchen, wenden Sie sich einfach an den Dukan-Coaching-Service unter www.dukan.diaet.com/das-dukan-coaching

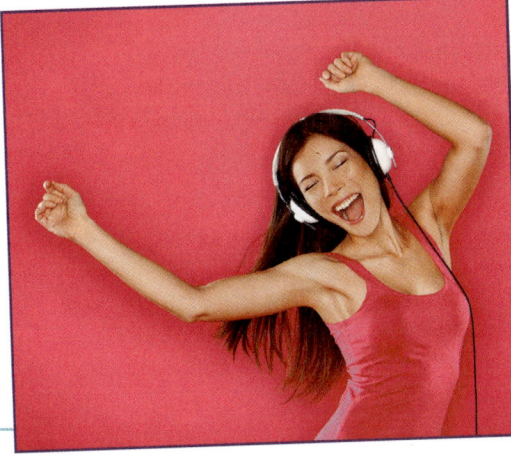

Tag 15

Mein Ausgangsgewicht | Mein Gewicht heute | Gewichtsabnahme insgesamt | Mein Zielgewicht

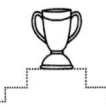

Zur Einstimmung

Heute ist wieder Gemüse angesagt. Und da haben Sie wie immer die Qual der Wahl, denn schließlich sind 28 verschiedene Gemüse kein Pappenstiel, sondern, um in der Pflanzenwelt zu bleiben, ein „Riesenstrauß", aus dem sich, selbst bei einer Diät, bei der Sie nicht aus dem Vollen schöpfen können, die leckersten Dinge zaubern lassen. Brokkoli mochte ich früher absolut nicht, aber vor einiger Zeit hat mich meine Tochter auf den Geschmack gebracht. Denn anstatt ihn zu kochen, brät sie ihn mit Ingwerscheibchen und etwas Sojasauce im Wok oder in der Pfanne. So bleibt er wunderbar knackig: ein Gedicht!

MOTIVATION IST ALLES

Etwas Faszinierenderes als das menschliche Gehirn, das ja auch für Ihre Motivation zuständig ist, gibt es nicht. Dieses rätselhafte Universum besser zu kennen kann für Ihr weiteres Leben sehr hilfreich sein. Stimmung, Lebenseinstellung, Selbstbild, Selbstbewusstsein – dies alles wird, ohne dass wir uns dessen bewusst sind, von unserem Gehirn gesteuert. Seit es die Psychologie als Wissenschaft gibt, hat sich der Begriff des „Willens" etabliert (als sei dies ein Werkzeug, über das der Mensch verfügt und von dem er nach Lust und Laune Gebrauch machen kann). Menschen, die es nicht schaffen abzunehmen, wird häufig vorgeworfen, es mangle ihnen am nötigen Willen. Das ist blanker Unsinn! Was es zu diesem ominösen Willen noch alles zu sagen gibt, erfahren Sie morgen. Sie dürfen gespannt sein.

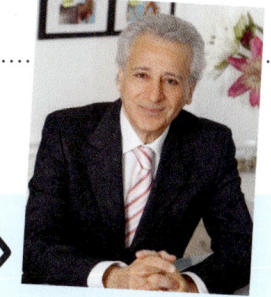

Seien Sie aktiv!

Ihr Körper, das ist einerseits so etwas wie Ihr Schneckenhaus und andererseits eine Art Werkzeugkasten, der alles bereithält, was Sie zum Leben brauchen. Und zweifellos mögen Sie diesen Körper – auch wenn Sie dies vielleicht nicht zugeben. Sollten Sie aber zu den Menschen gehören – in der Regel sind dies Frauen –, die ihren Körper ablehnen, dann liegt dies vermutlich daran, dass es ihm an Spannkraft und Festigkeit fehlt.

Dann heißt es, den Körper zum Leben zu bringen, ihm die Möglichkeit zu geben, sich zu bewegen, sich auszudrücken – zu gehen, zu rennen, zu tanzen. Er wird es Ihnen danken, und das nicht nur, indem er mehr Kalorien verbrennt und Ihnen so das Abnehmen erleichtert, sondern auch, indem sich Ihr Wohlbefinden insgesamt verbessert (Sie wissen schon: das viel zitierte Serotonin ...).

Ich unterstütze Sie

Sie werden sich vielleicht gefragt haben, worin die Unterstützung besteht, die ich Ihnen an dieser Stelle geben möchte. Nun, jahrzehntelanges Kalorienzählen und Hungerleiden, wie es die klassischen kalorienreduzierten Diäten verlangten, haben sich mit der Zeit so im kollektiven Gedächtnis eingegraben, dass man jede Abmagerungskur als Strafe empfindet. Meine Philosophie dagegen ist eine ganz andere. Sie basiert auf der Tatsache, dass jedes Lebewesen nach Belohnung, nach positiven Erlebnissen und Genuss strebt und Strafen und Leid zu meiden versucht. Wir alle besitzen eine Antenne dafür, was uns guttut und was uns Unbehagen bereitet. Auf die Diät bezogen heißt dies, meine Aufgabe besteht darin, Ihnen zu vermitteln, dass Sie mit meiner Methode nur dann erfolgreich abnehmen werden, wenn Sie sie nicht als Strafe, sondern als Belohnung empfinden.

Pierre Dukan

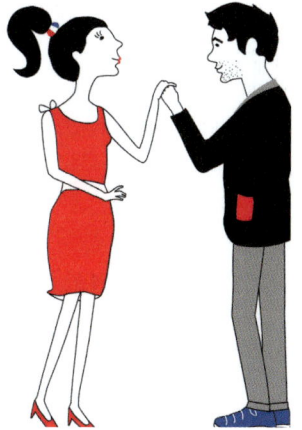

Chicoréesalat à la Dukan

Zubereitungszeit: 10 Minuten
Für 2 Personen

200 g Magerquark
½ EL Senf
Salz, Pfeffer
2 EL weißer Balsamico-Essig
½ TL Walnussaroma
Evtl. 1–2 EL Magermilch
1 EL fein geschnittene Petersilie
4 Chicoréesprossen

1. Für das Dressing den Quark gut mit Senf, je 1 Prise Salz und Pfeffer, Balsamico-Essig und Walnussaroma verrühren. Wenn der Quark sehr trocken ist, eventuell noch etwas Milch unterrühren.

2. Die fein geschnittene Petersilie unterrühren.

3. Den Chicorée unter fließendem Wasser waschen und putzen.

4. Die Sprossen in der Mitte quer auseinanderschneiden. Die unteren Enden fein hacken, die oberen ganz lassen und die Blätter ablösen.

5. Den gehackten Chicorée jeweils in der Mitte von zwei Portionstellern anrichten. Die Blätter dekorativ rundherum verteilen und das Dressing darüberträufeln.

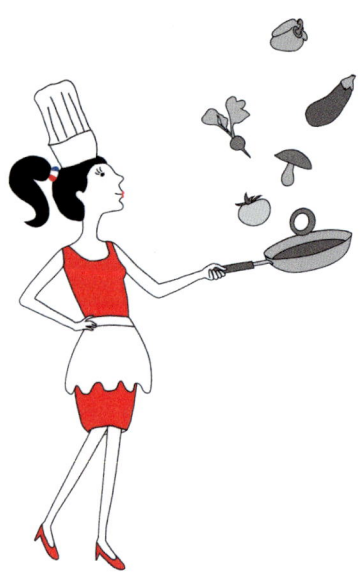

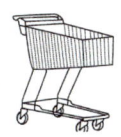

TIPPS FÜR IHREN EINKAUF

Chicorée sollte heute auf Ihrem Einkaufszettel stehen. Achten Sie beim Einkauf darauf, dass die Sprossen schön fest und die Blätter nicht welk sind. Sie mögen keinen Chicorée? Vielleicht überzeugt Sie dieses Rezept: Die Sprossen dafür einfach in Scheiben schneiden und die Strünke halbieren oder vierteln. Aus 1 EL Senf, 5 EL Balsamico-Essig, 1 EL Wasser und 1 TL Olivenöl eine Vinaigrette herstellen und den Chicorée damit anmachen. Wer mag, kann den Salat noch mit 1 gehackten Knoblauchzehe und 7–8 Basilikumblättern verfeinern. Wenn Sie den Chicorée lieber gegart mögen, braten Sie die längs halbierten Sprossen in einer beschichteten Pfanne an, löschen mit Balsamico-Essig ab und garen den Chicorée mit Deckel 5–10 Minuten. Dann nur noch salzen, pfeffern und heiß oder lauwarm servieren.

Bleiben Sie standhaft

Eigentlich sollte man meinen, an Tagen wie diesen, an denen Sie eine größere Auswahl an Lebensmitteln zur Verfügung haben, müsste das Risiko eines „Fehltritts" geringer sein. Meine Statistiken sagen da leider etwas ganz anderes. Woran das liegt? Nun, je klarer und einfacher eine Anweisung ist, desto besser wird sie befolgt. Wird sie aber – in unserem Fall durch das Gemüse – ein wenig „aufgeweicht", fühlen wir uns nicht mehr im gleichen Maße an diese Vorschrift gebunden, und das Risiko, dagegen zu verstoßen, nimmt zu.

Dies gilt in noch stärkerem Maß für die beiden anschließenden Phasen, die Stabilisierungs- und die Erhaltungsphase, in denen sich Ihr Spielraum mehr und mehr vergrößern wird.

1

2

3

4

5

6

7

8

9

IHRE TÄGLICHE ÜBUNG

Sind Sie jung und sportlich, machen Sie wiederum 40 Sit-ups und 16 Kniebeugen. **Gehören Sie zur Generation 50 plus und treiben nicht regelmäßig Sport**, bleiben Sie bei 20 Sit-ups und 9 Kniebeugen.

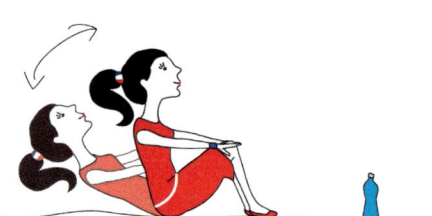

GESUNDHEITLICHE ASPEKTE

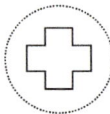

Die Liebe als Stütze beim Abnehmen? Das mag zunächst seltsam klingen. Und doch haben das Essen und die Liebe zwei Dinge gemeinsam: Sie sichern das Überleben – das des Einzelnen und das der Gattung Mensch –, und der Mensch schöpft daraus Befriedigung und Genuss. Deshalb gilt es für die große Mehrzahl derer, die zugenommen haben, weil sie im Essen eine Ersatzbefriedigung gesucht haben, sich einer anderen Quelle von Befriedigung zuzuwenden: etwa der Liebe, der Sexualität, der Familie.

Nicht umsonst sagt man von einem oder einer Verliebten, sie oder er lebe von Luft und Liebe. Das meint, dass die betreffende Person so von der Liebe erfüllt ist, dass das Essen für sie zur Nebensache wird. Wenn Sie also den Partner oder die Partnerin fürs Leben gefunden haben, sollten Sie Ihrer Beziehung mehr Raum geben – umso weniger Raum hat der Gedanke an Essen in Ihrem Leben. Und wenn Sie Kinder haben, „saugen" Sie ihre Liebe in sich auf. Sie werden sehen, dies wird Ihnen das Abnehmen um vieles erleichtern.

➡ *Mein Diät-Tagebuch*

Ein positiver Nebeneffekt des Tagebuch-
schreibens: Es hat eine Art Schutzfunktion
für Sie und Ihr Ziel abzunehmen. Denn indem
Sie sich aktiv und bewusst mit Ihrem Verhältnis zum Essen auseinandersetzen, gewinnen
Sie eine gewisse Distanz zum Essen und
zu den damit verbundenen Versuchungen.
Machen Sie sich bewusst, dass es bei

jeder Entscheidung ein Ja und ein Nein gibt.
Stellen Sie sich eine Waage vor, bei der die
eine Waagschale für das Ja und die andere
für das Nein steht. Und stellen Sie sich weiter
das tolle Gefühl vor, wenn die Nein-Schale,
also die Schale mit den Versuchungen, denen
Sie erfolgreich widerstanden haben, immer
schwerer wird.

1

2

3

4

5

6

7

8

9

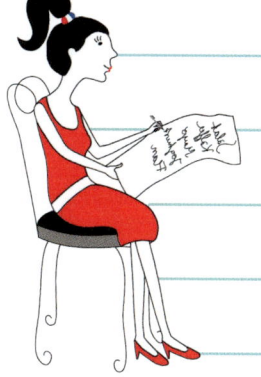

Tag 16

Mein Ausgangsgewicht | Mein Gewicht heute | Gewichtsabnahme insgesamt | Mein Zielgewicht

Zur Einstimmung

Heute ist zwar wieder ein gemüseloser Tag, was aber nicht heißen muss, dass Sie sich nicht auch heute etwas Leckeres auf den Tisch zaubern könnten. Schließlich steht Ihnen eine große Auswahl an Lebensmitteln zur Verfügung, die sich auf unterschiedlichste Weise kombinieren und zubereiten lassen. Lassen Sie Ihrer Fantasie einfach freien Lauf.

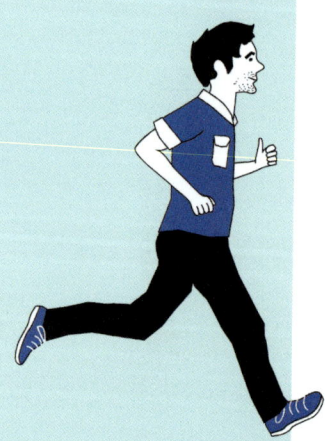

Seien Sie aktiv!

Vielleicht ist Ihr Übergewicht darauf zurückzuführen, dass Sie zu großem Stress ausgesetzt waren oder mit vielen Frustrationen fertig werden mussten. Und vielleicht gehören Sie zu den besonders sensiblen Menschen, die nur schwer mit solchen Situationen umgehen können. Aber seien Sie getröstet: Nur den wenigsten ist es vergönnt, ein rundum glückliches und sorgenfreies Leben zu führen.

In schwierigen Lebensphasen gibt es nichts Besseres als Bewegung, um neue Lebenskraft zu tanken. Laufen Sie also los, gehen Sie schwimmen, machen Sie eine Fahrradtour oder, oder, oder… Sie werden sich danach den Herausforderungen des Alltags wieder mit neuem Mut stellen können.

120

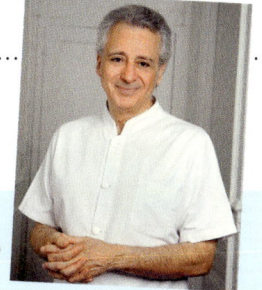

Bleiben Sie standhaft

Es hat doch nicht so ganz geklappt mit der Standhaftigkeit? Und nun plagt Sie das schlechte Gewissen? Atmen Sie erst einmal tief durch! Selbstvorwürfe helfen Ihnen nicht weiter. Und außerdem ist das nun wirklich nicht der Weltuntergang. Versuchen Sie die Scharte einfach wieder auszuwetzen, etwa indem Sie mehr Wasser trinken oder einen ausgedehnten Spaziergang machen. Und lassen Sie auf keinen Fall den Kopf hängen. Denken Sie daran: Alles läuft über den Kopf – beim Zunehmen wie beim Abnehmen!

Oft nimmt man zu, weil man vermeiden möchte, dass es einem schlecht geht. Will man abnehmen und sein Gewicht dauerhaft halten, funktioniert das aber nur, wenn man sich etwas wirklich Gutes tut.

Ich unterstütze Sie

Gestern habe ich Ihnen erklärt, dass man nur erfolgreich abnehmen kann, wenn man das Abnehmen nicht als Strafe empfindet. Sind Sie stark übergewichtig, sollten Sie auch die Möglichkeit in Betracht ziehen, dass Sie ein Leben lang Diät halten müssen. Und wie schlimm wäre es dann, wenn Ihnen das Leben dadurch vergällt würde.
Um erfolgreich und mit Freude abzunehmen, ist es wichtig, stets das Ziel vor Augen zu haben. Sie wollen abnehmen, um Ihre frühere Figur wiederzuerlangen, und das nicht etwa aus Eitelkeit, sondern um wieder zu sich selbst zu finden.

Pierre Dukan

IHRE TÄGLICHE ÜBUNG

Sind Sie jung und sportlich, steigern Sie sich auf 35 Sit-ups und 15 Kniebeugen. **Gehören Sie zur Generation 50 plus und treiben nicht regelmäßig Sport**, schaffen Sie vielleicht schon 17 Sit-ups und 9 Kniebeugen?

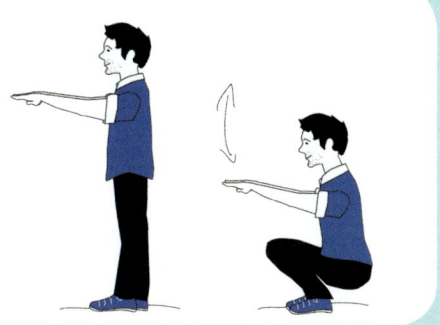

1
2
3
4
5
6
7
8
9

Skandinavischer Gravlax

Zubereitungszeit: 20 Minuten +
2 Tage Marinieren
Für 2 Personen

1 Lachsfilet mit Haut (etwa 400–450 g)
2 EL Meersalz
1 EL Sucralose (siehe unten; ersatzweise
   ½ TL flüssiger Süßstoff)
1 EL rosa Pfefferbeeren
½ TL Wacholderbeeren
1 TL Fenchelsamen
1 Msp gemahlener Kreuzkümmel
½ Bund Dill
½ TL Cognacaroma

1. Das Lachsfilet abspülen, trocken tupfen
   und eventuelle Gräten mit einer Pinzette
   entfernen.
2. Das Meersalz mit Sucralose, Pfeffer- und
   Wacholderbeeren, Fenchelsamen und
   Kreuzkümmel mischen.
3. Den Dill waschen und hacken.
4. Die Hälfte der Würzmischung mit der
   Hälfte des Dills in der Mitte eines großen Tellers verteilen und das Fischfilet mit
   der Hautseite nach unten darauflegen.
5. Die restliche Würzmischung und den
   restlichen Dill darauf verteilen und den
   Fisch sorgfältig damit einreiben.

6. Das Cognacaroma mit etwas Wasser verrühren und den Fisch damit
   beträufeln.
7. Den Lachs samt Würzmischung doppelt
   in Frischhaltefolie verpacken, auf einen
   Teller legen und in den Kühlschrank
   stellen.
8. Nach 8–12 Stunden den Fisch aus-
   packen und die Flüssigkeit, die das
   Salz dem Fisch entzogen hat, abgießen. Den Lachs erneut doppelt in
   Frischhaltefolie verpacken und wieder
   in den Kühlschrank stellen.
9. Den Fisch insgesamt mindestens
   48 Stunden ruhen lassen. Das Päckchen dabei alle 12 Stunden wenden
   und die Flüssigkeit gelegentlich abgießen.
10. Nach 48 Stunden die Folie entfernen
    und den Lachs unter fließendem kaltem
    Wasser abspülen. Das Fleisch ist nun
    dunkler und fester. Das Filet schräg
    in hauchdünne Scheiben schneiden,
    mit Frischhaltefolie abdecken und im
    Kühlschrank aufbewahren. Der Gravlax
    hält sich so 1–2 Wochen. Um mög-
    liche Parasiten abzutöten, empfiehlt es
    sich jedoch, das Filet – im Ganzen –
    einzufrieren. Es lässt sich dann, sobald
    es etwas angetaut ist, auch leichter
    aufschneiden.

TIPP

Den Gravlax mit einer Dill-Senf-Sauce servieren. Dazu 1 EL Sucralose (ersatzweise ½ TL flüssiger Süßstoff) mit 2 EL Dijon-Senf, etwas Branntweinessig, 1 EL Magerquark und etwas gehacktem Dill wie eine Mayonnaise aufschlagen.

INFO

Sucralose ist ein pulverförmiger, kalorienfreier Süßstoff aus den USA, der unter dem Namen E955 auch in der EU zugelassen ist.

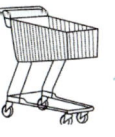

TIPPS FÜR IHREN EINKAUF

Ich möchte heute noch einmal auf den Chicorée zurückkommen, von dem gestern bereits die Rede war. Angenommen, Sie essen gerne Nudel- und Reissalat. Würden Sie diese schnellen Zucker (die zudem meist noch mit Fett angereichert werden) nun regelmäßig durch meinen Chicoréesalat ersetzen, könnten Sie jedes Mal mindestens 150 Kalorien einsparen. Aufs Jahr gesehen würde sich das zu einem hübschen Sümmchen addieren! Chicorée lässt sich aber auch noch auf viele andere Arten zubereiten. Man kann ihn mit Schinken und einer Bechamelsauce (das Rezept für die Bechamelsauce à la Dukan finden Sie im Internet unter www.diedukan diaet.com) im Ofen schmoren. Sehr gut schmeckt er auch gedämpft und mit einer Scheibe Puten- oder Hähnchenschinken umwickelt. Und noch ein Tipp: Kochen Sie gleich eine größere Menge, gegart ist Chicorée 4 bis 5 Tage haltbar.

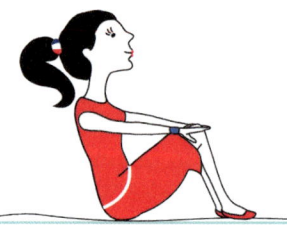

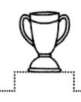

MOTIVATION IST ALLES

Sie erinnern sich an unser Bild der Waage von gestern, an die beiden gegensätzlichen Kräfte in Ihnen? Diese beiden Kräfte treten immer dann miteinander in Widerstreit, wenn Ihr Verlangen nach Genuss stärker ist als der Wunsch abzunehmen. Sie kennen vermutlich das Gefühl, wenn Sie merken, dass Ihr Widerstand gegen die Versuchung immer schwächer wird und der Damm zu brechen droht. In diesen gefährlichen Momenten ist es wichtig, bewusst einzugreifen und den Damm zu verstärken. Wie man das macht? Nun, da gibt es zwei Möglich-

keiten. Sie könnten sich an Ihre guten Vorsätze erinnern oder Sie greifen auf etwas anderes zurück, das nicht dick macht. Das kann ein erlaubtes Lebensmittel sein oder aber eine andere Befriedigung. Was Sie tun können, wenn auch dies nichts nützt, verrate ich Ihnen morgen.

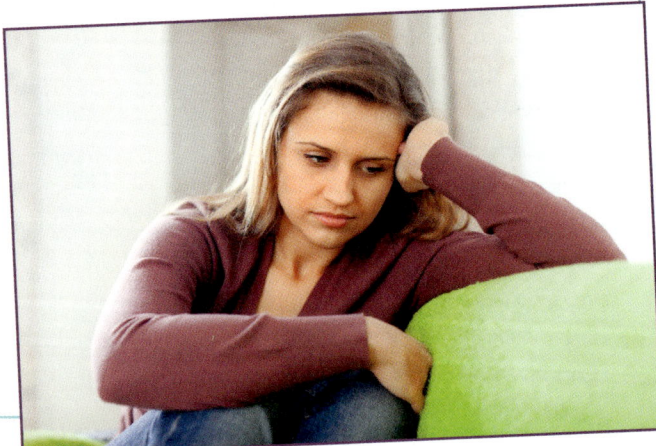

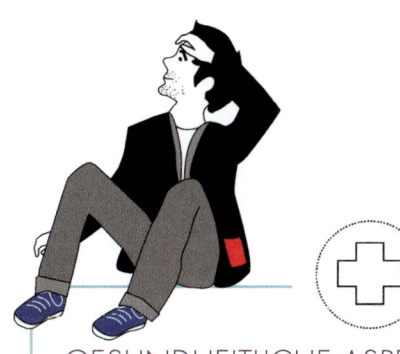

GESUNDHEITLICHE ASPEKTE

Gestern sprachen wir davon, dass Ihre Gewichtszunahme unter Umständen durch Stress oder andere widrige Lebensumstände bedingt sein kann. Schwierige Phasen lassen sich im Leben allerdings nicht vermeiden. Unser Gehirn setzt jedoch alles daran, leidvollen Erlebnissen auszuweichen. Man kann nun entweder versuchen, sich aus dieser Situation zu befreien, etwa indem man sich gegen eine schlechte Behandlung zur Wehr setzt, oder man versucht, sie durch etwas Angenehmes zu kompensieren. Klein-kinder in der Oralphase lutschen dann beispielsweise gerne am Daumen. Mit der Zeit kann dies allerdings dazu führen, dass das Essen zum bevor-zugten „Schmerzmittel" wird und sich daraus ein Übergewicht entwickelt. Deshalb nochmals mein Appell: Suchen Sie sich unbedingt einen ande-ren Ersatz. Welche Möglichkeiten es außer der viel zitierten Liebe noch gibt, davon morgen mehr.

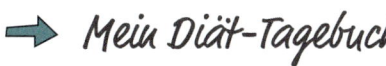

Mein Diät-Tagebuch

Damit Ihnen noch ausreichend Platz zum Schreiben bleibt, möchte ich mich heute darauf beschränken, Ihnen das Tagebuch-schreiben noch einmal eindringlich ans Herz zu legen.

1

2

3

4

5

6

7

8

9

Tag 17

Mein Ausgangsgewicht   Mein Gewicht heute | Gewichtsabnahme insgesamt   Mein Zielgewicht

Zur Einstimmung

Heute dürfen Sie wieder Gemüse essen. Freuen Sie sich also auf etwas Frisches und machen Sie reichlich davon Gebrauch, um Ihre Reserven an Vitaminen, Ballaststoffen, Mineralsalzen und Wasser aufzufüllen.

Bleiben Sie standhaft

Amerikanische Psychoanalytiker vertreten die – für mich verblüffende – These, Übergewicht entstehe erst durch Diäten (und durch den Wunsch abnehmen zu wollen). Die durch die Beschränkung verursachte Frustration verhindere in Wirklichkeit das Abnehmen, und die häufigen Misserfolge führten letztlich dazu, dass die Betroffenen schließlich ganz aufgäben, behaupten die amerikanischen Kollegen.

Menschen, die abnehmen wollen, empfiehlt man, nur zu essen, wenn sie „wirklich" hungrig sind und vor allem nicht weiterzuessen, sobald sie satt sind.

Ich dagegen vertrete eine dieser These diametral entgegengesetzte Auffassung. Denn ich kenne Menschen, die versucht haben, nach dieser Methode abzunehmen und die dennoch zugenommen haben. Man erklärte ihnen zwar, eine anfängliche Gewichtszunahme sei notwendig und werde sich umkehren, sobald sie sich von ihren Frustrationen befreit hätten, doch die Patienten, die ich kennengelernt habe, nahmen immer weiter zu.

Ich möchte, dass meine Methode nicht als Strafe, sondern als Belohnung empfunden wird – nicht zuletzt, damit sich die Betroffenen nicht selbst verleugnen müssen, um ihren Stolz, ihr Selbstbewusstsein und ihr Selbstwertgefühl nicht „anzukratzen". Und dies ist mit ein Grund, weshalb meine Methode so viel Anerkennung gefunden hat.

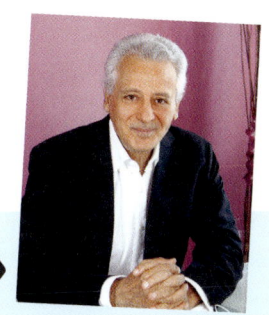

Seien Sie aktiv!

Da Sie gerade mit Ihren Fettpölsterchen kämpfen, haben Sie vielleicht manchmal den Eindruck, Ihr Körper bestehe nur aus Fett und lassen dabei mitunter die Muskeln, Knochen, Gelenke, die Nerven, das Gehirn außer Acht, die ebenso Teile Ihres Körpers sind. Auch sie haben schließlich eine Funktion. Denn alles, was die Natur und die Evolution hervorgebracht haben, hat seinen Sinn. Also machen Sie auch Gebrauch davon und sorgen Sie dafür, dass diese Körperteile „funktionstüchtig" bleiben. Sie tun damit nicht nur Ihrem Körper, sondern auch Ihrer Seele etwas Gutes. Denn wenn Sie sich ausreichend bewegen, wirkt sich das auch auf Ihre psychische Verfassung aus. Ihre Stimmung wird sich verbessern, und Sie werden vitaler und entspannter sein.

In der Aufbauphase, in der Sie sich jetzt befinden, sollten Sie, wie Sie wissen, täglich 30 Minuten gehen. Stagniert die Gewichtsabnahme, sollten Sie einen doppelt so langen flotten Spaziergang machen, um die Gewichtsabnahme wieder „anzukurbeln".

Ich unterstütze Sie

Hat man die selbst gesteckten Ziele erst einmal erreicht, verlieren sie ihren Reiz und werden zur Alltäglichkeit. Und auch die Freude zu sehen, wie die Pfunde purzeln, lässt mit der Zeit nach. Dennoch ist es immer ein Erfolgserlebnis, wenn man sieht, dass man „Herr seiner selbst" ist, dass man sein Leben selbst in die Hand nehmen kann. Diese großen und kleinen Erfolge steigern Selbstbewusstsein und Selbstwertgefühl. Gelingt es Ihnen, erfolgreich abzunehmen, werden Sie dafür gleich zweifach belohnt: Sie werden von den negativen Begleiterscheinungen befreit, die das Übergewicht mit sich bringt, vor allem aber können Sie stolz auf sich selbst sein. Ich weiß von Seglern und Bergsteigern, die genau aus diesem Grund den Atlantik überquert und den Mount Everest bestiegen haben. Und was ist im Vergleich dazu schon der Verzicht auf das morgendliche Croissant?

Pierre Dukan

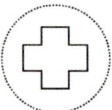

GESUNDHEITLICHE ASPEKTE

Sucht man nach den Ursachen von Übergewicht, stößt man immer auf einen Mangel an etwas, eine Leere oder ein nicht befriedigtes Bedürfnis. Nur selten sind sich die Betroffenen dessen bewusst. Trost suchen sie dann meist im Essen, und das macht dick. Gestern hatte ich Ihnen die Liebe als eine mögliche Ersatzbefriedigung genannt. Was aber, wenn Sie gerade solo sind und auch keine Kinder haben?

Befriedigung kann man beispielsweise auch im Beruf finden. Dabei ist mir durchaus bewusst, dass das heute gar nicht mehr so einfach ist und dass viele psychische Probleme berufsbedingt sind. Denn vielfach ist es gerade die Arbeit, deretwegen man übergewichtig wird, weil sie uns nicht die Möglichkeit zur Selbstverwirklichung und -entfaltung gibt.

Dennoch sollte man versuchen, auch hier etwas zu finden, das einem Befriedigung verschafft – etwas, das die Arbeit interessanter, attraktiver oder profitabler macht. Wenn man nur ein bisschen sucht, findet sich in jedem Beruf etwas, das die Neugier weckt, das sich verbessern ließe, das unsere Kreativität herausfordert. Versuchen Sie es, Sie werden bestimmt etwas finden.

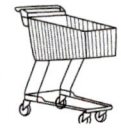

TIPPS FÜR IHREN EINKAUF

Die Zahl derer, die sich vegetarisch oder vegan ernähren, nimmt stetig zu. Dieser Tatsache trägt auch unser heutiges Gericht des Tages Rechnung. Doch auch als Nicht-Vegetarier können Sie von eiweißreichen pflanzlichen Lebensmitteln wie Tofu, Seitan oder Tempeh nur profitieren, die heute übrigens in nahezu jedem großen Supermarkt angeboten werden.

Tofu wird aus Sojabohnen hergestellt und ist in zwei Varianten erhältlich: als fester Tofu, dessen Konsistenz der von Mozzarella oder Feta ähnelt, und als Seidentofu, der cremig ist wie Quark.

Seitan besteht aus einem Teig aus Weizeneiweiß (Gluten) und Wasser, der auf unterschiedliche Art weiterverarbeitet und verfeinert wird. Er ist beliebt als Fleischersatz.

Tempeh wird aus gekochten Sojabohnen hergestellt. Es hat einen angenehm nussigen, pilzartigen Geschmack und lässt sich auf unterschiedlichste Art zubereiten.

Probieren Sie diese pflanzlichen Proteine unbedingt einmal. Vielleicht gleich heute?

Mariniertes Tempeh mit Brokkoli und geraspelten Möhren

PG

*Zubereitungszeit: 45 Minuten +
30 Minuten Backzeit*
Für 2 Personen

Für das Tempeh:
100 g Tempeh (Bioladen)
2 EL Sojasauce
1 Knoblauchzehe, zerdrückt
2 EL trockener Weißwein
½ EL frisch geriebener Ingwer
½ EL Cidre-Essig
½ EL Maisstärke

Für das Gemüse:
Meersalz
200 g Brokkoli
200 g Möhren
1 TL Zitronensaft

Enthält 1½ tolerierte Zutaten pro Person.

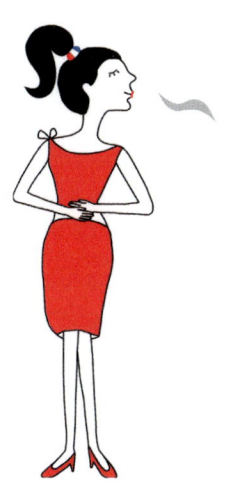

1. Das Tempeh in schmale, 5 cm lange Stifte schneiden und in einer flachen Form verteilen.
2. In einer kleinen Schüssel etwa 50 ml Wasser mit Sojasauce, Knoblauch, Wein, Ingwer und Essig verrühren.
3. Das Tempeh mit der Marinade übergießen und 30 Minuten ziehen lassen.
4. Den Backofen auf 180 °C vorheizen. Die Tempehstifte aus der Marinade nehmen, auf einem Stück Backpapier verteilen und 30 Minuten in den Backofen schieben. Die Marinade für die Sauce aufheben. Die Stifte nach 15 Minuten wenden.
5. Den Brokkoli waschen, putzen und in kleine Röschen teilen. In einem Topf etwas Salzwasser zum Kochen bringen und den Brokkoli darin etwa 3–5 Minuten knackig kochen. Abgießen und warm stellen. Die Möhren waschen, die Schale abschaben, und die Möhren grob raspeln. Die Raspel mit Zitronensaft vermengen.
6. Die Tempeh-Marinade mit 50 ml Wasser verdünnen, die Maisstärke einrühren, die Mischung in eine kleine Stielkasserolle gießen und unter ständigem Rühren aufkochen und eindicken lassen. Das Tempeh in die kochende Sauce geben und mit Brokkoli und geraspelten Möhren servieren.

1
2
3
4
5
6
7
8
9

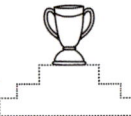

MOTIVATION IST ALLES

Das größte Problem des modernen Menschen besteht darin, dass er in einer Welt lebt, die sich radikal verändert hat. War Nahrung gestern noch ein rares Gut, ist sie in unserer Konsumgesellschaft zu einer allgegenwärtigen Versuchung geworden. Gewicht verlieren zu wollen ist eine im Tierreich einmalige Sache. Bei wild lebenden Tieren ist das Körperfett ein Kapital, das es zu schützen gilt. Auch beim Menschen hat die Natur das so eingerichtet. Und genau dies ist der Grund, weshalb uns das Abnehmen so schwer fällt. Denn mit einem Mal sollen wir unsere Natur einer Welt anpassen, die wir selbst geschaffen haben.

Wir nehmen also nicht nur zu, weil wir zu viel essen. Wir essen zu viel, weil wir uns der Welt, die wir geschaffen haben, anzupassen versuchen. Ein Beispiel: Unsere Bauchspeicheldrüse (die den Blutzuckerspiegel reguliert) ist eigentlich nicht darauf ausgelegt, derart große Mengen an raffiniertem Zucker und Mehl aufzunehmen, wie wir sie heute konsumieren. Unser Gehirn aber reagiert auf seine Weise und macht uns abhängig. Kein Wunder also, dass die Süßwarenindustrie zu den florierenden Wirtschaftszweigen zählt.

IHRE TÄGLICHE ÜBUNG

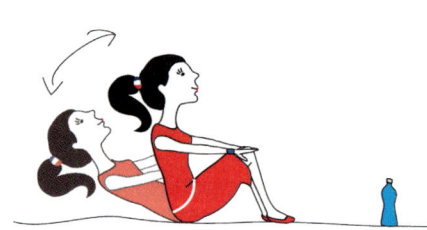

Sind Sie jung und sportlich, machen Sie 40 Sit-ups und 16 Kniebeugen.
Gehören Sie zur Generation 50 plus und treiben nicht regelmäßig Sport, bleiben Sie bei 20 Sit-ups und 9 Kniebeugen.

➡ *Mein Diät-Tagebuch*

Konzentrieren Sie sich heute vielleicht einmal auf Ihre Stärken und auf die Dinge, die Ihnen wichtig sind. Und schreiben Sie Ihre Träume und Wünsche auf.

Wenn Sie dabei nur fest genug daran glauben, erfüllen sie sich vielleicht sogar ganz von selbst …

Tag 18

Zur Einstimmung

Heute geht es den Pfunden wieder mit reinen Proteinen an den Kragen. Beginnen Sie den Tag mit einem ausgiebigen Frühstück mit einem Haferkleie-Pfannkuchen, Eiern, Joghurt, Schinken oder Bündnerfleisch. Dann werden Sie vor dem Mittagessen mit Sicherheit keinen Gedanken mehr ans Essen verschwenden.

Seien Sie aktiv!

Das Bedürfnis zu essen, weil der Körper neue Energie braucht, stellt sich am Tag höchstens zwei- bis dreimal ein und ist heute, wo wir uns körperlich kaum noch verausgaben, auch nicht besonders groß. Wir essen also zumeist nicht, weil wir Hunger haben, sondern weil wir uns Genuss verschaffen wollen.

Und wie sieht es mit der Bewegung aus? Wer bewegt sich heute schon noch? Doch nur diejenigen, die intuitiv spüren, dass ihrem Körper etwas fehlt, wenn sie es nicht tun.

Hören Sie also auf Ihren Körper. Sie belohnen sich damit gleich in dreifacher Hinsicht: Ihr Körper bleibt in Form, Ihr Gehirn schüttet jede Menge Serotonin, Dopamin und Endorphine aus, und Sie verbrennen obendrein noch Kalorien.

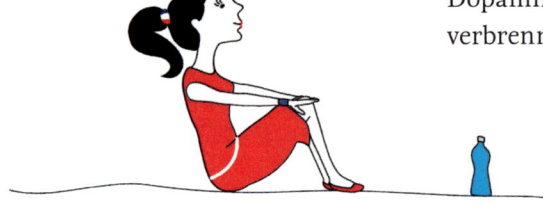

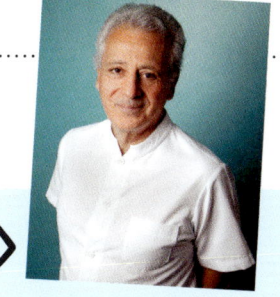

Bleiben Sie standhaft

Vielleicht quält Sie am Morgen manchmal die Frage „Schaffe ich es heute, den ganzen Tag standhaft zu bleiben?". Diese Frage spiegelt die ganze Problematik des Übergewichts wider. Die Zahl derer, die diese Frage mit Ja beantworten könnten (und zu denen hoffentlich aus Sie gehören), ist groß. Einige werden aber auch antworten: „Ich gebe mein Bestes, aber versprechen kann ich es nicht."

Entscheiden Sie sich für ein klares Ja, ist die Chance, dass Sie tatsächlich standhaft bleiben, tausendmal größer, denn Sie sind unbewusst eine Verpflichtung eingegangen. Anders, wenn Sie sich für Antwort zwei entscheiden, mit der Sie sich ein Hintertürchen offen lassen.

Der dritte Weg wäre, keine Aussage zu treffen, sondern die Dinge einfach auf sich zukommen zu lassen und seinem spontanen Impuls zu folgen. Dass diese Option für Sie allerdings nicht in Frage kommt, wissen Sie spätestens, seit Sie diese Diät begonnen haben.

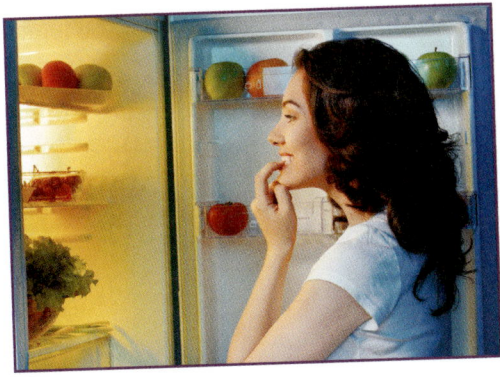

Ich unterstütze Sie

Am heutigen Proteintag möchte ich Sie zu einem kleinen Gedankenspiel einladen. Stellen Sie sich vor, Sie lebten in grauer Vorzeit und seien einer der 25 Männer Ihres Stammes, die am Morgen zur Jagd aufbrechen. Die Jagd ist anstrengend und zieht sich über viele Stunden hin. Doch daran sind Sie gewöhnt. Hungrig, aber auch glücklich darüber, dass Sie reiche Beute gemacht haben und der ganze Stamm an diesem Abend satt werden wird, treten Sie den Heimweg an.

Damit ist Ihr Tagewerk allerdings noch nicht getan, denn bevor Sie die Früchte Ihrer Arbeit genießen können, muss die Beute erst einmal zerlegt werden, ein Feuer muss entzündet und das Fleisch muss gekocht werden.

Da haben wir es, was die Beschaffung und Zubereitung unserer Nahrung anbelangt, ist heute doch sehr viel leichter. Lassen Sie sich Ihr Fleisch, Ihren Schinken oder Ihren Fisch – oder, wenn Sie Vegetarier sind, den Tofu, den Seitan oder das Tempeh – also gut schmecken.

Pierre Dukan

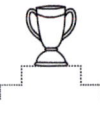

MOTIVATION IST ALLES

Auch wenn ich Sie nicht kenne – beim Schreiben dieser Rubrik denke ich stets an Sie, ja, ich sehe Sie förmlich vor meinem geistigen Auge. In Wirklichkeit bin aber gar nicht ich es, der Sie sieht, sondern Sie nehmen mich wahr.

Die Kraft und die Energie, eine Abmagerungskur durchzuhalten, liefert Ihnen nicht die „Gebrauchsanweisung" dieser Diät. Dazu bedarf es noch einer weiteren „Zutat", einer mysteriösen Kraft, die gleichermaßen auf Empathie wie auf Autorität beruht, einer Art emotionaler und affektiver Übertragung. Und genau diese Kraft möchte ich Ihnen vermitteln. Das kann aber nur gelingen, wenn Sie sich an meine Anweisungen halten.

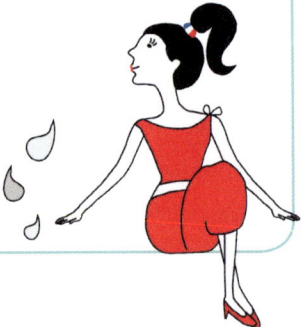

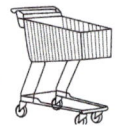

TIPPS FÜR IHREN EINKAUF

Heute sollte Bündnerfleisch ganz oben auf Ihrem Einkaufszettel stehen. Bei dieser Schweizer Spezialität handelt es sich um besonders mageres Rindfleisch, das gepökelt und getrocknet wird. Es schmeckt ganz vorzüglich, ist allerdings nicht ganz billig. Heben Sie es sich deshalb für die Momente auf, in denen Sie der Heißhunger überkommt, genießen Sie dann ein paar Scheiben und trinken dazu ein großes Glas Wasser.

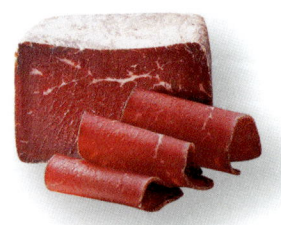

Quiche ohne Boden mit Bündnerfleisch

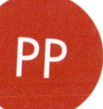

Zubereitungszeit: 15 Minuten +
30 Minuten Backzeit
Für 2 Personen

2 Eier
200 ml Magermilch
1 EL Maisstärke
Geriebene Muskatnuss
Salz, Pfeffer
10 dünne Scheiben Bündnerfleisch
   (etwa 30 g)

Das Rezept enthält ½ tolerierte Zutat
pro Person.

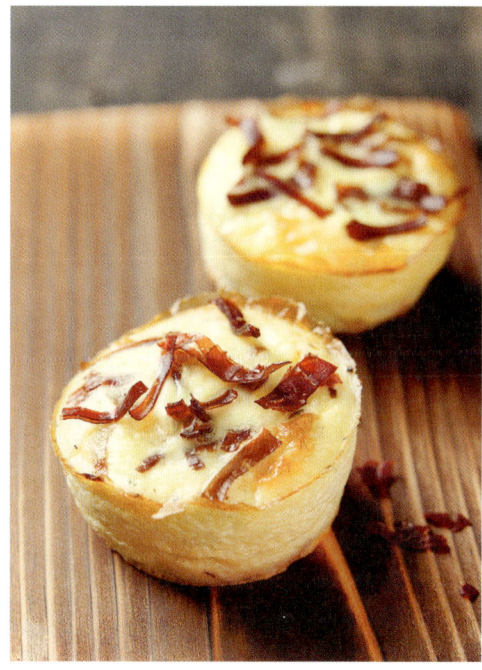

1. Die Eier kräftig mit der Milch verquirlen. Die Maisstärke einrühren und die
   Mischung mit frisch geriebener Muskatnuss sowie je 1 kleinen Prise Salz und
   Pfeffer würzen.
2. Das Bündnerfleisch klein schneiden.
   Den Backofen auf 180 °C vorheizen.
3. Die Eiermischung auf zwei Förmchen
   aus Silikon (à ca 200 ml) oder vier
   Förmchen à 100 ml verteilen und mit
   dem Fleisch bestreuen.
4. Die Quiches 25–30 Minuten im heißen
   Backofen backen.

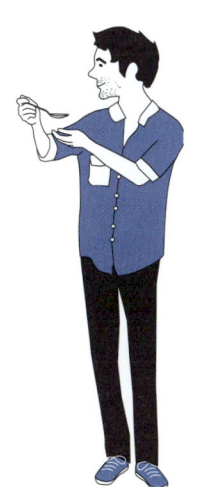

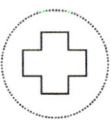

GESUNDHEITLICHE ASPEKTE

Inzwischen haben Sie bereits zwei Alternativen zum Essen – die Liebe und den Beruf – kennengelernt, aus denen Sie Genuss und Befriedigung schöpfen können, ohne dabei zuzunehmen. Doch was tun, wenn Sie geschieden, verwitwet oder Single sind und wenn Ihre Arbeit Ihnen keine Entfaltungsmöglichkeiten bietet?

Nun, dann könnten Sie sich beispielsweise verstärkt auf Ihren Lebensraum, Ihre Wohnung konzentrieren, auf die wenigen Quadratmeter, in denen Sie sich zurückziehen oder aber liebe Menschen empfan-

gen können und die Sie ganz nach Ihrem Geschmack gestalten können, wo Sie sich sicher und geschützt fühlen. Your home is your castle – genießen Sie es, auch das kann Ihnen beim Abnehmen helfen.

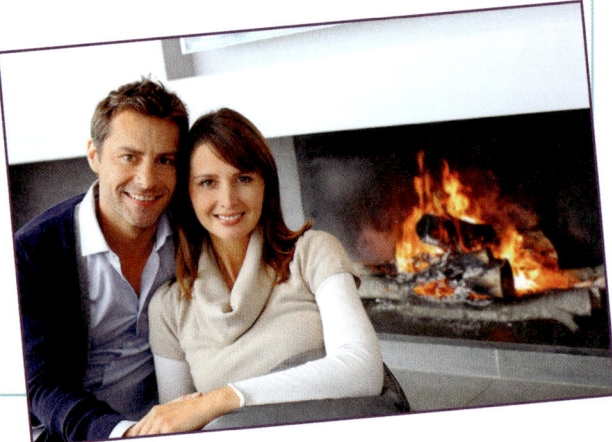

IHRE TÄGLICHE ÜBUNG

Sind Sie jung und sportlich, machen Sie nochmals 40 Sit-ups und 16 Kniebeugen. **Gehören Sie zur Generation 50 plus und treiben nicht regelmäßig Sport**, schaffen Sie jetzt die 20 Sit-ups und 9 Kniebeugen ganz leicht.

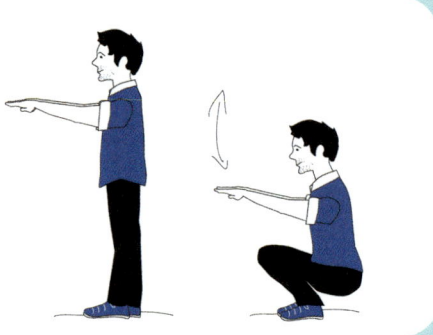

➡ Mein Diät-Tagebuch

Was gibt es heute Besonderes von der „Diät-Front" zu berichten? Hatten Sie ein Erfolgserlebnis? Haben Sie ein neues Lebensmittel oder ein neues Rezept probiert? Konnten Sie einer Versuchung widerstehen (oder auch nicht…)? Schreiben Sie's auf!

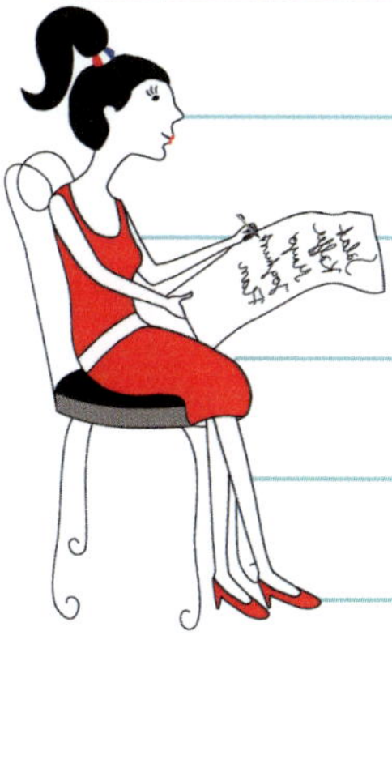

1

2

3

4

5

6

7

8

9

Tag 19

_____   _____   _____
Mein Ausgangsgewicht   Mein Gewicht heute | Gewichtsabnahme insgesamt   Mein Zielgewicht

Zur Einstimmung

Heute wird es wieder bunt auf Ihrem Teller, denn es ist Gemüsetag. Ich kenne Menschen, die Gemüse eigentlich nicht mochten, durch meine Diät aber auf den Geschmack gekommen sind und den nächsten Gemüsetag sogar kaum erwarten konnten. Noch ein weiterer Pluspunkt meiner Diät!

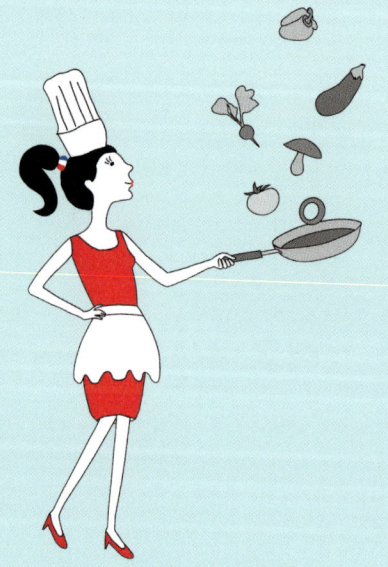

Seien Sie aktiv!

Wie wäre es, wenn Sie sich heute noch ein bisschen mehr bewegten? Sie werden staunen, wie sich das auf der Waage bemerkbar macht. Fünf Treppenstufen genügen schon, um eine Kalorie zu verbrennen. Bei einem ganzen Stockwerk summiert sich das bereits auf 4 und bei 10 Stockwerken auf 40 Kalorien. Und wenn Sie die Treppen dann auch noch hinunterlaufen, sind das noch einmal 10 Kalorien. Sind Sie bereit? Dann halten Sie schon mal Ausschau nach dem nächsten Hochhaus ...

Auf zehn Stockwerke kommen Sie im Laufe eines Tages aber genauso, wenn Sie um Aufzüge und Rolltreppen einen Bogen machen. Und falls Sie im Erdgeschoss wohnen oder arbeiten, schauen Sie doch einfach ab und zu bei Ihren Nachbarn oder Kollegen in den oberen Etagen vorbei.

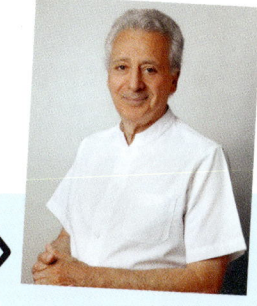

Ich unterstütze Sie

Heute möchte ich Ihnen zur Unterstützung einen ganz besonderen Service bieten und Ihnen den Speiseplan für den gesamten Tag sozusagen frei Haus liefern. Zum Frühstück würde ich Ihnen einen Haferkleie-Pfannkuchen empfehlen (das Rezept finden Sie auf Seite 16), dazu eine Tasse Kaffee oder Tee und ein bis zwei Becher Joghurt. Und sollten Sie großen Hunger haben, dürfen Sie sich außerdem noch eine Scheibe mageren Schinken oder Putenschinken genehmigen. Mittags könnten Sie einen mit Frischkäse bestrichenen und mit zwei Scheiben Räucherlachs belegten Haferkleie-Pfannkuchen und eine große Tomate zu sich nehmen. Und zum Abschluss ein, zwei oder auch drei Joghurts oder selbst gemachtes Rhabarberkompott (Seite 68). Und zum Abendessen? Wie wäre es zum Beispiel mit einer schönen gegrillten Hähnchenkeule mit Auberginen- und Zucchinischeiben, Zwiebel, Chicorée oder Tomaten und zum Nachtisch einer Orangen-Panna-Cotta (Seite 52)? Hört sich doch gut an, oder? Und gar nicht nach Diät.

Pierre Dukan

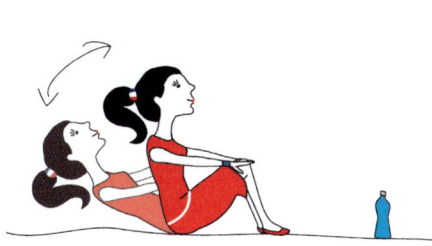

IHRE TÄGLICHE ÜBUNG

Sind Sie jung und sportlich, bleibt es auch heute bei 40 Sit-ups und 16 Kniebeugen. **Gehören Sie zur Generation 50 plus und treiben nicht regelmäßig Sport,** machen Sie noch einmal 20 Sit-ups und 9 Kniebeugen.

Rhabarber-Clafoutis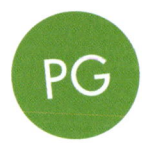

Zubereitungszeit: 20 Minuten +
25–30 Minuten Backzeit
Für etwa 20 Stück

150 g Rhabarber
60 ml fettarme, ungezuckerte Kondens-
  milch (Dose)
2 Eier
2 EL Maisstärke
½ TL gemahlener Agar-Agar
1 TL flüssiger Süßstoff

Das Rezept enthält 1 tolerierte Zutat
pro Person.

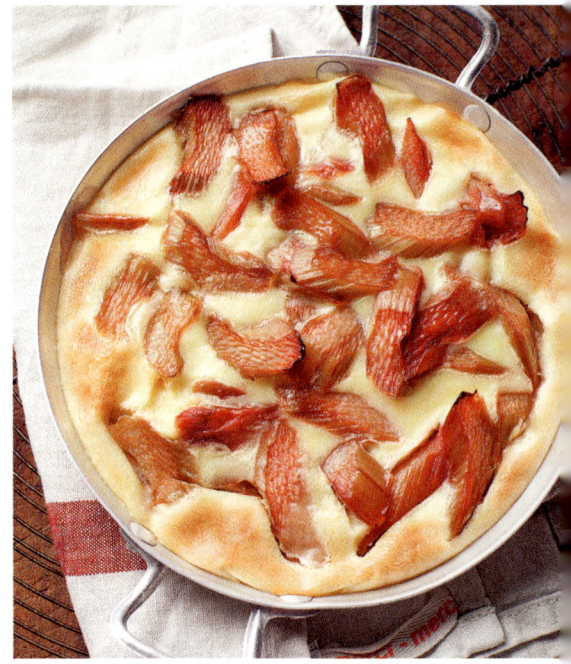

1. Den Backofen auf 180 °C vorheizen.
   In einem kleinen Topf etwas Wasser
   zum Kochen bringen.
2. Den Rhabarber abziehen und in 2–3 cm
   große Stücke schneiden. Diese 10 Minuten in Wasser kochen und abgießen.
3. In einer kleinen Schüssel die Kondens-
   milch mit Eiern, Maisstärke, Agar-Agar
   und Süßstoff verrühren.
4. Den Rhabarber in einer Auflaufform
   (Durchmesser 18 cm) verteilen, die
   Eiermischung darübergießen und den
   Clafoutis 25–30 Minuten backen.

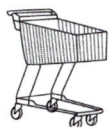

TIPPS FÜR IHREN EINKAUF

Heute sollten Sie Ausschau nach Rhabarber halten (es handelt sich dabei übrigens um ein Gemüse und nicht, wie man häufig meint, um Obst), um daraus zum Beispiel den Clafoutis von Seite 140 zuzubereiten. Mit Süßstoff gesüßt, kann man auch ein Kompott (Seite 68 – Tipp) oder eine fruchtige Sauce daraus bereiten. Für die Sauce einfach das Kompott mit sehr wenig Wasser und etwas länger kochen lassen, bis die Fruchtstücke zerfallen. Der Rhabarber bietet Ihnen einen hervorragenden Ersatz für das Obst, das Sie erst nach der Aufbauphase wieder in Ihren Speiseplan aufnehmen dürfen.

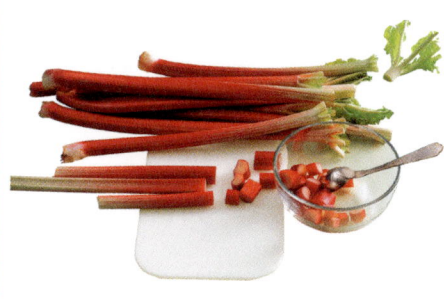

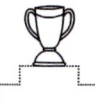

MOTIVATION IST ALLES

In meiner langjährigen Praxis als Ernährungsmediziner habe ich eines immer wieder festgestellt: Die allermeisten Übergewichtigen leiden unter ihrem Übergewicht und wissen im Grunde, dass sie sich irgendwann einer Abmagerungskur unterziehen werden. Doch bis es so weit ist, vergehen oft Monate, ja sogar Jahre. Und dann plötzlich, als hätte man einen Schalter umgelegt, spüren sie das Bedürfnis, die lästigen Pfunde nun endlich loszuwerden. Doch wer dieses Bedürfnis verspürt, und sei es im Augenblick noch so dringend, weiß auch, dass der Vorsatz ebenso schnell wieder in Vergessenheit geraten kann und dass er deshalb sofort handeln muss. Das führt aber leider nur allzu oft dazu, dass man sich einfach für eine x-beliebige Diät entscheidet, auf die man in einer Zeitschrift gestoßen ist oder die einem eine Freundin empfohlen hat. Doch die meisten dieser Diäten sind wirkungslos und hinterlassen bei den Betroffenen nichts als Enttäuschung und Frustration – und die ganze Motivation ist dahin …

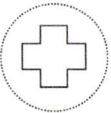

GESUNDHEITLICHE ASPEKTE

Gestern habe ich Ihnen dargelegt, wie Sie Ihren Lebensraum, Ihre Wohnung, als Quelle der Befriedigung nutzen können. Es gibt aber noch eine weitere Quelle, aus der der Mensch Freude – und Sinn – schöpfen kann: das Spiel. Im Spiel lernen wir auf unterhaltsame Weise, und – was im Hinblick auf das Abnehmen von besonderem Vorteil ist – es entsteht keine Langeweile. Wir vertiefen uns in eine Aufgabe oder stellen uns einer Herausforderung, wohl wissend, dass wir es lediglich zum Vergnügen tun und ohne die Furcht vor einem möglichen Scheitern. Um wirklich Befriedigung im Spiel zu finden, müssen wir uns allerdings mit Leib und Seele darauf einlassen und völlig in diesem Spiel aufgehen. Idealerweise spielt man nicht allein, sondern mit einer oder mehreren Personen, am besten mit Freunden. Ein Spiel kann aber auch ein – freundschaftlicher – Wettkampf sein wie bei einem Tennis-Match oder einem Fußballspiel. Worauf es allein ankommt, ist, dass man Spaß an der Aktivität hat. Computerspiele spielt man häufig allein. Man kann zwar auch dabei Befriedigung und Ablenkung finden, es fehlen jedoch zwei ganz wichtige Komponenten: das Gegenüber und die körperliche Betätigung. Hätten Sie nicht wieder einmal Lust, Volleyball oder Federball zu spielen?

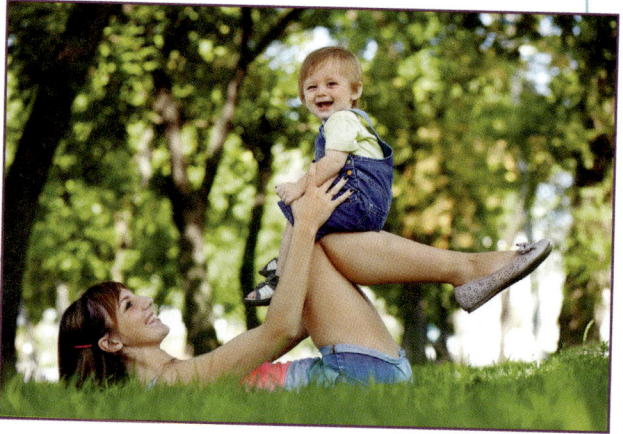

Bleiben Sie standhaft

Inzwischen sind Sie schon mitten in der Aufbauphase und haben auf Ihrem bisherigen Weg bereits etliche Pfunde gelassen (und ich hoffe sehr, Sie setzen alles daran, dass dies auch so bleibt!).

Vermutlich halten Sie meinen täglichen Appell, standhaft zu bleiben, mittlerweile für überflüssig. Was mich allerdings nicht daran hindern wird, Sie immer wieder daran zu erinnern und Ihnen beizustehen. Man weiß schließlich nie, was noch so alles auf einen zukommt.

„Beim Abnehmen geht es nicht allein um den Schönheitsaspekt, sondern auch darum, sich wieder rundum wohl, gesund und ‚normal' zu fühlen."

➡ *Mein Diät-Tagebuch*

Ich würde zu gerne einmal einen Blick in Ihr Tagebuch werfen. Das wäre sehr aufschlussreich für mich. Aber Sie könnten ja einmal so tun als ob und all das markieren, was Ihnen besonders wichtig erscheint und von dem Sie glauben, dass es Ihnen später noch von Nutzen sein kann.

1

2

3

4

5

6

7

8

9

Tag 20

Mein Ausgangsgewicht | Mein Gewicht heute | Gewichtsabnahme insgesamt | Mein Zielgewicht

Zur Einstimmung

Vielleicht ist Ihnen aufgefallen, dass die Aufbauphase ähnlich funktioniert wie ein Zweitaktmotor: In einem ersten Schritt (den reinen Proteintagen) wird die Gewichtsabnahme angekurbelt, um im zweiten (den Protein-Gemüse-Tagen) ihre Wirkung zu entfalten. Und heute heißt es wieder ankurbeln.

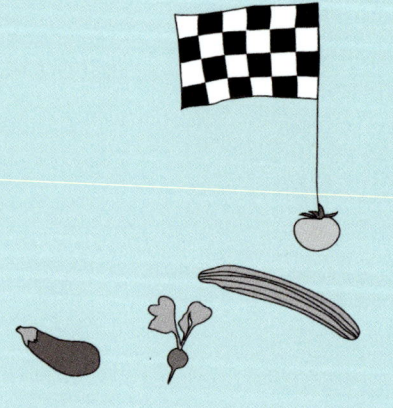

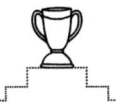

MOTIVATION IST ALLES

Die 72 erlaubten Lebensmittel, die Sie an einem reinen Proteintag wie heute zu sich nehmen dürfen, sind nicht wenig. Aber im Vergleich zu den zahllosen anderen Nahrungs- und Genussmitteln, die Sie vielleicht im Übermaß konsumiert haben und die uns überall „anlachen", ist das natürlich auch wieder nicht viel – ein Grund mehr, die anderen leckeren Dinge vorläufig einmal als Feinde zu betrachten und zu meiden.

Denn abnehmen zu wollen hat nichts mit Eitelkeit zu tun, sondern es geht um Ihr Wohlbefinden und Ihren Körper. Es geht um Ihre Würde und Ihre Selbstachtung, um Ihr Aussehen und Ihre Attraktivität, um Ihre „Normalität" – und nicht zuletzt um Ihre Gesundheit. Und das sind keine Nebensächlichkeiten, sondern die vielleicht wichtigsten Dinge im Leben. Daran sollten Sie stets denken. Es liegt allein in Ihrer Hand.

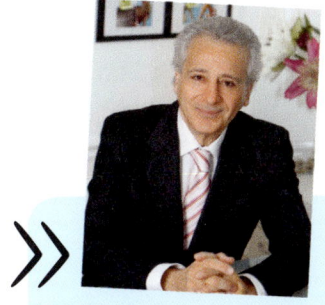

Ich unterstütze Sie

Heute soll uns an dieser Stelle das Thema „die Zucker" beschäftigen. Die Zucker deshalb, weil darunter auch alle Kohlenhydrate fallen. Und diese Übeltäter sind zu einem guten Teil schuld an Ihrem Übergewicht. Gewiss, nicht alle Zucker sind gleichermaßen schädlich. Aber in einer Überflussgesellschaft wie der unseren sollten wir sie stets mit Vorsicht genießen (und das im doppelten Wortsinn).

Am Ende des Zweiten Weltkriegs kannte man das Problem Übergewicht kaum. Steht dieses Phänomen doch unbestritten im Zusammenhang mit unserer Konsumgesellschaft. Sicher, dicke und übergewichtige Menschen gab es auch früher, nur war ihre Zahl wesentlich geringer. In Deutschland ist heute über die Hälfte der Erwachsenen übergewichtig, ein Viertel sogar adipös – und dazu zählen leider auch Sie.

Pierre Dukan

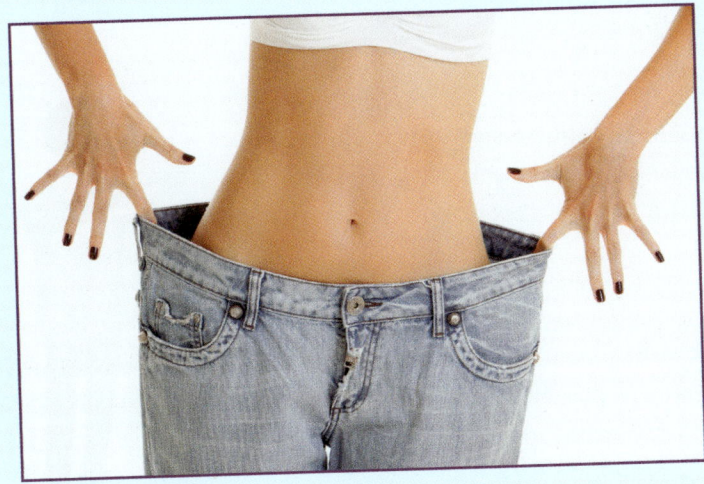

Bresaola-Chips

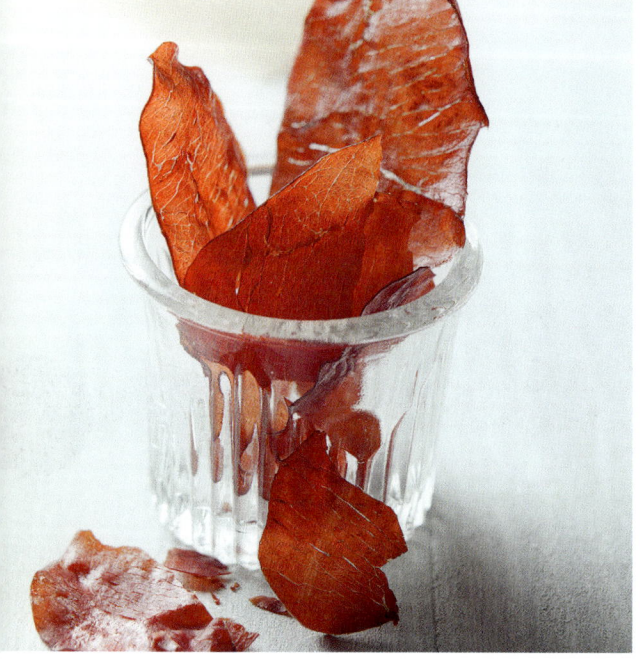

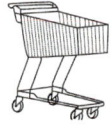

TIPPS FÜR IHREN EINKAUF

Für unser heutiges Rezept des Tages benötigen Sie Bresaola. Die Bresaola ist eine italienische Spezialität. Es handelt sich dabei um einen außerordentlich mageren luftgetrockneten Rinderschinken. Im Unterschied zum Schweizer Bündnerfleisch, das ich Ihnen bereits an früherer Stelle vorgestellt habe, verwendet man dafür kein Filet, sondern Stücke aus der Keule. Vorzüglich schmeckt auch die spanische Cecina. Sie ist zwar ein weniger fetter, aber im Rahmen meiner Diät immer noch erlaubt.

Zubereitungszeit: 10 Minuten
Für 2 Personen

10 Scheiben Bresaola (italienischer luftgetrockneter Rinderschinken) (etwa 50–60 g)

1. Eine beschichtete Pfanne bei starker Hitze heiß werden lassen.
2. Die Bresaola-Scheiben in die Pfanne legen und etwa 5 Minuten lang knusprig braten. Dabei immer wieder wenden. Sofort servieren.

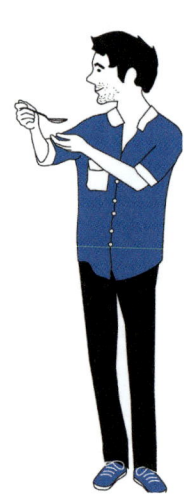

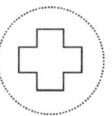

GESUNDHEITLICHE ASPEKTE

Sie werden sich vielleicht gefragt haben, was die Themen, die uns in den vergangenen Tagen in dieser Rubrik beschäftigt haben, mit Gesundheit zu tun haben. Nun, auch Zufriedenheit und Lebensfreude sind lebensnotwendig. Denn was nützt es Ihnen, wenn Ihr Körper in Bestform, Ihr Leben aber trist und freudlos ist? Die Weltgesundheitsorganisation definiert Gesundheit als einen „Zustand von vollständigem physischen, geistigen und sozialen Wohlbefinden". Gesund sein ist also nicht nur gleichbedeutend mit nicht krank sein. Gestern sprachen wir über das Spiel, heute möchte ich Ihre Aufmerksamkeit noch einmal auf das Bedürfnis nach Zugehörigkeit zu einer Gruppe lenken – ein bei allen und für alle sozialen Lebewesen eminent wichtiges Bedürfnis. Denken Sie nur an unsere nächsten Verwandten, die Menschenaffen. Morgen erfahren Sie noch mehr zu diesem Thema.

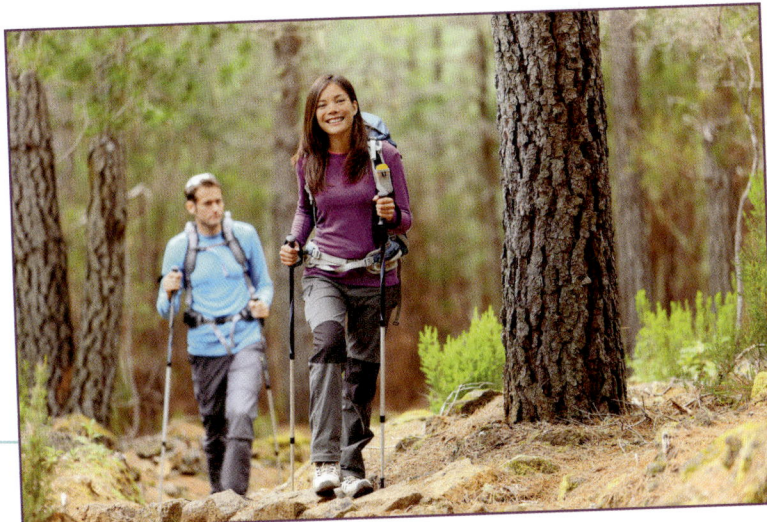

1

2

3

4

5

6

7

8

9

Bleiben Sie standhaft

Beim Schreiben dieser Rubrik stelle ich mir immer wieder die Frage, was ich für Sie tun könnte, damit Sie nicht in Versuchung geraten. Mein wichtigster Verbündeter ist dabei die Gewohnheit. Entstehen doch durch Wiederholung im Gehirn neuronale Verknüpfungen, die die Gewöhnung begünstigen.

Gewohnheiten und Rituale wiederum können uns dabei helfen, Frustrationen zu kompensieren. In der Anthropologie spricht man in diesem Zusammenhang von der „entlastenden Funktion des Rituellen". Rituale geben uns ein Gefühl der Sicherheit und in einem gewissen Maße auch der Befriedigung. Eine Diätsünde aber wäre ein Verstoß gegen diese Gewohnheit, mit der man alles aufs Spiel setzt. Und es wäre doch wirklich unvernünftig, wegen einer kleinen Leckerei und eines kurzen schwachen Moments ein solches Risiko einzugehen.

Seien Sie aktiv!

Machen Sie heute einmal ein Experiment. Wiegen Sie sich wie gewöhnlich. Machen Sie die doppelte Anzahl an Übungen und trinken Sie 2½ Liter Wasser. Leisten Sie sich keinen Diätverstoß und machen Sie zur Entspannung folgende Übung: Drücken Sie mit der Spitze des Zeigefingers etwa 20-mal auf den Kleinfingerballen (der dem Daumenballen gegenüberliegende Muskelwulst unterhalb des kleinen Fingers). Wiederholen Sie die Übung mehrmals am Tag (besonders in Stressmomenten, wenn Sie die Lust auf etwas zu essen überkommt). Und dann schauen Sie mal, was die Waage morgen sagt.

IHRE TÄGLICHE ÜBUNG

Sind Sie jung und sportlich, steigern Sie sich heute auf 45 Sit-ups und 17 Kniebeugen.
Gehören Sie zur Generation 50 plus und treiben nicht regelmäßig Sport, probieren Sie es mit 20 Sit-ups und 10 Kniebeugen.

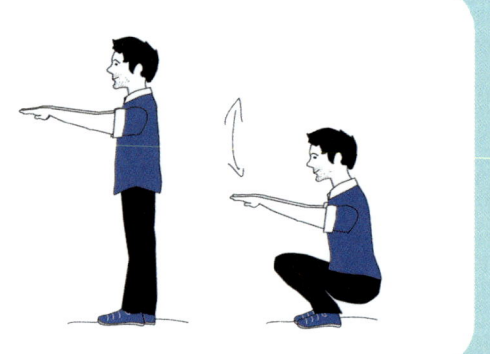

➡ *Mein Diät-Tagebuch*

Am zwanzigsten Tag der Aufbauphase bitte ich Sie, einmal aufzuschreiben, was während der Diät den stärksten Eindruck bei Ihnen hinterlassen hat (das kann eine Erinnerung sein, eine Überlegung, die Sie angestellt haben, ein Satz von mir …).

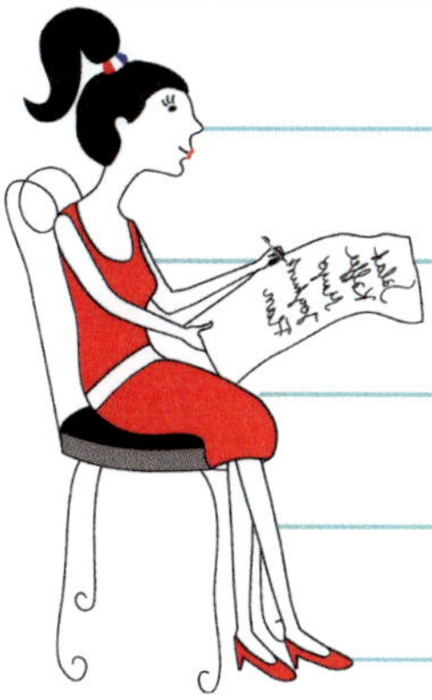

1

2

3

4

5

6

7

8

9

Tag 21

_____ _____ _____

Mein Ausgangsgewicht | Mein Gewicht heute | Gewichtsabnahme insgesamt | Mein Zielgewicht

Seien Sie aktiv!

Lernen Sie auf die Botschaften zu „hören", die Ihr Körper aussendet. Was er Ihnen sagt? Das hängt vom Alter ab. Bis 40 will er einfach nur funktionieren. Dazu ist er schließlich da, und das tut ihm gut. Geben Sie ihm also, was er verlangt. Nehmen Sie beispielsweise die Treppe statt des Aufzugs und konzentrieren sich dabei auf Ihre Muskeln und auf das Gefühl, das Ihnen diese Muskelanstrengung vermittelt.

Sind Sie zwischen Vierzig und Sechzig, sind die Botschaften Ihres Körpers abhängig von Ihrer bisherigen Lebensweise. Haben Sie sich wenig bewegt, haben Sie die Sensibilität für dieses angenehme Gefühl der Muskelanspannung vermutlich verloren. Bei regelmäßigem Training wird es sich aber mit der Zeit auch bei Ihnen wieder einstellen.

Haben Sie die Sechzig bereits überschritten, sollten Sie die Sache ein bisschen langsamer angehen. Dennoch rate ich Ihnen Ihrem Gewicht, Ihrer Gesundheit und Beweglichkeit zuliebe dringend zu regelmäßigen Spaziergängen, umso mehr, als Sie dafür jetzt ja genug Zeit haben sollten.

Zur Einstimmung

Heute sind wieder Frische, Vitamine und Ballaststoffe angesagt, und damit auch ein paar extrem langsame Kohlenhydrate. Sie sind auch dafür verantwortlich, dass sich die Gewichtsabnahme an den Gemüsetagen ein klein wenig verlangsamt. Aber das ist auch gut so, denn schließlich sollte man das Abnehmen nicht als Wettrennen begreifen.

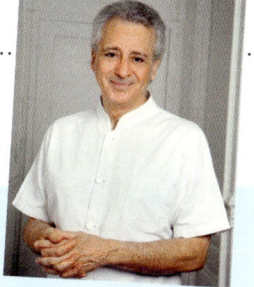

Ich unterstütze Sie

Gestern sprachen wir über die weltweit in besorgniserregendem Maße steigende Zahl übergewichtiger Menschen. Was aber sind die Ursachen dieses Phänomens? In meiner langjährigen Praxis haben sich für mich zwei Hauptursachen herauskristallisiert: Die erste steht nicht mit der Ernährung, sondern mit der Gesellschaft in Zusammenhang. Wir leben in einer sogenannten Wachstumsgesellschaft, und Wachstum setzt voraus, dass wir etwas produzieren, und zwar immer mehr. All diese Produkte muss man natürlich auch an den Mann bzw. die Frau bringen. Hinzu kommt die technische Entwicklung, die uns so segensreiche Dinge wie Geschirrspülmaschinen, Staubsauger oder Aufzüge beschert hat. Um das Wachstum am Laufen zu halten, kamen mit der Zeit immer mehr überflüssige Spielereien hinzu (bis vor 15 Jahren lebte man ganz gut ohne Handy und elektrische Zahnbürste!). Die Konsumgesellschaft hat bei den Menschen künstliche Bedürfnisse geschaffen. Auf die zweite Hauptursache gehe ich morgen ein.

Pierre Dukan

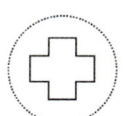

GESUNDHEITLICHE ASPEKTE

Heute möchte ich meine Ausführungen zum Thema Gruppenzugehörigkeit abschließen. Erinnern wir uns: Wenn Sie zugenommen haben, haben Sie dies weder vorsätzlich getan, noch haben Sie es wirklich akzeptiert. Sie haben nicht zugenommen, weil Sie Hunger hatten, Sie haben zugenommen, weil Sie vor allem im Essen Trost oder eine Ersatzbefriedigung gesucht haben. Das Bedürfnis nach Zugehörigkeit zu einer Gruppe ist eines der stärksten Bedürfnisse überhaupt. Auch wenn man sich dessen vielleicht nicht bewusst ist, aber Einsamkeit und Menschenscheu machen uns unglücklich und führen zu Depressionen. Deshalb sollte man Freundschaften und Beziehungen unbedingt pflegen – und sich dabei nicht nur auf telefonische Kontakte beschränken. Denn der direkte, physische Kontakt, die Gegenwart anderer Menschen sind immens wichtig. Und was gibt es Schöneres als ein Essen mit Freunden oder ein romantisches Candle-Light-Dinner zu zweit.

1

2

3

4

5

6

7

8

9

Auberginenauflauf

PG

Zubereitungszeit: 30 Minuten +
1 Stunde Backen
Für 2 Personen

400 g Auberginen
Salz
1 große Zwiebel
200 g Tomaten
1 Knoblauchzehen
Je ½ Bund Koriandergrün und Thymian
200 g mageres Hackfleisch vom Rind
1 Lorbeerblatt
Pfeffer
2 TL frisch geriebener Parmesan oder
    fettarmer Käse (7 % Fett)

1. Die Auberginen waschen und abtrocknen. In 1 cm dicke Scheiben schneiden, mit Salz bestreuen und 15 Minuten Wasser ziehen lassen. Achten Sie darauf, die Auberginen nicht zu dick zu schneiden, sonst müssen Sie die Backzeit verlängern, damit die Scheiben richtig weich werden.

2. Die Zwiebel schälen und in dicke Scheiben schneiden. Die Tomaten waschen und in Scheiben schneiden. Knoblauch abziehen und hacken. Koriander und Thymian waschen, trocken tupfen und hacken.

3. Das Hackfleisch mit Knoblauch, Kräutern und Lorbeerblatt vermengen und mit Salz und Pfeffer würzen. Den Backofen auf 160 °C vorheizen.

4. Die Auberginenscheiben abspülen, trocken tupfen und eine Auflaufform damit auslegen. Die Hälfte der Hackfleischmischung darauf verteilen.

5. Die Zwiebelscheiben darauflegen und das restliche Fleisch darauf verteilen.

6. Mit den Tomatenscheiben belegen, mit dem Käse bestreuen und den Auflauf für etwa 1 Stunde in den Backofen schieben.

TIPP
Wenn die Tomaten nicht sehr saftreich sind, die Hackfleischmischung eventuell mit 2 EL Frischkäse (0,2 % Fett) oder 2–3 EL Magermilch vermischen, damit der Auflauf schön saftig wird.

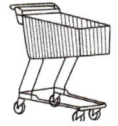

TIPPS FÜR IHREN EINKAUF

Was Sie heute nicht vergessen dürfen, zeigt Ihnen ein Blick auf unser Rezept des Tages. Richtig! Auberginen. Wussten Sie, dass dieses zarte Gemüse fast ebenso viel Pektin enthält wie der Apfel? Darüber hinaus können Auberginen vor einem erhöhten Cholesterinspiegel schützen. Und sie haben noch einen entscheidenden Vorteil: Sie quellen im Magen auf und sind deshalb besonders sättigend. Von dem berühmten französischen Koch Alain Ducasse habe ich folgendes supereinfache und superleckere Rezept: Eine schöne Aubergine an mehreren Stellen mit einem spitzen Messer einritzen und in die Schlitze jeweils eine Knoblauchzehe stecken. Die Aubergine im Backofen bei 220 °C braten, bis sie ganz weich ist. Anschließend der Länge nach halbieren und das Fruchtfleisch mit einem Teelöffel herauslöffeln. Mmmh!

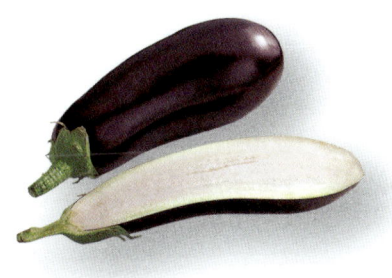

IHRE TÄGLICHE ÜBUNG

Sind Sie jung und sportlich, machen Sie noch einmal 45 Sit-ups und 17 Kniebeugen. **Gehören Sie zur Generation 50 plus und treiben nicht regelmäßig Sport**, bleiben Sie bei 20 Sit-ups und 10 Kniebeugen.

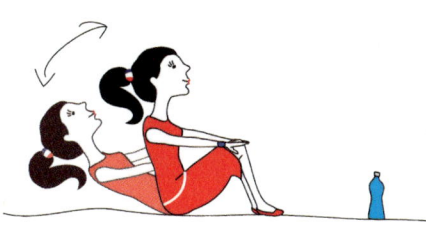

1

2

3

4

5

6

7

8

9

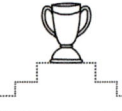

MOTIVATION IST ALLES

Um den zwanzigsten Diättag herum tritt folgendes Problem relativ häufig auf: Die Gewichtsabnahme verlangsamt sich, unter Umständen nimmt man plötzlich sogar überhaupt nicht mehr ab. Man bezeichnet diese Phase, die im Übrigen bei jeder Diät auftritt, als Phase der Stagnation. Es ist wichtig, die Gründe für diese Stagnation zu kennen, denn schlimmstenfalls glauben Sie, Sie würden nun überhaupt nicht mehr weiter abnehmen. Tatsächlich handelt es sich jedoch lediglich um eine vorübergehende Erscheinung, die darauf zurückzuführen ist, dass sich der Körper der Plünderung seiner Reserven widersetzt, indem er seinen Verbrauch drosselt und die Nahrung besonders gut verwertet. Und das hat zur Folge hat, dass Sie nicht mehr abnehmen. Den Körper kostet dieser Widerstand allerdings so viel Kraft, dass er ihn rasch wieder aufgibt und die Pfunde wieder purzeln – vorausgesetzt, Sie sind ihm nicht auf den Leim gegangen und haben sich in Versuchung führen lassen.

Sehen Sie diese Stagnation einfach als ein kurzes Aufbäumen Ihres Körpers. Wichtig ist in dieser Phase allerdings, dass Sie sich besonders strikt an die Diätvorschriften halten, dass Sie sich noch mehr bewegen, dass Sie Ihren Salzkonsum noch etwas mehr einschränken und dass Sie für guten, ausreichenden Schlaf sorgen.

„Eine Stagnation in der Gewichtsabnahme ist ganz normal. Lassen Sie sich dadurch nicht entmutigen!"

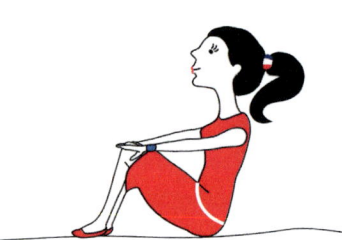

Bleiben Sie standhaft

Damit Sie heute besonders gut gegen Verführungen gefeit sind, hätte ich ein paar Vorschläge für Sie, die so verlockend sind, dass Sie gar nicht erst in Versuchung kommen. Wie wäre es beispielsweise zum Frühstück mit einem Haferkleie-Pfannkuchen, ein oder zwei Bechern Joghurt und einem weich gekochten Ei mit etwas magerem Schinken? Und wenn Sie dann immer noch Appetit verspüren, würde ich Ihnen ein selbst gemachtes Rhabarberkompott (Seite 68 – Tipp) oder einen Schokoladenpudding (Seite 292) – oder auch beides – vorschlagen.

Mittags könnten Sie mit einem Chicoréesalat und etwas Magerquark beginnen. Danach würde ich Ihnen gegrillten Lachs mit gegrilltem Gemüse empfehlen und zum Dessert Vanilleeis (Seite 190).

Den Auftakt zu Ihrem Abendessen könnte im Wok gebratener Brokkoli mit etwas Sojasauce und geraspeltem Ingwer bilden, gefolgt von einem Auberginenauflauf (Seite 152). Und beschließen würde ich das Ganze mit einer Zitronen-Joghurt-Mousse (Seite 86) oder selbst gemachten Muffins (Seite 60).

Klingt doch verlockend, oder?

➡ *Mein Diät-Tagebuch*

Nun haben wir bereits ganze drei Wochen der Aufbauphase hinter uns. Wie gerne würde ich mich im persönlichen Gespräch mit Ihnen über die Erfahrungen, über das, was Sie auf unserer gemeinsamen Reise gelernt haben, austauschen. Da dies nun einmal leider nicht möglich ist, tun Sie doch einfach so, als würden Sie mit mir sprechen und schreiben Sie das jetzt auf:

Woche 5

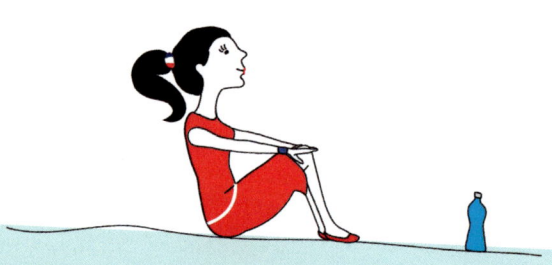

Mein Foto der Woche

Meine „Glücksstrategie"

DIE FÜNFTE SÄULE DES WOHLBEFINDENS: GLÜCK UND NATUR

Wir gehören zur Gattung der Säugetiere und sind als solche Teil der Natur. Deshalb müssen wir in Beziehung zu ihr leben – müssen die Botschaften, die sie uns übermittelt, körperlich spüren. Ist diese Beziehung zur Natur verloren gegangen, hat man damit auch ein Stückchen Glück eingebüßt. Durch einen Wald zu gehen, die Erde zu riechen, den Wind über dem Meer zu hören, die Tiere zu beobachten, eine Muschel oder einen Schmetterling zu bewundern – die Gelegenheiten, sich etwas Gutes zu tun, sind zahlreich. Es ist eine Art „kosmische Nahrung", die unser Gehirn ebenfalls Serotonin ausschütten lässt, sodass wir nicht auf das Essen als Kompensation zurückgreifen müssen. Wenn Ihnen meine Worte übertrieben erscheinen, haben Sie diesen Urinstinkt schon zu einem Teil verloren. Gehen Sie also auf Entdeckungsreise, um sich diese Welt neu zu erschließen.

Meine aktuellen Körpermaße

➡

Brustumfang	Taillenumfang	Hüftumfang	Umfang der Oberschenkel

Mein Rat der Woche

PACKEN SIE DEN STIER BEI DEN HÖRNERN

Sie wollen abnehmen? Dann machen Sie es publik. Erzählen Sie es allen, das ist Ihnen sicher ein Bedürfnis. Sagen Sie sich: „Ich tue etwas für meinen Körper, ich benutze ihn wieder, ich gebe ihm wieder eine Existenzberechtigung." Vergessen Sie nicht, dass Ihr Körper ein Teil von Ihnen ist, der Teil, der lebt, der fühlt, der leidet oder der aufblüht.

Sie sind auf Ihren Körper angewiesen, wenn Sie wirklich glücklich sein wollen, und das umso mehr, wenn Sie abnehmen und Ihr Gewicht halten wollen. Ersetzen Sie ihn nicht durch Maschinen. Zugegeben, sie erleichtern uns das Leben, machen uns aber auch träge und abhängig. Ganz zu schweigen vom Fernsehen, das uns dazu verführt, noch mehr Zeit auf dem Sofa zu verbringen. Das soll keineswegs heißen, dass wir in die Steinzeit zurückkeh-

ren sollten, aber wir müssen diese Fallen erkennen, die uns dazu verleiten, zu viel zu essen. Also, geben Sie sich einen Ruck und packen Sie den Stier bei den Hörnern.

Wenn Sie Rat und Hilfe brauchen, wenden Sie sich einfach an den Dukan-Coaching-Service unter www.dukan.diaet.com/das-dukan-coaching

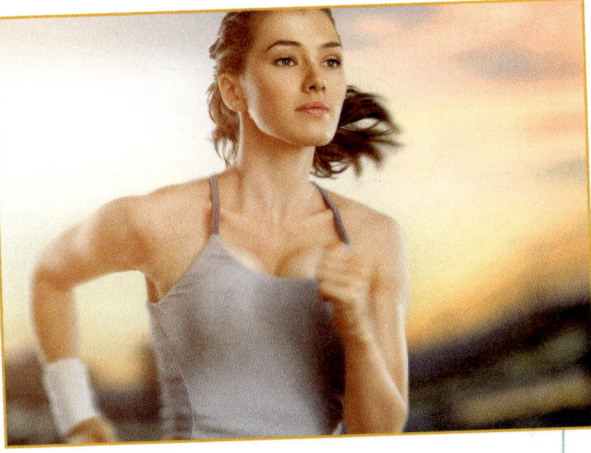

Tag 22

Mein Ausgangsgewicht	Mein Gewicht heute | Gewichtsabnahme insgesamt	Mein Zielgewicht

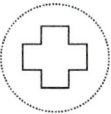

GESUNDHEITLICHE ASPEKTE

Vielleicht haben Sie sich jetzt, wo die Pfunde mithilfe meiner Diät nur so purzeln, hin und wieder auch die Frage gestellt, ob Sie es danach auch schaffen werden, Ihr Gewicht dauerhaft zu halten. Damit Ihnen das gelingt, habe ich im Anschluss an die Aufbauphase eine Übergangsphase vorgesehen, in der Sie Ihr Gewicht stabilisieren und Schritt für Schritt wieder zu einer „normalen" Ernährung zurückkehren, was allerdings nicht heißt, dass Sie wieder zu Ihren alten Essgewohnheiten zurückkehren dürfen.

Stellen Sie sich das Ganze wie eine Treppe mit sieben Stufen vor. Die erste Stufe sind die Proteine, die zweite das Gemüse. Die dritte Stufe sind zwei Früchte pro Tag, die vierte zwei Scheiben Vollkornbrot, die fünfte 40 Gramm Käse am Tag, die sechste zwei Portionen stärkehaltige Lebensmittel in der Woche und die siebte zwei üppige Mahlzeiten pro Woche. Um Ihr Gewicht dauerhaft halten zu können, müssen Sie sich außerdem konsequent an drei Regeln halten, und das ein Leben lang: einmal pro Woche, am besten an den Donnerstagen, einen reinen Proteintag einzulegen, nie mehr den Aufzug zu benutzen und täglich drei Esslöffel Haferkleie zu sich zu nehmen.

Zur Einstimmung

An Proteintagen wie dem heutigen sollten Sie unbedingt auf Abwechslung achten und sich ordentlich satt essen. Denn dadurch kurbeln Sie, so unwahrscheinlich es auch klingen mag, die Gewichtsabnahme erst so richtig an.

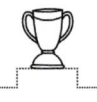

MOTIVATION IST ALLES

Wie gesagt: Ein kurzfristiger Stillstand ist kein Anlass zur Beunruhigung. Hält diese Phase jedoch länger als fünf Tage an, sollten Sie überlegen, ob Sie eventuell unwissentlich Nahrungsmittel zu sich genommen haben, die nicht zu den 100 erlaubten Lebensmitteln zählen.

Vielleicht liegt es aber auch daran, dass Sie zu verschwenderisch mit Salz umgegangen sind und sich dadurch Wasser in Ihrem Gewebe eingelagert hat. Bei Frauen kann eine Stagnation auch einfach damit zu tun haben, dass sie kurz vor der Periode stehen und ihr Hormonhaushalt verrückt spielt. Trifft dies alles nicht zu, sollten Sie ärztlich abklären lassen, ob bei Ihnen eine Schilddrüsenunterfunktion vorliegt.

Bleiben Sie standhaft

Angenommen, ich würde Ihnen heute erlauben, nach Lust und Laune zu sündigen? Was würden Sie dazu sagen? Ich bin überzeugt, Sie würden erst einmal zögern und nachdenken. Aber wenn dem tatsächlich so wäre, auf welches Lebensmittel oder welches Gericht hätten Sie am meisten Appetit? Stellen Sie es sich einfach einmal vor und behalten Sie es im Gedächtnis – vielleicht für einen Festschmaus zur Feier der erfolgreich absolvierten Diät.

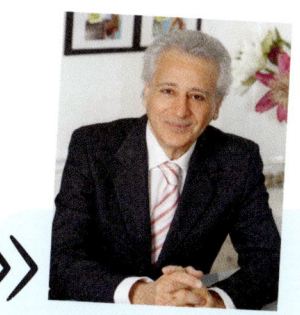

Ich unterstütze Sie

Gestern hatten wir uns mit den Ursachen des weltweit zunehmenden Übergewichts befasst – es ist nämlich wichtig, dass Sie erkennen, weshalb Sie übergewichtig geworden sind. Wir sprachen von der Übersättigung der Menschen mit Konsumgütern, die die Wirtschaft vor das Problem stellte, die Konsumenten bei Kauflaune zu halten. In dieser modernen Welt, in der wir mit dem technischen Fortschritt kaum noch Schritt halten können, verliert der Einzelne seine Bezugspunkte, Verletzlichkeit und Stress nehmen zu. Er gibt seine wichtigsten natürlichen Entfaltungsmöglichkeiten zugunsten oberflächlicher Befriedigungen auf. Gleichzeitig leidet er daran und versucht dieses Leiden zu betäuben, und zwar mit Essen. Und so bezahlen wir für den irrwitzigen Zwang, immer mehr produzieren und konsumieren zu müssen, mit unserer Gesundheit. Besinnen Sie sich wieder auf die Befriedigungen, die nicht schädlich für Sie sind!

Pierre Dukan

Hähnchencurry „Tandoori" mit Konjak-Nudeln

Zubereitungszeit: 25 Minuten +
12 Stunden Marinieren
Für 2 Personen

250 g Hähnchenbrustfilet
150 g Joghurt (0,1 %)
1 EL Tandoori-Gewürz (Asialaden)
330 g Konjak-Nudeln
Salz, Pfeffer

1. Das Hähnchenfleisch in dünne Streifen schneiden. Joghurt mit Tandoori-Gewürz verrühren, Fleisch untermischen und über Nacht abgedeckt marinieren lassen.
2. Am nächsten Tag Wasser in einem Topf zum Kochen bringen. Die Konjak-Nudeln in kaltem Wasser waschen und im kochenden Wasser 2 Minuten garen. Abgießen und warm stellen.
3. Das Fleisch aus der Marinade nehmen, anhängende Marinade abstreifen. Das Fleisch in einer beschichteten Pfanne bei mittlerer Hitze braten, dabei ab und zu wenden. Nach etwa 5 Minuten die Marinade dazugeben und unter Rühren erhitzen. Das Curry mit Salz und Pfeffer würzen und mit den Nudeln servieren.

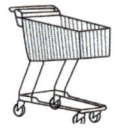

TIPPS FÜR IHREN EINKAUF

Das Hähnchen spielt in meiner Diät eine besondere Rolle. Gegessen werden dürfen sämtliche Teile, bis auf die Haut. Nach Lust und Laune kaufen Sie also Keulen, Flügel oder zartes Brustfleisch. Um den Fettgehalt zu reduzieren, beträufeln Sie das Hähnchen während des Garens mit Zitronensaft.

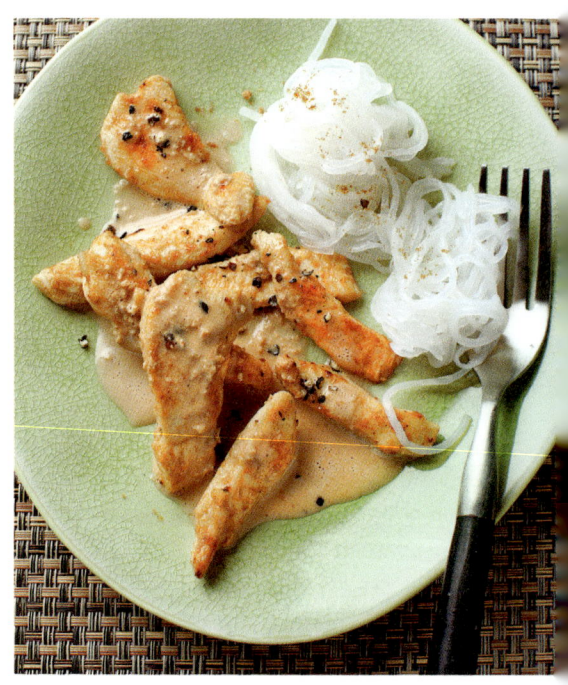

Seien Sie aktiv!

Zu welcher Tageszeit widmen Sie sich eigentlich diesem Buch und Ihrem Körper? Ich würde Ihnen empfehlen, dies gleich frühmorgens zu tun. Denn in der Hektik des Tages ist es mit der Entschlossenheit schnell dahin. Einen 20-minütigen Spaziergang und ein paar Treppen steigen, das ist alles, was ich von Ihnen verlange. Das ist dann aber auch das absolute Minimum!

Und ich verlange dies nicht etwa nur, damit Sie Kalorien verbrennen, sondern weil erwiesen ist, dass Sie sich durch körperliche Anstrengung und die damit verbundene Ausschüttung von Serotonin und Dopamin die allerwichtigste Nahrung zuführen: die Lebensfreude. Genießen Sie die Bewegung!

Sind Ihre Muskeln nicht trainiert, weil Sie sich zu wenig bewegen, werden Sie die Anstrengung zunächst als unangenehm empfinden. Doch das legt sich mit der Zeit, wenn Sie regelmäßig aktiv sind.

➡ *Mein Diät-Tagebuch*

Was Sie in dieses Tagebuch schreiben, muss übrigens nicht unbedingt nur in Zusammenhang mit Ihrer Diät stehen. Hier sollten Sie alles aufschreiben, was Ihnen wichtig erscheint. Denn das Tagebuchschreiben hilft Ihnen, alle Dinge klarer zu sehen.

1
2
3
4
5
6
7
8
9

IHRE TÄGLICHE ÜBUNG

Sind Sie jung und sportlich, machen Sie weiterhin 45 Sit-ups und 17 Kniebeugen. **Gehören Sie zur Generation 50 plus und treiben nicht regelmäßig Sport,** bleiben Sie bei 20 Sit-ups und 10 Kniebeugen.

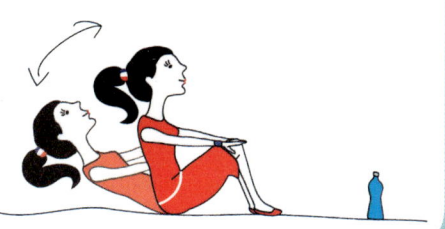

Tag 23

Mein Ausgangsgewicht   Mein Gewicht heute | Gewichtsabnahme insgesamt   Mein Zielgewicht

Zur Einstimmung

Heute können Sie wieder aus dem Vollen schöpfen und nach Herzenslust Gemüse essen. Wie wäre es beispielsweise mit einem bunten Salat, einem Gratin, knackigen Gemüsestreifen aus dem Wok oder einem Topf voller gedämpftem Lieblingsgemüse?

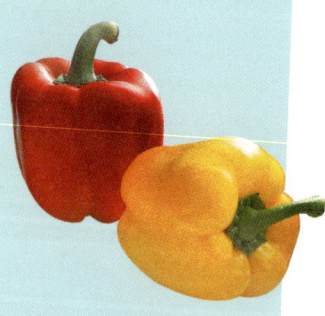

Bleiben Sie standhaft

Damit heute nichts schiefgeht und Sie nicht in die Versuchungsfalle tappen, hier ein paar Tipps, mit denen Ihr Gemüse noch schmackhafter wird.

Da wäre zum Beispiel die pikante Vinaigrette von Seite 47, wenn Sie Ihr Gemüse lieber roh als Salat essen. Bevorzugen Sie es gekocht oder gedämpft, lassen Sie einfach Ihrer Fantasie freien Lauf und experimentieren Sie ein wenig mit Kräutern und Gewürzen. Wer es gerne exotisch mag, dem würde ich Koriander, Zitronengras, Kreuzkümmel, Knoblauch, Zimt oder Kurkuma empfehlen. Ob Sie es lieber pur genießen oder mit Fleisch oder Fisch kombinieren, bleibt ganz Ihnen überlassen.

Und sollten Sie Lust auf etwas Süßes haben – wie wäre es mit einer selbst gemachten Zitronenmousse (Seite 86) oder einem Schokopudding (Seite 292)?

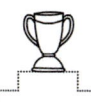

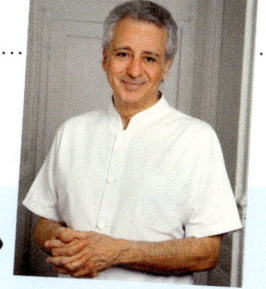

MOTIVATION IST ALLES

Irgendetwas sagt mir, dass Sie heute meine Unterstützung brauchen, dass Sie heute besonders motiviert werden müssen. Denn nach einem Monat kann es schon mal passieren, dass die Motivation ein wenig nachlässt. Für den Fall, dass Sie gerade einen Durchhänger haben, weil Ihnen Süßes und Obst fehlen, möchte ich Sie noch einmal an unser Rhabarberkompott (Seite 68) erinnern, das Ihnen über solche Momente wunderbar hinweghelfen kann. Kochen Sie am besten gleich eine größere Menge, damit Sie es im Bedarfsfall stets vorrätig haben. Im Kühlschrank hält es sich eine ganze Weile.

Seien Sie aktiv!

Wollen Sie Ihrem Körper heute einmal etwas ganz besonders Gutes tun? Dann versuchen Sie doch, falls Sie es zeitlich einrichten können, Ihren täglichen Spaziergang auf eine volle Stunde auszudehnen. Meinen Sie, Sie schaffen das? Und wenn Sie dann noch über den Tag verteilt zwei Liter Wasser trinken und beim Essen sparsam mit Salz umgehen, werden Sie morgen beim Wiegen garantiert eine freudige Überraschung erleben. Wiegen sollten Sie sich übrigens immer vor dem Frühstück und nach dem morgendlichen Gang zur Toilette.

Ich unterstütze Sie

Ich halte zwar, wie Sie wissen, absolut nichts vom Kalorienzählen, fest steht aber, dass der Körper, je nachdem, aus welchem Lebensmittel diese Kalorien stammen, unterschiedlich viel Arbeit aufwenden muss, um sie zu verdauen und zu assimilieren. Für 100 Kalorien aus Kohlenhydraten oder Fett benötigt er lediglich vier Kalorien. Stammen diese 100 Kalorien hingegen aus Proteinen, verbraucht er für die Verarbeitung der Mahlzeit ganze 32 Kalorien. Der Energiebedarf ist also achtmal größer als bei Kohlenhydraten und Fetten. Der Mensch ist einfach nicht für den Verzehr der großen Mengen an Zucker und Kohlenhydraten geschaffen, wie wir sie heute vielfach zu uns nehmen. Zucker ist ausgesprochen schädlich für die Organe und wird überdies zum größten Teil in Fett umgewandelt. Hinzu kommt, dass beim Körper ein Gewöhnungseffekt eintritt und er nach immer mehr Zucker verlangt – ein Teufelskreis. Wenn Sie also erfolgreich abnehmen und Ihr Gewicht danach lebenslang halten wollen, müssen Sie Ihren Zucker- und Kohlenhydratkonsum reduzieren.

Pierre Dukan

Gemischter Blattsalat mit Käse-Galette

Zubereitungszeit: 15 Minuten
Für 2 Personen

150 g gemischter Blattsalat (Kopfsalat,
    Friséesalat, Lollo rosso, Escariol)
½ Schalotte
1 Knoblauchzehe
Einige Basilikumblätter
Einige Stängel Schnittlauch
3 EL klassische Vinaigrette à la Dukan
    (siehe Tipp)
¼ TL Honigaroma
50 g fettarmer Ziegenkäse
1 Haferkleie-Pfannkuchen (Rezept
    siehe Seite 16)

1. Salat putzen, waschen, trocken schleu-
   dern und auf zwei Teller verteilen. Schalotte und Knoblauch abziehen und fein
   hacken. Die Kräuter waschen, trocken
   tupfen und fein schneiden.
2. Vinaigrette mit Honigaroma, Schalotte
   und Knoblauch verrühren.
3. Den Backofengrill auf die höchste Stufe
   vorheizen. Den Ziegenkäse in vier
   Scheiben schneiden, den Haferkleie-
   Pfannkuchen vierteln. Jedes Pfannkuchenviertel mit einer Scheibe Käse belegen
   und einige Minuten unter den heißen
   Grill schieben, bis der Käse schmilzt.

4. Den Salat mit der Vinaigrette beträufeln,
   jeweils zwei Pfannkuchenviertel darauf
   anrichten und mit den Kräutern bestreut
   servieren.

TIPP
• KLASSISCHE VINAIGRETTE
À LA DUKAN
1 EL Dijon-Senf mit 5 EL Balsamico-
Essig, 1 EL Mineralwasser und
1 TL Pflanzenöl in ein Schraubglas
geben. Den Deckel fest zuschrauben
und das Glas kräftig schütteln, bis die
Mischung sämig wird. 8 Basilikumblätter fein schneiden und zugeben.
Im Schraubglas lässt sich die Vinaigrette einige Tage im Kühlschrank
aufbewahren.

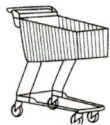

TIPPS FÜR IHREN EINKAUF

Wie wäre es heute einmal mit einem
frischen Salat? Blattsalate enthalten
reichlich Vitamine und Ballaststoffe –
probieren Sie immer wieder andere
Sorten, damit Sie die ganze Palette an
wertvollen Biostoffen zu sich nehmen.

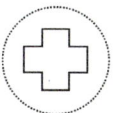

GESUNDHEITLICHE ASPEKTE

Mit Liebe und engen emotionalen Beziehungen, Arbeit, Spiel, Wohnung etc. haben Sie inzwischen bereits eine ganze Reihe alternativer Ersatzbefriedigungen kennengelernt, die uns über Stresssituationen und seelische Tiefs hinweghelfen können. Zufriedenheit kann man aber auch daraus schöpfen, dass man den eigenen Körper in Schwung bringt. Denn vernachlässigen wir dieses lebenswichtige Instrument – und dazu lädt unsere moderne, technisierte Welt geradezu ein –, werden wir über kurz oder lang die Konsequenzen zu spüren bekommen. Trainieren wir unseren Körper dagegen regelmäßig, werden wir mit gesteigertem Wohlbefinden dafür belohnt.

➡ *Mein Diät-Tagebuch*

Heute will ich nicht viele Worte machen, damit Ihnen genug Platz für Ihre eigenen Gedanken, Erfahrungen und Erlebnisse bleibt. Und sollte der Platz trotzdem nicht reichen, kaufen Sie sich für Ihre Tagebucheinträge doch ein hübsches Heft, das Sie auch nach der Diät gerne immer wieder zur Hand nehmen.

_____

_____

_____

_____

_____

_____

_____

IHRE TÄGLICHE ÜBUNG

Sind Sie jung und sportlich, machen Sie 45 Sit-ups und 17 Kniebeugen.
Gehören Sie zur Generation 50 plus und treiben nicht regelmäßig Sport, schaffen Sie sicher leicht 20 Sit-ups und 10 Kniebeugen.

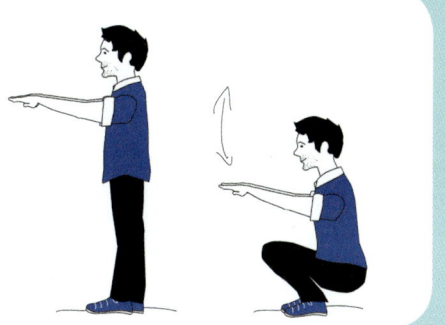

Tag 24

| Mein Ausgangsgewicht | Mein Gewicht heute | Gewichtsabnahme insgesamt | Mein Zielgewicht |

Zur Einstimmung

„Proteine pur" lautet heute wieder die Devise, damit Sie Ihrem Wunschgewicht wieder ein Stückchen näher kommen. Heute könnte zum Beispiel gegrillter Lachs auf dem Speiseplan stehen. Geben Sie etwas Rosmarin auf die Lachsscheiben und träufeln Sie vor dem Verzehr Zitronensaft darüber – läuft Ihnen beim Gedanken daran nicht auch schon das Wasser im Munde zusammen?

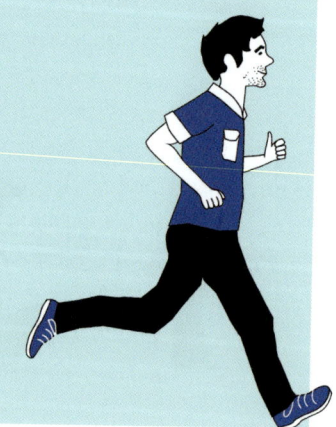

Seien Sie aktiv!

Versuchen Sie heute einmal ein bisschen schneller zu gehen als gewöhnlich, gerade so viel, dass Sie Ihren Herzschlag spüren. Sie bringen dadurch die überflüssigen Pfunde zum Schmelzen, Ihre Organe, ja Ihr ganzer Körper wird besser durchblutet, und Sie regen gleichzeitig die Serotonin- und Dopaminproduktion an. Und diese beiden guten Geister sorgen nicht nur für Lebensfreude, sondern verbessern auch die Herztätigkeit und die Durchblutung des Gehirns und senken obendrein den Blutdruck. Bei vielen Menschen ist der Zustand des Herzens mit einem rasanten Sportwagen zu vergleichen, der von einem Großvater mit gerade einmal 80 km/h gefahren wird. Setzt sich dann aber einmal der Enkel ans Steuer und will so richtig durchstarten, stickt der Motor ab. Also – geben Sie ein bisschen Gas!

Bleiben Sie standhaft

Beinahe einen ganzen Monat haben Sie Ihre Diät nun schon durchgehalten, und wenn ich richtig rechne, müssten Sie in-

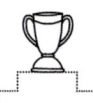

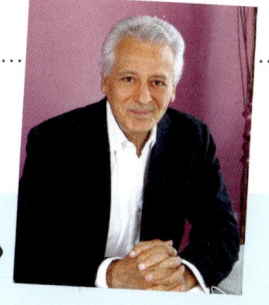

MOTIVATION IST ALLES

Sie haben beschlossen, den Stier bei den Hörnern zu packen – ohne Wenn und Aber. Und Sie wissen, dass Ihre Entscheidung richtig war. Denn auch wenn eine Diät kein Spaziergang ist, steht das, was Sie damit erreichen können, in keinem Verhältnis zu den Einschränkungen, die sie Ihnen möglicherweise abverlangt. Von meinen Patienten höre ich allerdings auch immer wieder, dass meine Diät ihnen größeren Genuss bereite, als das, was sie gegessen haben, bevor sie sich zum Abnehmen entschlossen. Eine schwierige Aufgabe gemeistert zu haben erfüllt uns mit besonderer Freude und Zufriedenheit. Bleiben Sie also am Ball!

Ich unterstütze Sie

Die Kohlenhydrate oder Zucker hatten wir gestern als die Hauptverantwortlichen für das Übergewicht ausgemacht. Dazu zählen unter anderem Kuchen, Plätzchen und Süßigkeiten, aber auch Nudeln, Weißbrot, Reis, Kartoffeln und vieles andere mehr. Um abzunehmen, muss man diese Übeltäter deshalb in einem ersten Schritt vollständig aus der Ernährung streichen. Damit Sie Ihr Gewicht nach der erfolgreich absolvierten Diät dauerhaft halten können, sieht meine Methode im Anschluss an die ersten beiden noch zwei weitere Phasen, eine Stabilisierungs- und eine Erhaltungsphase vor. Die Chancen, das Idealgewicht ein Leben lang zu halten, sind bei den Patienten am größten, die auch die beiden letzten Phasen absolvieren. Immerhin 30 Prozent meiner Patienten haben es geschafft, das komplette Diätprogramm durchzuhalten und nicht wieder zuzunehmen. Damit das auch Ihnen gelingt, sollten Sie sich darauf einstellen, dass Sie in Zukunft nur noch wenig Zucker und Kohlenhydrate verzehren dürfen.

Pierre Dukan

zwischen 4, 5, vielleicht sogar 6 Kilo abgenommen haben. Wer insgesamt 10 Kilo an Gewicht verlieren muss, hat jetzt also bereits die Hälfte des Weges geschafft. Ist das nicht wunderbar? Umso wichtiger ist es, nun nicht doch noch den alltäglichen Verlockungen zu erliegen. Sie sagen jetzt vielleicht: „Der Mann hat keine Ahnung von der Psyche eines Menschen mit Übergewicht!" Und ob ich eine Ahnung davon habe! Darum: Bleiben Sie stark, denn jeder Tag bringt Sie Ihrem Ziel ein Stückchen näher!

1
2
3
4
5
6
7
8
9

Tatar von der Goldbrasse

Zubereitungszeit: 15 Minuten +
6 Stunden Marinieren
Für 2 Personen

Ein kleines Stück frischer Ingwer (etwa 10 g)
2 TL Olivenöl*
Saft von 1 Bio-Limette
Abgeriebene Schale von ¼ Bio-Limette
Fleur de Sel, Pfeffer
400 g Goldbrassenfilet ohne Haut
¼ rote Zwiebel
2 Stängel Koriandergrün

* Entspricht der gesamten zulässigen
  Tagesmenge.

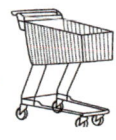

TIPPS FÜR IHREN EINKAUF

Die relativ magere, festfleischige Gold-
brasse ist nicht nur aus ernährungs-
physiologischer Sicht ein außerordentlich wertvoller Fisch, sie lässt sich
auch sehr vielfältig zubereiten. Ganze
Fische eignen sich
besonders zum
Grillen oder
Braten in der
Pfanne.

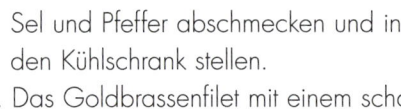

1. Für die Marinade den Ingwer schälen
   und fein reiben. Mit Olivenöl, Limetten-
   saft und -schale verrühren. Mit Fleur de
   Sel und Pfeffer abschmecken und in
   den Kühlschrank stellen.
2. Das Goldbrassenfilet mit einem schar-
   fen Messer sehr fein würfeln. Auf
   einem flachen Teller mit der Marinade
   mischen, mit Frischhaltefolie abdecken
   und 6 Stunden im Kühlschrank durchziehen lassen.
3. Die Zwiebel in hauchdünne Ringe
   schneiden und 2 Stunden in kaltes
   Wasser legen. Koriandergrün waschen,
   trocken tupfen und fein zupfen.
4. Das Tatar in zwei Glasschalen füllen
   und bis zum Verzehr kühl stellen.
5. Unmittelbar vor dem Servieren die
   Zwiebel abgießen und trocken tupfen.
   Die Zwiebelringe auf dem Fisch verteilen
   und das Koriandergrün darüberstreuen.

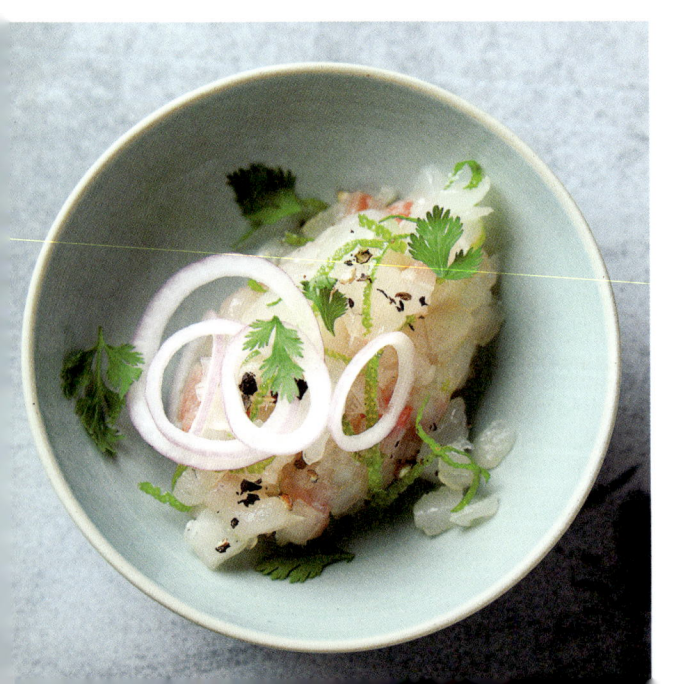

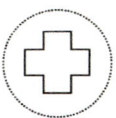

GESUNDHEITLICHE ASPEKTE

Gestern sprachen wir darüber, wie wichtig es ist, den Körper fit und vital zu erhalten. Denn ist der Körper in Form, fühlt man sich insgesamt leistungsfähiger und positiv gestimmt. Andernfalls ist man abgeschlagen, weniger belastbar und neigt zu einer pessimistischen Haltung.

Studien haben belegt, dass regelmäßige körperliche Betätigung – und seien es nur fünfmal 20 bis 30 Minuten in der Woche – eine optimale Serotonin- und Dopaminausschüttung gewährleistet. Und körperliches und seelisches Wohlbefinden wird sich auch beim Abnehmen ungemein positiv auswirken. Sorgen Sie also für regelmäßige Bewegung. Ich garantiere Ihnen, Sie werden sich rundherum wohler fühlen.

➡ *Mein Diät-Tagebuch*

Auch wenn Ihnen manches vielleicht unwichtig oder zu banal erscheint – lassen Sie Ihre Ideen, Gedanken, Gefühle nicht in irgendwelchen verborgenen Schubladen Ihres Gehirns verschwinden. Schreiben Sie sie auf, und zwar alle!

_____

_____

_____

_____

_____

_____

_____

1 2 3 4 **5** 6 7 8 9

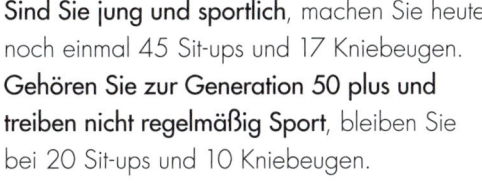

IHRE TÄGLICHE ÜBUNG

Sind Sie jung und sportlich, machen Sie heute noch einmal 45 Sit-ups und 17 Kniebeugen. **Gehören Sie zur Generation 50 plus und treiben nicht regelmäßig Sport,** bleiben Sie bei 20 Sit-ups und 10 Kniebeugen.

Tag 25

_____   _____   _____
Mein Ausgangsgewicht   Mein Gewicht heute | Gewichtsabnahme insgesamt   Mein Zielgewicht

Zur Einstimmung

Ich hoffe, Sie gehören nicht zu den Gemüseverächtern, die dem Grünzeug nichts abgewinnen können. Aber seien Sie versichert, wenn Sie es nur oft genug versuchen, werden auch Sie auf den Geschmack kommen. Denn wie heißt es so schön: Der Mensch ist ein Gewohnheitstier. Suchen Sie sich für den Anfang einfach das heraus, was Ihnen am ehesten zusagt.

Seien Sie aktiv!

Damit Ihre Pfunde noch ein bisschen schneller wegschmelzen, sollten Sie heute eine zusätzliche halbe Stunde für Ihr Bewegungsprogramm erübrigen, also insgesamt eine Stunde. „Das geht nicht, ich habe schließlich Verpflichtungen …“, werden Sie vielleicht einwenden. Doch ich sage Ihnen, das ist alles nur eine Sache der Organisation. Sie werden sehen, irgendwo findet sich auch noch ein freies Stündchen, das nur Ihnen gehört.

IHRE TÄGLICHE ÜBUNG

Sind Sie jung und sportlich, bleibt es bei 45 Sit-ups und 17 Kniebeugen. **Gehören Sie zur Generation 50 plus und treiben nicht regelmäßig Sport**, machen Sie noch einmal 20 Sit-ups und 10 Kniebeugen.

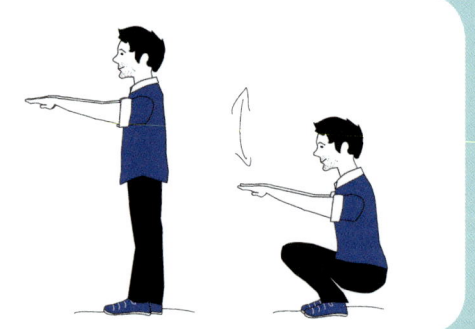

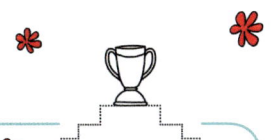

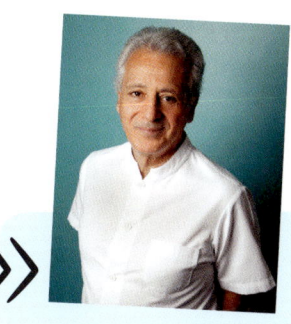

MOTIVATION IST ALLES

Jeden Tag, wenn ich an dieser Rubrik schreibe und überlege, wie ich Sie motivieren könnte, frage ich mich, wie viele Kilo Sie mittlerweile wohl verloren haben. Nach knapp einem Monat müssten es zwischen 4 und 6 Kilo sein. Denn ich bin von Natur aus Optimist und gehe deshalb davon aus, dass bei Ihnen alles glattläuft, dass Sie motiviert sind und die Pfunde purzeln – und dass sie vielleicht sogar mit Begeisterung weitermachen.

Bleiben Sie standhaft

Manchmal stelle ich mir vor, Sie seien einer Versuchung erlegen. Und dann? Kein Beinbruch, nur ein kleiner Zeitverlust, mehr nicht. Ist das Kind erst einmal in den Brunnen gefallen, helfen Selbstvorwürfe gar nicht. Wichtig ist nur, dass Sie aus Ihrem Fehler lernen und beim nächsten Mal besser aufpassen. Und um die Scharte wieder auszuwetzen, könnten Sie ein wenig nachhelfen, indem Sie beispielsweise mehr Wasser trinken oder Ihr Laufpensum erhöhen.

Ich unterstütze Sie

Ich sagte es bereits: Allein die Kohlenhydrate sind für die weltweit steigende Zahl von Übergewichtigen und Diabetikern verantwortlich. Davon profitieren in erster Linie die Lebensmittel- und die Pharmaindustrie. Die einen bringen unermüdlich neue krank machende „Leckereien" auf den Markt, und die anderen produzieren dann die Medikamente, die die Schäden beheben sollen. Ihren mächtigen Lobbys stehen wir machtlos gegenüber. Zu 55 bis 60 Prozent aus Kohlenhydraten sollte unsere Nahrung bestehen – diese Empfehlung aus den 1950er-Jahren gilt auch heute noch, ungeachtet der Tatsache, dass der moderne Mensch körperlich zunehmend weniger gefordert ist. Man schüttet also immer weiter Benzin in den Tank eines kaputten Autos und wundert sich dann, wenn er überläuft.

Pierre Dukan

Spargelmousse mit Lachs PG

Zubereitungszeit: 20 Minuten +
2 Stunden Kühlen
Für 2 Personen

1 Scheibe Räucherlachs
Saft von 1 Zitrone
1 TL frisch gehackter Dill
1 kleines Glas grüner Spargel (110 g;
  ersatzweise weißer Spargel)
1 kleines Eiweiß
¼ Bund Schnittlauch
4 EL Magerquark
2 EL Frischkäse (0,2 % Fett)
1 EL Magermilch
2 TL Lachs-, Forellen- oder Seehasenrogen
Salz, Pfeffer

1. Den Räucherlachs in Würfel schneiden.
   Mit der Hälfte des Zitronensafts beträufeln und mit dem Dill bestreuen. Abdecken und in den Kühlschrank stellen.
2. Den Spargel bis auf 2 Spitzen im Mixer
   pürieren und mit dem restlichen Zitronensaft mischen. Das Eiweiß steif schlagen
   und unterziehen. Mit Salz und Pfeffer
   würzen und die Hälfte der Mischung
   auf zwei Gläser verteilen.
3. Den Schnittlauch waschen und trocken
   tupfen. Vier Halme beiseitelegen, den
   Rest in feine Röllchen schneiden. Mit
   Quark, Frischkäse und Magermilch
   vermengen und mit Salz und Pfeffer
   abschmecken. Die Hälfte der Mischung
   auf die Spargelmousse verteilen.

4. Die restliche Spargel- und Quarkmischung daraufschichten und die
   Oberfläche mit dem Rogen bestreuen.
   2 Stunden kalt stellen. Vor dem Servieren
   die Räucherlachsstücke darauf verteilen.
   Mit Schnittlauchhalmen und den beiseite
   gelegten Spargelspitzen garnieren.

TIPP
Als Rogen bezeichnet man die Eier
von Fischen. Am besten bekannt ist
Kaviar, der sehr teure Rogen vom
Beluga-Stör. In unseren Supermärkten
wird günstiger Seehasenrogen unter
dem Namen „Deutscher Kaviar"
verkauft, daneben sind auch Forellenkaviar und Lachsrogen inzwischen
in Supermärkten erhältlich.

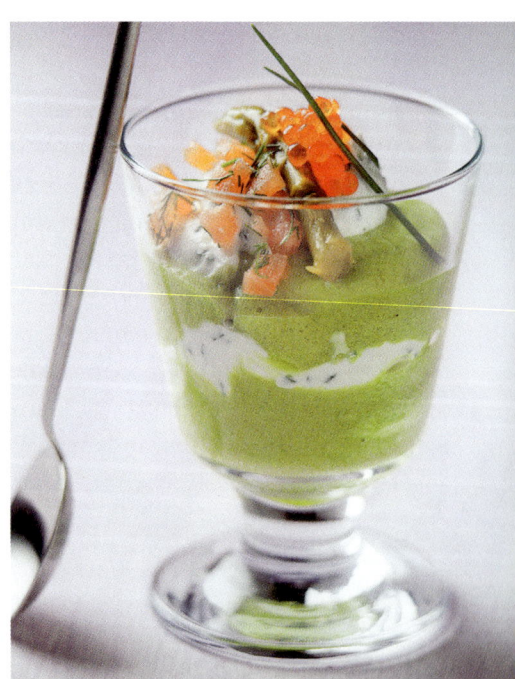

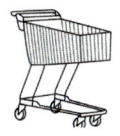

TIPPS FÜR IHREN EINKAUF

Eine Gemüseart möchte ich Ihnen heute besonders ans Herz legen: den Spargel. Er schmeckt einfach köstlich und ist obendrein extrem kalorienarm. Ich esse ihn übrigens am liebsten mit einer Vinaigrette mit Balsamico-Essig. Zugegeben, Sie müssen dafür ein bisschen tiefer ins Portemonnaie greifen – aber ab und zu darf man sich ruhig einmal etwas Besonderes gönnen.

GESUNDHEITLICHE ASPEKTE

Proteine sind, wie Sie wissen, der Dreh- und Angelpunkt meiner Diät. Nun hört man aber immer wieder, ein Zuviel an Eiweiß könne die Nieren schädigen. Das stimmt nicht. Im Gegenteil – Menschen mit gesunden Nieren können problemlos so viele Proteine zu sich nehmen, wie sie wollen. Und das gilt selbst für Menschen, die nur noch eine gesunde Niere besitzen. Das ist aber noch nicht alles: Eine amerikanische Studie hat gezeigt, dass sich bei zuckerkranken Ratten mit schwerer Niereninsuffizienz die Nierenfunktion durch eine besonders eiweiß- und fettreiche Ernährung verbessern ließ.

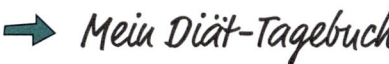

➡ *Mein Diät-Tagebuch*

Essen ist für Mensch und Tier lebensnotwendig. Ohne Nahrung könnten wir nicht überleben. Vielleicht ist das auch der Grund, weshalb uns die Befriedigung dieses Bedürfnisses solchen Genuss bereitet. Wie wäre es, wenn Sie sich heute einmal mit folgender Frage auseinandersetzten: Wie schafft man es, mit Genuss zu essen, ohne esssüchtig, krank und übergewichtig zu werden?

1
2
3
4
5
6
7
8
9

Tag 26

Mein Ausgangsgewicht | Mein Gewicht heute | Gewichtsabnahme insgesamt | Mein Zielgewicht

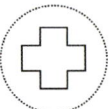

Zur Einstimmung

Heute ist wieder ein Turbotag mit reinen Proteinen – Gemüse ist also tabu. Und denken Sie auch daran, mindestens 1 ½ Liter Wasser zu trinken und Ihre zwei Esslöffel Haferkleie zu sich zu nehmen.

GESUNDHEITLICHE ASPEKTE

Arbeitet Ihre Leber zu langsam oder ist sie etwas empfindlich, ist meine Diät geradezu ideal für Sie. Denn Proteine sind für die Leber besonders gut verdaulich. Und da Sie kaum Fett zu sich nehmen und keinen Alkohol trinken dürfen, ist dies für Ihre Leber eine regelrechte Entgiftungskur, die durch das Gemüse zusätzlich unterstützt wird. Vor allem Artischocken sind sehr zu empfehlen.

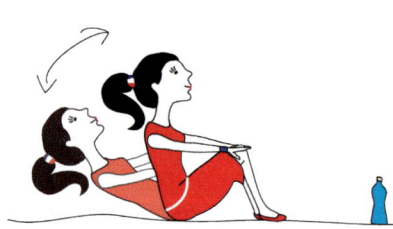

IHRE TÄGLICHE ÜBUNG

Sind Sie jung und sportlich, bleibt es nach wie vor bei 45 Sit-ups und 17 Kniebeugen. **Gehören Sie zur Generation 50 plus und treiben nicht regelmäßig Sport**, machen Sie wieder 20 Sit-ups und 10 Kniebeugen.

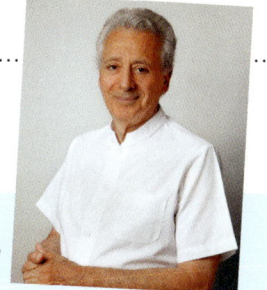

Seien Sie aktiv!

Was würden Sie sagen, wenn ich Ihnen heute einen „bewegungsfreien" Tag genehmigen würde. Wenn ich Ihnen erlaubte, sich den ganzen Tag auf die faule Haut zu legen, vor dem Fernseher abzuhängen, das Auto und den Aufzug zu nehmen etc.? Würden Sie mich mit Freuden beim Wort nehmen? Ich denke nicht. Und wie ich Sie einschätze, würde Sie diese Aufforderung sogar dazu anspornen, sich noch ein wenig mehr zu bewegen. Gut so!

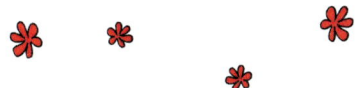

Bleiben Sie standhaft

Warum eigentlich lässt man sich in Versuchung führen, selbst wenn man noch so fest entschlossen ist, es nicht zu tun? Ohne dass Ihnen dies bewusst ist, gibt es da zwei widerstreitende Impulse in Ihnen. Der eine will Nein sagen, während der andere nach sofortiger Befriedigung strebt. Deshalb ist in Stress- oder anderen belastenden Situationen besondere Vorsicht geboten, weil dann erfahrungsgemäß selbst der Entschlossenste nur allzu leicht ins Wanken gerät. Doch Sie kennen ja inzwischen eine ganze Reihe von alternativen „Tröstern" und Hilfsmitteln, auf die Sie in solchen Augenblicken zurückgreifen können, um nicht unbeabsichtigt in die „Essensfalle" zu gehen.

Ich unterstütze Sie

Ein Zuviel an Süßigkeiten und Süßspeisen, die ebenfalls zu den kohlenhydratreichen Lebensmitteln zählen, ist schädlich für den Menschen – darüber sind sich die meisten Wissenschaftler heute einig.

Das hat einen einfachen Grund: Unser Körper ist dafür einfach nicht geschaffen. Die ersten Menschen ernährten sich ausschließlich von dem, was sie in der Natur fanden. Die einzigen „Süßigkeiten", die ihnen zur Verfügung standen, waren Früchte, denn weißen Zucker gab es damals noch nicht. Und diese wild wachsenden Früchte waren keineswegs vergleichbar mit dem saftigen, süßen Obst unserer Tage. Das Gleiche galt für das Getreide. Alle anderen Lebensmittel wurden erst im Laufe der Zeit erfunden, hergestellt oder kultiviert, und diese Entwicklung hat sich in der jüngeren Vergangenheit in einem Maße beschleunigt, dass wir heute vor einem schier unüberschaubaren Angebot stehen, dem so mancher nur schwer widerstehen kann.

Pierre Dukan

1
2
3
4
5
6
7
8
9

Hamburger à la Dukan

Zubereitungszeit: 20 Minuten
Für 2 Personen

Je 4 EL Haferkleie und Magerquark
2 Eier
Salz
2 TL Backpulver
2 Cornichons
½ Tomate (an PG-Tagen)
2 rote Zwiebeln
250 g mageres Rinderhack
Pfeffer
Senf
Zuckerfreier Ketchup oder Mayonnaise
   à la Dukan (siehe Tipp)

1. Den Backofen auf 200 °C vorheizen.
   Die Haferkleie mit Quark, Eiern, Salz
   und Backpulver vermengen.
2. Die Mischung in zwei runde Silikon-
   Backförmchen (Durchmesser 8–10 cm)
   füllen und etwa 10 Minuten im vor-
   geheizten Backofen backen.
3. Die Brötchen herausnehmen und
   abkühlen lassen. Die Cornichons längs
   in Scheiben schneiden. Die Tomate
   waschen und in Scheiben schneiden. Eine Zwiebel abziehen und in
   Ringe schneiden.
4. Das Rinderhack mit Salz und Pfeffer würzen und zwei flache Hacksteaks daraus
   formen. Die zweite Zwiebel abziehen
   und hacken. Mit 2–3 EL Wasser in einer
   beschichteten Pfanne andünsten. und

die Hacksteaks auf jeder Seite 5 Minuten braten.
5. Die Brötchen waagrecht durchschnei-
   den. Jeweils eine Brötchenhälfte mit
   Senf und mit Ketchup oder Mayonnaise
   bestreichen und das Beefsteak darauflegen. Mit Cornichons, Tomate und
   Zwiebelringen belegen und die zweite
   Brötchenhälfte auflegen.

TIPP
• MAYONNAISE À LA DUKAN
1 hart gekochtes Ei schälen,
mit der Gabel zerdrücken und mit
1 TL Senf verrühren. 50 g Frischkäse
(0,2 % Fett) oder Magerquark und
fein gehackte Kräuter unterrühren.
Mit Salz und Pfeffer abschmecken.

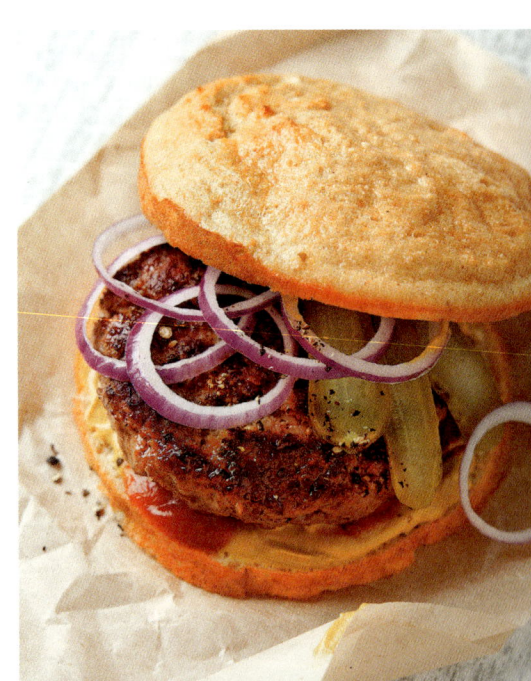

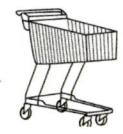

TIPPS FÜR IHREN EINKAUF

Kaufen Sie gleich etwas mehr Hackfleisch und frieren das Fleisch oder ein paar fertige Hacksteaks als Vorrat ein.

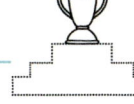

MOTIVATION IST ALLES

Ein Monat ist eine lange Zeit, und Ihre Motivation beginnt zu schwinden? Dann sollten Sie einmal einen Blick in die Zukunft werfen. Was sehen Sie, wenn Sie jetzt die Segel streichen? Ich werde es Ihnen sagen: Enttäuschung, das Gefühl, versagt zu haben und eine Waage, deren Zeiger immer weiter nach oben wandert. Was also gewinnen Sie, wenn Sie jetzt aufgeben? Eine Pizza, ein paar Stückchen Kuchen, Käse, Mayonnaise, Chips? Ist es das wirklich wert? Ich denke nicht. Denken Sie einfach daran, was Sie bis jetzt schon alles geschafft haben – und dann packen Sie's wieder an.

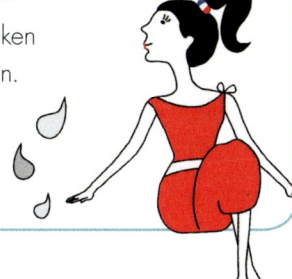

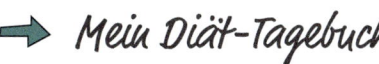 *Mein Diät-Tagebuch*

Damit Ihnen möglichst viel Platz für Ihre persönlichen Aufzeichnungen bleibt, verzichte ich heute einmal auf eine lange Vorrede …

1

2

3

4

5

6

7

8

9

Tag 27

Mein Ausgangsgewicht   Mein Gewicht heute | Gewichtsabnahme insgesamt   Mein Zielgewicht

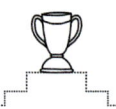

Zur Einstimmung

Wie wäre es, wenn Sie diesen Gemüsetag gleich mit einem Rhabarberkompott zum Frühstück beginnen würden? Und zum Mittag- und Abendessen? Da haben Sie die Qual der Wahl. Vielleicht ein paar besonders aromatische Eiertomaten mit Lauchzwiebelringen und Basilikum, knackige Gurken und Radieschen oder gebratene Pilze mit Rührei?

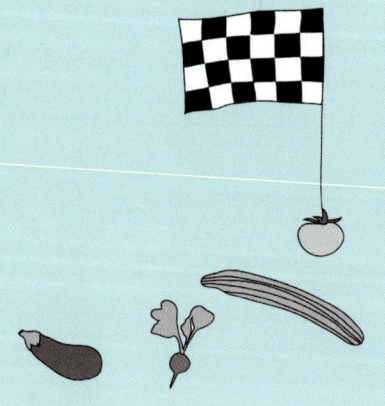

MOTIVATION IST ALLES

Ich hoffe, Sie schummeln nicht und lesen schon im Voraus die Seiten für die kommenden Tage. Denn dieses Buch ist so konzipiert, dass Sie gewissermaßen jeden Tag mit mir in Kontakt treten können. Ich meinerseits habe beim Schreiben stets versucht, Ihnen, meiner Leserin oder meinem Leser, ein Gesicht zu geben.

Sollte es sich bei Ihnen tatsächlich um einen Leser handeln, dann habe ich für Sie eine besonders frohe Botschaft, denn bei Männern schlägt meine Diät noch besser an als bei Frauen. Die Gründe dafür liegen in grauer Vorzeit, als die Männer noch Jäger waren. Doch darauf näher einzugehen, würde uns zu weit von unserem eigentlichen Thema, der Motivation, entfernen, der wir uns morgen wieder widmen werden.

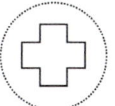

GESUNDHEITLICHE ASPEKTE

Eine kohlenhydratarme Ernährung kann, wie gesagt, die Entstehung von Tumoren, vor allem aber die Metastasenbildung hemmen. Eine wichtige Rolle dabei spielen die Antioxidantien. Hierbei handelt es sich zum größten Teil um Vitamine. Kritiker werfen mir ja vor, die Vitaminzufuhr würde bei meiner vor allem aus eiweißreichen Nahrungsmitteln wie Fleisch und Fisch bestehenden Diät zu kurz kommen. Das ist ein Irrtum, denn Fleisch, Fisch, Eier und Milchprodukte liefern so gut wie alle Vitamine, bis auf Vitamin C, welches in den Gemüsen der Aufbauphase vorhanden ist.

Seien Sie aktiv!

Die kurze Angriffsphase mitgerechnet, arbeiten wir nun schon über einen Monat an unserem gemeinsamen Projekt, und ich gehe jede Wette ein, dass Sie in dieser Zeit wenigstens einmal schwach geworden sind. Machen Sie sich nichts draus, das geht den allermeisten meiner Patienten so. Sie müssen deshalb auch durchaus kein schlechtes Gewissen haben. Kehren Sie einfach zur Tagesordnung zurück und trinken Sie an diesem Tag möglichst viel Wasser. So haben die Kalorien keine Chance, sich einzulagern, und der Schaden ist schnell wieder behoben.

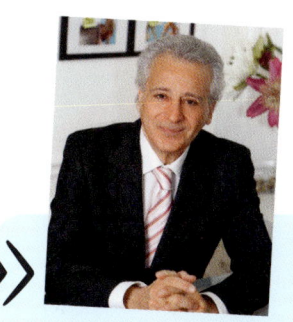

Ich unterstütze Sie

Übergewicht und Adipositas, darauf hatte ich bereits eingangs hingewiesen, stellen heute das Gesundheitsrisiko Nummer eins dar. Sie sind die Hauptursache für die stetig wachsende Zahl der Diabeteserkrankungen, die mit Schädigungen von Nieren, Augen und Herz einhergehen können. Bei Übergewichtigen nehmen nicht nur Herzinfarkt- und Schlaganfallrisiko zu, ein Zuviel an Kohlenhydraten kann auch bestimmte Krebserkrankungen begünstigen. Krebszellen sind entartete Zellen, die sich unkontrolliert vermehren und die ihre Energie anders als gesunde Zellen ausschließlich aus Glukose, dem Endprodukt des Kohlenhydratstoffwechsels, gewinnen. Vorbeugend gegen Krebserkrankungen und zur Hemmung der Metastasenbildung empfiehlt sich deshalb eine ketogene, eine besonders kohlenhydratarme Ernährung.

Pierre Dukan

Bohnencurry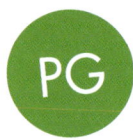

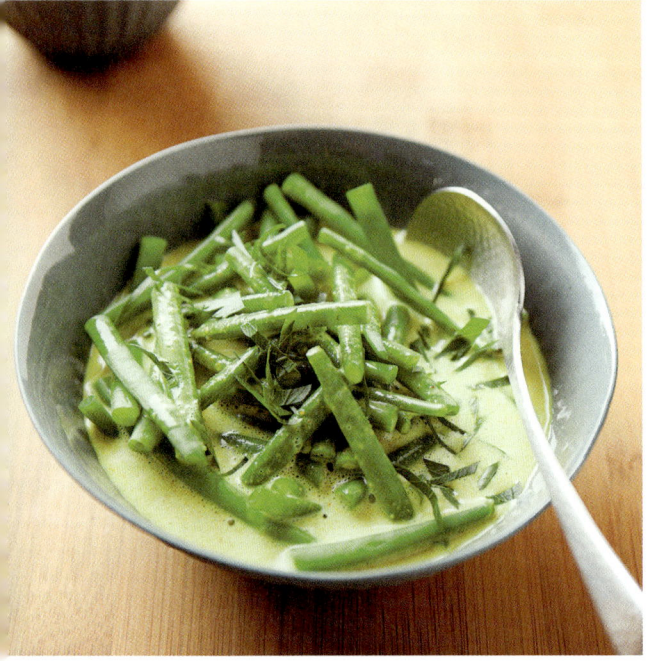

1. Frische Bohnen waschen und putzen, in mundgerechte Stücke schneiden. Tiefgekühlte Bohnen auftauen lassen. In einem Topf ½ l Salzwasser zum Kochen bringen und die Bohnen darin etwa 20 Minuten ohne Deckel kochen. Abgießen, dabei das Kochwasser auffangen.
2. Die Bohnen mit einigen Esslöffeln Kochwasser zurück in den Topf geben. Currypulver und Sahneersatz zum Kochen unterrühren und mit Salz und Pfeffer abschmecken. Bei Bedarf noch etwas Kochwasser zugeben.
3. Das Curry noch einmal bei geringer Hitze erwärmen. Die Petersilie waschen, trocken tupfen und fein schneiden. Das Curry mit der Petersilie bestreut servieren.

Zubereitungszeit: 30 Minuten
Für 2 Personen

300 g grüne Bohnen (frisch oder TK)
Salz
½ TL Currypulver
2 EL Sahneersatz zum Kochen (7 %)
Pfeffer
½ Bund Petersilie

Das Rezept enthält pro Person eine tolerierte Zutat.

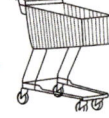

TIPPS FÜR IHREN EINKAUF

Denken Sie heute daran, grüne Bohnen zu kaufen. Die knackigen grünen Stangen sind ideal zum Abnehmen, weil sie aufgrund ihres hohen Pektingehaltes sehr schnell und anhaltend sättigen.

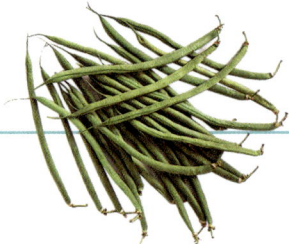

Seien Sie aktiv!

Bei den wenigen in Gemüse enthaltenen Kohlenhydraten handelt es sich zwar
um sehr langsame Zucker, dennoch ver-
ringert sich die Gewichtsabnahme an
Gemüsetagen ein wenig. Umso wichtiger
ist es deshalb, an diesen Tagen das Bewegungsprogramm nicht zu vernachlässigen, ja vielleicht sogar ein bisschen
mehr zu tun, indem Sie beispielsweise die
Treppe zweimal hinauf- und hinuntergehen oder Ihren täglichen Spaziergang
ein wenig ausdehnen und dabei Ihr Tempo
etwas beschleunigen.

Selbst wenn Ihnen nur etwas aus der Hand
fällt, ist dies eine gute Gelegenheit sich zu
bewegen. Bücken Sie sich dabei aber nicht
mit durchgestreckten Beinen hinunter,
sondern gehen mit aufgerichtetem Oberkörper in die Knie.

➡ *Mein Diät-Tagebuch*

Machen Sie es wie ein Kapitän, der alles
Wichtige in seinem Logbuch festhält: Nehmen Sie sich die Zeit, Ihre Tage beim Tagebuchschreiben Revue passieren zu lassen.

_____

_____

_____

_____

_____

_____

_____

1
2
3
4
5
6
7
8
9

IHRE TÄGLICHE ÜBUNG

Sind Sie jung und sportlich, steigern
Sie sich heute auf 45 Sit-ups
und 17 Kniebeugen.

**Gehören Sie zur Generation 50 plus
und treiben nicht regelmäßig Sport,**
probieren Sie es mit 20 Sit-ups
und 10 Kniebeugen.

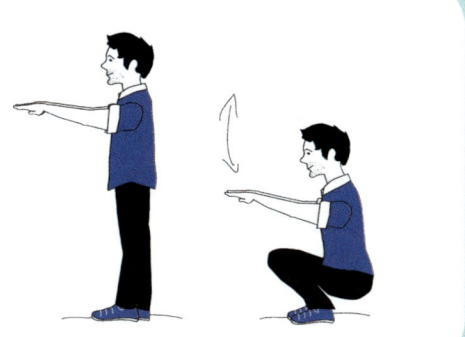

Tag 28

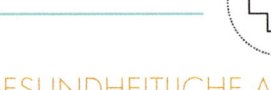

Zur Einstimmung

An reinen Proteintagen wie heute würde ich Ihnen empfehlen, den Tag mit einem reichhaltigen, sättigenden Frühstück mit Eiern, Magerquark, Räucherlachs und Bündnerfleisch zu beginnen. Solche proteinreichen Speisen haben auch den Vorteil, dass sie besonders lange vorhalten.

Seien Sie aktiv!

Wie Sie wissen, ist heute wieder ein Turbotag, das heißt, wir blasen zum Großangriff auf Ihre Pfunde. Und damit es denen so richtig an den Kragen geht, sollten Sie heute unbedingt versuchen, eine volle Stunde für Ihren Spaziergang einzuplanen. Ist Ihnen dies nicht möglich, sollten Sie zumindest das Tempo beschleunigen und dabei, um den Kalorienverbrauch zu erhöhen, 2-Kilo-Fußgewichte tragen.

GESUNDHEITLICHE ASPEKTE

Oft wird behauptet, Diäten könnten zu einem Vitaminmangel führen. Für meine Diät kann ich dazu zunächst einmal sagen, dass die 72 erlaubten Lebensmittel, die Sie heute zu sich nehmen dürfen, keineswegs nur Proteine, sondern auch Fett (Fleisch und Fisch) und in geringem Maße sogar Kohlenhydrate (Milchprodukte und Haferkleie) enthalten.

Darüber hinaus liefern Fleisch und Fisch alle lebensnotwendigen Aminosäuren. Hülsenfrüchte und Getreideprodukte so zusammenzustellen, dass der Körper mit allen lebenswichtigen Aminosäuren versorgt wird, erfordert bei Vegetariern und mehr noch bei Veganern weitaus mehr Know-how als bei meiner Diät. Fleisch ist darüber hinaus ein guter Lieferant von Vitamin A und E sowie allen B-Vitaminen. Vitamin C liefert das Gemüse.

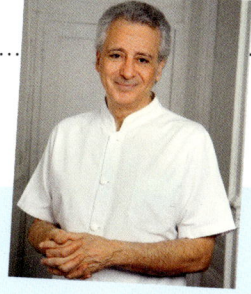

Ich unterstütze Sie

Kommen wir noch einmal auf unsere Urväter, die Jäger und Sammler, zurück, denn Lebensweise und Ernährung standen bei ihnen in perfektem Einklang mit ihrem Organismus. Im Rahmen einer groß angelegten Studie haben amerikanische und australische Wissenschaftler im Jahr 2000 das Ernährungsverhalten dieser Jäger und Sammler untersucht. Dabei stellte sich heraus, dass jede fünfte der 229 untersuchten Populationen ausschließlich von der Jagd und vom Fischfang lebte und weder Früchte noch Gemüse noch Getreide zu sich nahm. Sie ernährten sich also weitaus eiweiß- und fettreicher, als wir dies heute tun. Dafür war ihre Ernährung wesentlich ärmer an Kohlenhydraten, und die schnellen Zucker (weißer Zucker und weißes Mehl), die unserer Gesundheit so abträglich sind, fehlten gänzlich.

Den Zusammenhang zwischen Übergewicht und Diabetes spiegelt die Wortschöpfung „Diabesität" (eine Zusammensetzung aus Diabetes und Obesität = Fettleibigkeit) wider, die sich heute in der Wissenschaft mehr und mehr durchsetzt. Denn beide Erkrankungen werden vor allem durch zu hohen Zuckerkonsum verursacht.

Pierre Dukan

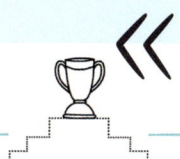

MOTIVATION IST ALLES

Als ich diesen Leitfaden geschrieben habe, wusste ich nicht, dass er eines Tages veröffentlicht werden würde. Alles begann mit einer älteren Patientin, die mich, da sie keinen Computer besaß, um einen schriftlichen Diätplan bat. Später erzählte ich meinem Verleger davon, er las meine Aufzeichnungen und fragte mich, ob ich daraus ein Buch machen könne. Was ich mit diesem Leitfaden erreichen möchte? Nun, ich möchte Ihnen helfen, die schwierige Aufgabe, die man kaum alleine bewältigen kann, zu meistern, indem ich Ihnen ein exakt durchstrukturiertes Programm an die Hand gebe und Sie begleite und unterstütze.

Porridge auf indische Art

PP

Zubereitungszeit: 20 Minuten
Für 2 Personen

400 ml Magermilch
2 TL Kokosaroma
2 TL gemahlener Kardamom
4 EL Haferkleie
2 EL Weizenkleie
Flüssiger Süßstoff nach Geschmack
Evtl. Magermilch zum Servieren

1. Die Milch mit Kokosaroma und Kardamom in einem Topf erhitzen.
2. Sobald die Milch heiß ist, Hafer- und Weizenkleie hinzufügen und nach Belieben mit Süßstoff süßen.
3. Die Hitze verringern und den Brei etwa 10–15 Minuten weiter unter Rühren ausquellen lassen, bis er schön sämig geworden ist. Dabei hin und wieder umrühren, damit er nicht am Topfboden anlegt.
4. Porridge heiß servieren, nach Belieben mit kalter Milch umgießen.

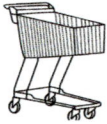

TIPPS FÜR IHREN EINKAUF

Oft werde ich gefragt, ob künstliche Süßstoffe krebserregend seien.

Als ich meine Tätigkeit als Arzt aufnahm, kannte man als Zuckerersatz lediglich das Saccharin, dem schon damals nachgesagt wurde, es sei krebserregend. Später kamen zahlreiche neue Produkte – Cyclamat, Aspartam, Acesulfam, Sucralose und viele andere mehr – auf den Markt. Auch ihnen haftet der Ruf an, Krebs auslösen zu können. Seit kurzem macht die Steviapflanze von sich reden, die man in Japan schon seit Langem als Zuckerersatz verwendet. Ich verwende selbst künstliche Süßstoffe und habe, zumal sie überall auf der Welt von den Gesundheitsbehörden freigegeben werden, keinerlei Vorbehalte dagegen. Ich empfehle Süßstoffe vor allem Patienten, die nicht auf den süßen Geschmack verzichten möchten, auch wenn manche die Auffassung vertreten, man solle während einer Diät ganz auf Süßes verzichten, um die Betroffenen von ihrer Sucht nach Süßem zu entwöhnen – ein Argument, das mich nicht überzeugt, denn die Lust auf Süßes verschwindet nicht einfach dadurch, dass das Geschmackserlebnis fehlt.

Bleiben Sie standhaft

An Proteintagen heißt es besonders aufzupassen, weil die Gewichtsabnahme an diesen Tagen noch einmal so richtig angekurbelt wird. Wesentlichen Anteil daran haben die sogenannten Ketonkörper, natürliche Substanzen, die beim Abbau von Fett und Eiweiß entstehen und die ein anhaltendes Sättigungsgefühl erzeugen. Doch schon der kleinste Ausrutscher, selbst die geringste Zufuhr von Kohlenhydraten, kann diesen Effekt zunichte machen.

Vor mir hat Robert Atkins in den 1970er-Jahren mit seiner Low-Carb-Diät die Ernährung revolutioniert. Wie bei mir waren auch bei Atkins Proteine in beliebiger Menge erlaubt. Die gleiche Freiheit gestand er allerdings auch bei den tierischen Fetten zu. Verboten waren bei ihm nicht nur Kohlenhydrate, sondern auch grünes Gemüse. Diese fettreiche Diät musste sich heftige Kritik gefallen lassen. Als Diät zur Gewichtsreduktion war sein Ernährungsprogramm jedoch sehr wirkungsvoll.

➡ *Mein Diät-Tagebuch*

Lesen Sie heute doch noch einmal die ersten Seiten Ihres Tagebuchs und vergleichen Sie das Geschriebene mit den neueren Einträgen. Ich bin überzeugt, Sie werden dort auf Dinge stoßen, die Ihnen für den weiteren Verlauf der Diät von Nutzen sein können.

_____

_____

_____

_____

_____

_____

_____

IHRE TÄGLICHE ÜBUNG

Sind Sie jung und sportlich, machen Sie weiterhin 45 Sit-ups und 17 Kniebeugen. **Gehören Sie zur Generation 50 plus und treiben nicht regelmäßig Sport,** bleiben Sie bei 20 Sit-ups und 10 Kniebeugen.

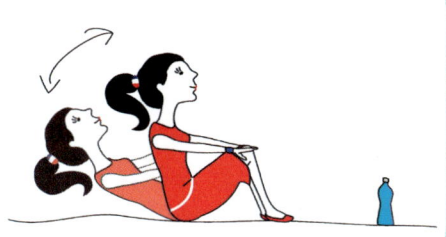

Woche 6

Mein Foto der Woche

Meine „Glücksstrategie"

DIE SECHSTE SÄULE DES WOHLBEFINDENS: DER SPIELTRIEB

Ob auf Tahiti, ob in Amazonien, Afrika, Australien oder in der Arktis – überall haben die Menschen Spiele erdacht, die ihnen ein Stück Lebensfreude schenkten. Gewiss, auch heute wird noch gespielt, zumeist aber allein vor dem Computer oder passiv als Fernsehzuschauer. Doch wie viel anregender, wie viel beglückender ist es, mit einem Gegenüber aus Fleisch und Blut zu spielen! Und speziell für Sie hat das noch einen ganz entscheidenden Vorteil, denn wer spielt, denkt nicht ans Essen!

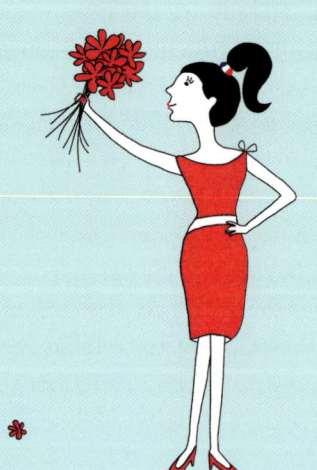

Meine aktuellen Körpermaße

_____ _____ _____ _____
Brustumfang   Taillenumfang   Hüftumfang   Umfang der Oberschenkel

Mein Rat der Woche

HÜPFEN SIE, WENN SIE GLÜCKLICH SIND!

Machen Sie es wie der französische Schriftsteller und Nobelpreisträger François Mauriac, denn dieser ganz und gar nicht athletische Intellektuelle hatte es sich zur Gewohnheit gemacht, vor seinem Spiegel auf und nieder zu hüpfen. Zunächst waren diese Sprünge noch zaghaft, doch mit der Zeit sprang er höher und höher – eine tolle Idee, wie ich fand, und deshalb habe ich sie auch für mich übernommen. Wie er es empfahl, fing ich an, Sprünge zu vollführen, wenn ich glücklich war. Ja, die Kraft und die Energie, die man in Momenten großer Lebensfreude physisch spürt, spornten mich regelrecht dazu an. Und durch diese körperliche Anstrengung war dieses Glücksgefühl von längerer Dauer.

Später machte ich dann den Versuch zu springen, ohne dass ich mich besonders glücklich fühlte. Und was soll ich Ihnen sagen: Das Glücksgefühl stellte sich beim Sprin-gen ein. Wie das kommt, kann ich Ihnen nicht sagen, aber seither helfe ich dem Glück öfter mal auf die Sprünge, zumal man dabei auch noch Kalorien verbraucht. Probieren Sie es selbst einmal aus, Sie können nur davon profitieren – und das sogar in zweifacher Hinsicht.

Wenn Sie Rat und Hilfe brauchen, wenden Sie sich einfach an den Dukan-Coaching-Service unter www.dukan.diaet.com/das-dukan-coaching

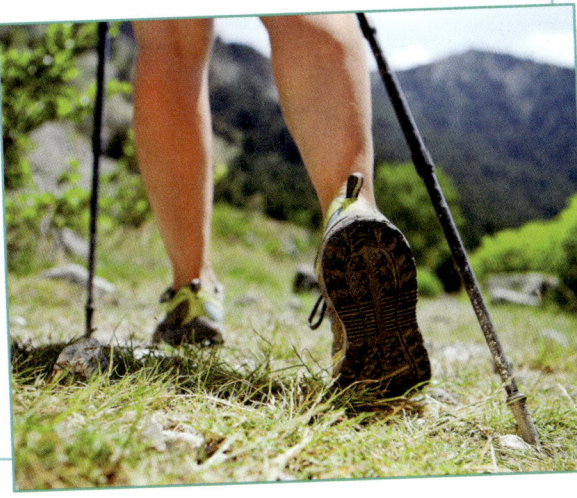

Tag 29

Mein Ausgangsgewicht | Mein Gewicht heute | Gewichtsabnahme insgesamt | Mein Zielgewicht

Zur Einstimmung

Heute dürfen Sie wieder kräftig beim Gemüse zulangen, um Ihre Vitamin-C-Speicher aufzufüllen. Denn, das habe ich Ihnen ja bereits gestern dargelegt, Vitamin C ist das einzige Vitamin, das an den Proteintagen ein wenig zu kurz kommt. Und denken Sie auch an die Haferkleie!

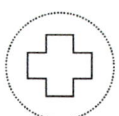

GESUNDHEITLICHE ASPEKTE

Das Problem Übergewicht nimmt weltweit zu, sodass die Weltgesundheitsorganisation WHO bereits von einer Geißel der Menschheit spricht – gab es im Jahr 2011 doch bereits mehr Übergewichtige als Unterernährte. Seit mehr als vierzig Jahren beschäftige ich mich nun mit dem Problem, habe fast jede einschlägige Publikation gelesen, mit Patienten und Kollegen korrespondiert und an Kongressen teilgenommen. Meine Methode ist also das Ergebnis langjähriger intensiver Recherchen.

Bleiben Sie standhaft

Als Sie heute Morgen aufgewacht sind, ist Ihnen wahrscheinlich nicht in den Sinn gekommen, dass Sie heute schwach werden könnten. Deshalb möchte ich Sie auf diese Gefahr aufmerksam machen. Denn: Wenn Sie bereits frühzeitig vorgewarnt werden, sind Sie besser gegen Versuchungen gewappnet. Die Versuchung lauert überall, sei es in Gestalt einer Schachtel Pralinen, die Ihnen jemand schenkt oder einer Geburtstagstorte, die ein Kollege mitgebracht hat. Werden Sie unvermittelt mit diesen Verlockungen konfrontiert, ist die Gefahr, schwach zu werden, größer. Haben Sie sich jedoch vorher bereits mental auf solche Situationen eingestellt, ist das Neinsagen kein Problem mehr.

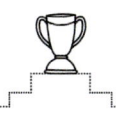

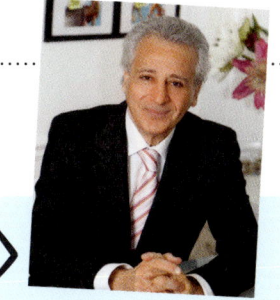

MOTIVATION IST ALLES

Oft hört man, wer abnehmen will, müsse es nur wirklich wollen. Doch das, was man als Willen bezeichnet, ist nichts anderes als ein Widerstreit von Kräften in unserem Unbewussten. Hier, in diesen verborgenen Winkeln unseres Nervensystems, entscheidet sich alles, ohne dass wir Einfluss darauf nehmen könnten.

Nehmen wir an, Sie hatten ganz bewusst beschlossen, mit meiner Methode abzunehmen. Nehmen wir weiter an, Sie halten sich strikt an die Diätvorschriften und verlieren an Gewicht. Doch mit der Zeit werden die Versuchungen, vor allem in Phasen, in denen die Gewichtsabnahme stagniert, wieder stärker und die beiden Kräfte, die sich Ihrem Vorhaben am hartnäckigsten widersetzen – der Hirnstamm und das limbische System –, gewinnen wieder an Boden. Der Hirnstamm, in dem die Instinkte und Reflexe angesiedelt sind, kennt nur ein Ziel: Nahrung und Sättigung. Das limbische System steuert unser Handeln nach den Kriterien angenehm/unangenehm und gerät während einer Diät gewissermaßen aus dem Gleichgewicht: Es widersetzt sich Ihrem Vorhaben, indem es Ihren Appetit (auf Süßes, auf Knabbereien) anregt.

Ich unterstütze Sie

Was passiert in Ihrem Körper, wenn Sie zu viele Kohlenhydrate zu sich nehmen? Nehmen wir einmal an, Sie essen zum Frühstück ein Butterbrot mit Marmelade oder eine Schüssel Cornflakes und mittags Nudeln oder Pizza. Sobald Sie sich den ersten Bissen in den Mund stecken, „weiß" Ihre Bauchspeicheldrüse, dass es sich um Kohlenhydrate handelt, und sie beginnt Insulin auszuschütten. Das Insulin sorgt dafür, dass die Fettsäuren, die Ihr Körper hätte verwerten können, aus dem Blut abtransportiert werden.

Somit stehen diese Fettsäuren den Zellen nicht mehr zur Verfügung und regen Ihren Appetit an. Vom Magen gelangen die Kohlenhydrate in den Dünndarm, wo sie in einfache Zucker aufgespalten werden, die sich im Blut in Glukose verwandeln. Dadurch steigt der Blutzuckerspiegel sehr schnell an. Die Bauchspeicheldrüse reagiert darauf mit einer vermehrten Ausschüttung von Insulin. Die enorme Arbeit, die sie dabei leisten muss, führt früher oder später zu einer Ermüdung des Organs und häufig zu Diabetes und Adipositas.

Pierre Dukan

Vanilleeis

Zubereitungszeit: 30 Minuten + 10 Minuten
Gefrierzeit (in der Eismaschine; oder 3–4 Stun-
den im Gefriergerät)
Für 2–3 Portionen

¼ l Magermilch
½ Vanilleschote
3 Eigelb
1–2 TL flüssiger Süßstoff

1. Milch mit aufgeschnittener Vanilleschote
   aufkochen, vom Herd ziehen und
   10 Minuten zugedeckt ziehen lassen.
   Die Vanilleschote auskratzen, das Mark
   zur Milch geben, die Schote wegwerfen.
2. Die Eigelbe in einem Topf mit dem
   Süßstoff hell-cremig schlagen.
3. Die warme Vanillemilch in die Eigelb-
   masse rühren. Die Masse bei schwacher Hitze und unter ständigem Rühren
   erhitzen, bis sie leicht eindickt. Das
   dauert etwa 5–10 Minuten.
4. Die Masse abkühlen lassen, dabei ab
   und zu umrühren. In einer Eismaschine
   gefrieren lassen. Oder in eine tiefkühl-
   taugliche Schüssel oder Plastikschale
   füllen und für 3–4 Stunden in das
   Gefriergerät stellen. Alle 30 Minuten
   durchrühren, damit sich keine großen
   Eiskristalle bilden. Das im Gefriergerät gefrorene Eis vor dem Servieren
   etwa 15–20 Minuten antauen lassen.

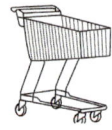

TIPPS FÜR IHREN EINKAUF

Als absolut kalorienfreie Zutaten
spielen Aromen in meiner Diät eine
große Rolle – lassen sich damit doch
die Lebensmittel, die Sie nicht zu sich
nehmen, zumindest geschmacklich ersetzen. Und das sorgt für Abwechslung.
Die Liste dieser natürlichen oder künstlichen Aromen ist lang, und man findet
hier nahezu alles, was man für eine
schmackhafte, kreative Küche benötigt:
von Zartbitterschokolade und Bitter-
mandel über Frucht- und Käsearomen
bis zum Aroma von zerlassener Butter,
Nugat oder Kokosnuss. Im Handel
sind manche Aromen oft nur schwer
zu bekommen, aber im Internet werden
Sie mit Sicherheit fündig.

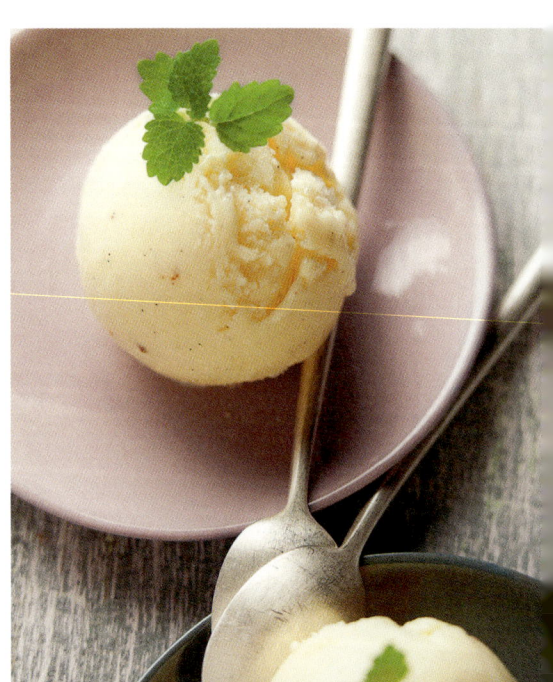

Seien Sie aktiv!

Wenn Sie am Computer arbeiten, werden Sie, ohne es zu merken, über kurz oder lang mit gekrümmtem Rücken vor dem Bildschirm sitzen – eine Haltung, die mit der Zeit dazu führen kann, dass sich Ihre Wirbelsäule, vor allem aber Ihre Bandscheiben verformen.

Versuchen Sie deshalb einmal die folgende kleine Übung, die Ihnen schnell in Fleisch und Blut übergehen wird: Richten Sie Ihren Oberkörper und Ihren Kopf im Sitzen so weit auf, dass Ihre Schädeldecke und die Zimmerdecke eine Parallele bilden, und bewegen Sie Ihren Kopf dann in kleinen Rucken in Richtung Decke. Wenn Sie die Übung richtig machen, sind Sie danach gleich 3 bis 4 cm „größer". Mit dieser Übung werden im Übrigen auch jene kleinen Muskeln beansprucht, die die einzelnen Wirbel zusammenhalten und die sonst nicht beansprucht werden.

➡ *Mein Diät-Tagebuch*

Heute mache ich es wieder einmal kurz, damit Ihnen genug Platz für Ihre eigenen Gedanken bleibt. Nur so viel: Vernachlässigen Sie das Tagebuchschreiben nicht – es hilft Ihnen wirklich.

_____

_____

_____

_____

_____

_____

_____

1 2 3 4 5 **6** 7 8 9

IHRE TÄGLICHE ÜBUNG

Sind Sie jung und sportlich, machen Sie weiterhin 45 Sit-ups und 17 Kniebeugen. **Gehören Sie zur Generation 50 plus und treiben nicht regelmäßig Sport**, bleiben Sie bei 20 Sit-ups und 10 Kniebeugen.

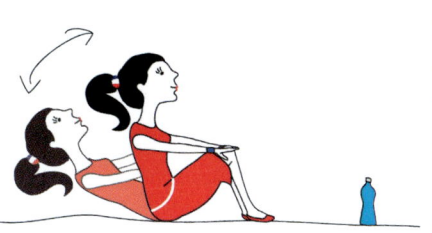

Tag 30

Mein Ausgangsgewicht   Mein Gewicht heute | Gewichtsabnahme insgesamt   Mein Zielgewicht

Zur Einstimmung

Wie die Meereswellen, die kommen und gehen, wie Ebbe und Flut, wechseln sich auch bei Ihnen reine Proteintage mit Gemüse-Protein-Tagen ab. Und heute sind wir wieder bei den reinen Proteinen, das heißt, heute sind wieder Fleisch und Fisch angesagt, damit es den letzten überflüssigen Pfunden noch einmal so richtig an den Kragen geht.

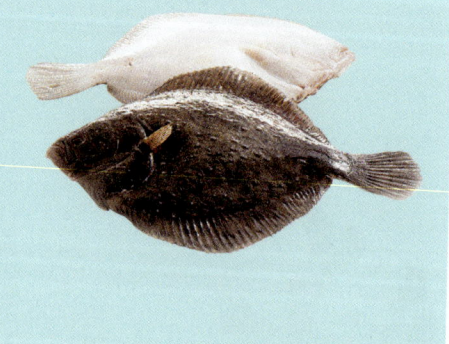

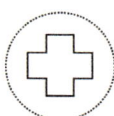

GESUNDHEITLICHE ASPEKTE

Eine häufige Folge von Übergewicht ist Diabetes. Sind Sie bereits daran erkrankt, kommen Sie nicht umhin, Ihr Gewicht zu reduzieren, wenn Sie keine weiteren schweren Erkrankungen (Herzinfarkt, Schlaganfall, Verlust des Augenlichts, Bluthochdruck, Tinnitus, Erektionsprobleme beim Mann) riskieren wollen. Und auch wenn Sie selbst noch nicht davon betroffen, aber familiär vorbelastet und übergewichtig sind, sollten Sie etwas gegen Ihr Übergewicht unternehmen. Denn mit ein wenig Disziplin haben Sie gute Chancen, niemals an Diabetes zu erkranken. Liegt Ihr Blutzuckerwert zwischen 1,10 und 1,26 g/l, sind Sie bereits stark gefährdet, können einen Ausbruch der Krankheit aber noch abwenden, wenn Sie abnehmen und täglich 20 Minuten gehen.

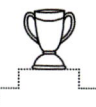

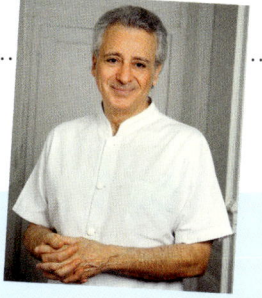

MOTIVATION IST ALLES

Knüpfen wir noch einmal an unser gestriges Thema, das menschliche Gehirn und seine Funktionsweise, an – ein Phänomen, das noch längst nicht in allen Einzelheiten erforscht ist. Doch selbst das Wenige, was wir bis jetzt darüber wissen, hat unser Leben enorm verändert.

Der entwicklungsgeschichtlich älteste Teil unseres Gehirns ist der Hirnstamm, der Teil, in dem heute wie früher die Instinkte und Triebe (Hunger, Sexualtrieb, Aggression und so weiter) angesiedelt sind und den auch alle niedrigen Wirbeltiere besitzen, weshalb man den Hirnstamm auch als Reptiliengehirn bezeichnet. Doch während er bei den Reptilien nahezu das gesamte Gehirn ausmacht, wirken beim menschlichen Gehirn noch andere Komponenten mit.

Bleiben Sie standhaft

Heute erlaube ich mir, Ihnen für diesen Tag jedweden Fehltritt strengstens zu verbieten. Aber ich tue das natürlich nur in Ihrem Interesse, denn als Ihr Verbündeter möchte ich verhindern, dass Ihre Waage in die falsche Richtung ausschlägt. Schließlich weiß ich nur zu gut, welcher innere Kampf beim Anblick der vielen Versuchungen in Ihnen abläuft.

Ich unterstütze Sie

Nimmt man zu viele Kohlenhydrate zu sich, besteht die Gefahr einer Hyperglykämie, eines rapiden Anstiegs des Blutzuckerspiegels. Für die Bauchspeicheldrüse bedeutet dies Alarmstufe eins und sie reagiert darauf mit einer massiven Insulinausschüttung. Zunächst hat dieses Insulin auch eine durchaus positive Wirkung, da es die Glukose aus dem Blut abtransportiert. Mit der Zeit führt es jedoch zu einer Gewichtszunahme und wird toxisch, weil die Millionen und Abermillionen Zellen, aus denen Ihr Körper besteht, dagegen resistent werden. Die Folge: Die Bauchspeicheldrüse muss immer mehr Insulin produzieren.

Darüber hinaus greifen das Insulin und die Glukose – von Ihnen unbemerkt – die Organe an, und es kommt schlussendlich zum sogenannten Metabolischen Syndrom, das sich häufig dadurch bemerkbar macht, dass der Bauchumfang durch die Einlagerung von zu viel Bauchfett zunimmt. Ob Sie infolgedessen tatsächlich an Diabetes erkranken, hängt von Ihrer genetischen Vorbelastung ab.

Pierre Dukan

Konjak-Nudeln mit Bündner Carbonara

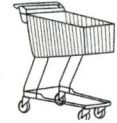

Zubereitungszeit: 15 Minuten
Für 2 Personen

300 g Konjak-Nudeln
Salz
1 Zwiebel
1 Knoblauchzehe
100 g Bündnerfleisch
2 Eier
1–2 EL Frischkäse (0,2 % Fett)
Pfeffer
Frisch geriebene Muskatnuss
1 EL fein geschnittene Petersilie

1. Die Nudeln in einem Sieb unter fließendem Wasser 2 Minuten abspülen.
   In einem großen Topf reichlich Salzwasser erhitzen und die Nudeln darin
   3 Minuten kochen lassen. In einem Sieb
   abtropfen lassen.
2. Zwiebel und Knoblauch abziehen und
   fein hacken. Das Bündnerfleisch klein
   schneiden. Zwiebel und Knoblauch in
   einer beschichteten Pfanne bei mittlerer
   Hitze anschwitzen, das Bündnerfleisch
   zugeben und kurz mitbraten. Die Koch-
   stelle ausschalten.
3. In einer kleinen Schüssel die Eier mit
   Frischkäse, 2 EL Wasser, etwas Salz,
   Pfeffer und Muskatnuss verquirlen.
   Zusammen mit den Nudeln in die heiße
   Pfanne geben, alles kurz vermischen und
   sofort mit Petersilie bestreut servieren.

TIPPS FÜR IHREN EINKAUF

Eigelb enthält wertvolle Vitamine (unter
anderem Vitamin A, D, E und K), aber
auch Cholesterin. Ist Ihr Cholesterin-
wert zu hoch, bedeutet das jedoch
nicht, dass Sie Eier vollständig aus Ihrer
Ernährung verbannen müssen. Mehr
als drei Stück pro Woche sollten es
jedoch nicht sein. Das gilt jedoch
nur für das Eigelb. Eiweiß dürfen Sie
jederzeit in unbegrenzten Mengen
zu sich nehmen.

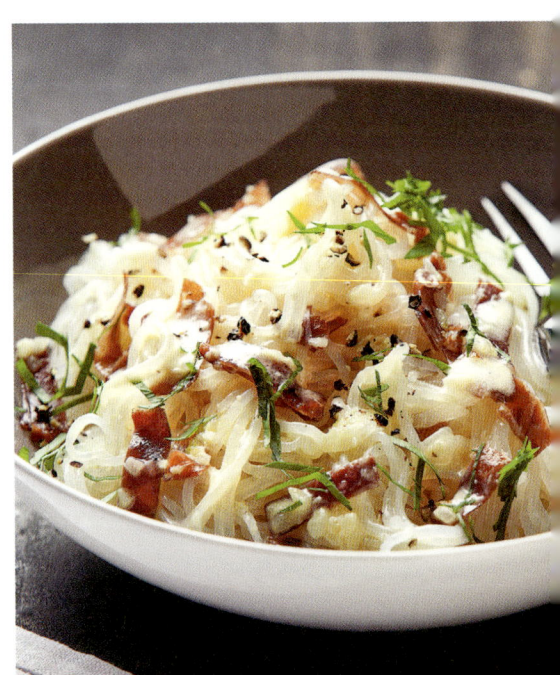

Seien Sie aktiv!

Manche Menschen neigen dazu, sich einen festen Halt zu suchen, wenn sie aufrecht stehen – eine Wand oder etwas Ähnliches, an die sie sich anlehnen können. Ist ein solcher Halt gerade nicht verfügbar, verlagern sie das Körpergewicht häufig auf eine Seite (in der Regel auf ein Bein). Das Gewicht des Oberkörpers wird dann nicht mehr durch die Muskelkraft getragen, sondern durch die passive Anspannung von Gelenken und Sehnen. Achten Sie in solchen Situationen – etwa wenn Sie im Bus, in der U-Bahn oder in einem Aufzug stehen – einmal bewusst darauf und sorgen Sie für eine aufrechte Haltung mit leicht nach außen gestellten Beinen. Nur dann wird das Gewicht Ihres Körpers von den Muskeln getragen. Und das schont nicht nur Ihre Gelenke, sondern Sie verbrennen auf diese Weise auch Kalorien.

➡ *Mein Diät-Tagebuch*

Ich hoffe sehr, dass Ihr Tagebuch inzwischen zu einem ständigen und hilfreichen Begleiter für Sie geworden ist. Deshalb halte ich mich auch heute wieder zurück und überlasse Ihnen das Feld.

1
2
3
4
5
6
7
8
9

IHRE TÄGLICHE ÜBUNG

Sind Sie jung und sportlich, steigern Sie sich heute wieder einmal, und zwar auf 50 Sit-ups und 18 Kniebeugen.
Gehören Sie zur Generation 50 plus und treiben nicht regelmäßig Sport, versuchen Sie einmal, ob Sie 22 Sit-ups und 11 Kniebeugen schaffen.

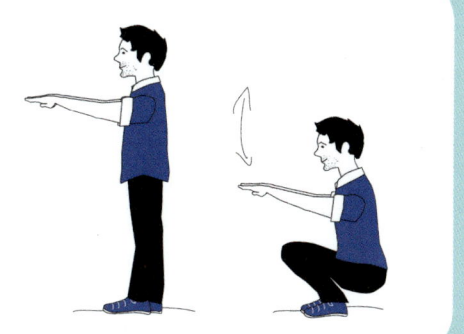

Tag 31

_____   _____   _____

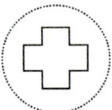

GESUNDHEITLICHE ASPEKTE

Ich möchte heute noch einmal auf den Zusammenhang zwischen Übergewicht und Krebs zurückkommen, ein Zusammenhang, der relativ logisch ist. Denn wie jedes Lebewesen benötigen die Zellen des menschlichen Körpers zum Leben Energie und einen „Kraftstoff". Und der Bedarf der sich rasch vermehrenden Krebszellen ist sogar noch größer.

Eine normale Zelle bezieht ihre Energie aus Fettsäuren und aus Glukose. Krebszellen dagegen können sich nur von Zucker ernähren. Entzieht man ihnen den Zucker, sterben sie ab. Den Krebs kann man dadurch aber leider nicht besiegen. Denn allem Anschein nach ist der Körper in der Lage, Glukose auch synthetisch herzustellen – allerdings nur in weitaus geringeren Mengen. Zumindest könnte eine kohlenhydratfreie Ernährung jedoch seine Ausbreitung und die Metastasenbildung verlangsamen. Liegt bei Ihnen eine genetische Prädisposition vor, sollten Sie also den Konsum von Zucker und Kohlenhydraten reduzieren. Haben Sie bereits eine Krebserkrankung überstanden, sollten Sie ihn sogar auf ein Minimum reduzieren.

Zur Einstimmung

Sie mögen kein Gemüse? Das lässt sich ändern, denn das ist alles nur eine Sache der Gewöhnung. Aber vielleicht wird Sie auch dies überzeugen: Ich habe in all den Jahren, in denen ich als Arzt praktiziere, immer wieder feststellen können, dass Menschen, die gerne und reichlich Gemüse essen, weitaus seltener übergewichtig werden. In diesem Sinne: Lassen Sie sich Ihr Gemüse heute gut schmecken.

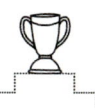

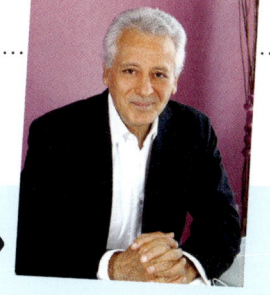

MOTIVATION IST ALLES

Auch die Säugetiere verfügten zunächst lediglich über das sogenannte Reptiliengehirn und waren somit weder in der Lage zu fühlen noch zu denken. Im Laufe der Evolution bildete sich jedoch ein weiteres Gehirn, das paleomammalische Gehirn, aus, das die Säuger in die Lage versetzte, zwischen angenehm und unangenehm zu unterscheiden. Und damit kamen auch Dinge wie Emotionen, Konditionierung, Gewöhnung, Zu- und Abneigung für oder gegen bestimmte Dinge – zum Beispiel Lebensmittel – ins Spiel.

Auch der Mensch besitzt ein Reptilien- und ein paleomammalisches Gehirn, und diese beiden sehr unterschiedlichen Gehirne müssen zusammenwirken. Jedes von ihnen hat eigene Ziele und eine eigene Sprache.

Ich unterstütze Sie

Ist Ihr Übergewicht darauf zurückzuführen, dass Sie über lange Zeit zu viele Kohlenhydrate zu sich genommen haben, hat möglicherweise Ihre Bauchspeicheldrüse durch die ständige massive Produktion von Insulin gelitten, und Ihre Körperzellen sind mit der Zeit insulinresistent geworden. Nehmen Sie nun immer weiter zu, kann es im schlimmsten Fall sogar zu einer Insulinunverträglichkeit kommen. Ob dies eine Diabeteserkrankung nach sich zieht, hängt davon ab, ob und in welchem Maße Sie familiär vorbelastet sind. Auf jeden Fall sollten Sie Ihren Blutzuckerspiegel regelmäßig kontrollieren lassen.

Pierre Dukan

Bleiben Sie standhaft

Nun arbeiten wir bereits fast vierzig Tage an unserem gemeinsamen Projekt. Sollten Sie es tatsächlich bis jetzt geschafft haben, sich keinen Ausrutscher zu leisten, dann kann ich nur den Hut ziehen, denn das wäre geradezu heldenhaft. Deshalb ziehe ich diese Möglichkeit auch nicht ernsthaft in Betracht. Sie sind schließlich ein Mensch und keine Maschine.

Da uns nun aber nur noch gut zwanzig Tage bleiben, und Sie Ihrem Ziel immer näher kommen, fällt es Ihnen vielleicht ein wenig leichter, den Versuchungen – wenigstens heute? – zu widerstehen. Ich zähle auf Sie!

Schneller Gazpacho

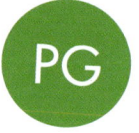

Zubereitungszeit: 15 Minuten +
30 Minuten Kühlzeit
Für 2 Personen

1 Dose geschälte Tomaten (400 g)
½ grüne Paprikaschote
½ Salatgurke
1 Schalotte oder 1 sehr kleine Zwiebel
1 Knoblauchzehe
2 TL Olivenöl*
½ TL Balsamico-Essig
Tabasco oder Cayennepfeffer
1 Tropfen Steviasüße, flüssig
Salz, Pfeffer

* Entspricht der gesamten zulässigen
  Tagesmenge.

1. Tomaten in den Mixer geben. Paprika
   und Salatgurke waschen und putzen,
   die Gurke nach Belieben schälen. Schalotte oder Zwiebel und Knoblauchzehe
   abziehen. Paprika, Gurke, Zwiebel und
   Knoblauch grob schneiden und – bis
   auf einige Gemüsewürfelchen zum Garnieren – in den Mixer geben. Olivenöl,
   Balsamico-Essig, Gewürze und 200 ml
   Wasser zufügen und alles grob pürieren.
2. Den Gazpacho für 30 Minuten in die
   Gefriertruhe stellen und mit Gemüsewürfelchen bestreut servieren. Nach
   Belieben vor dem Servieren noch Eis-
   würfel zufügen.

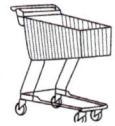

TIPPS FÜR IHREN EINKAUF

Heute steht Gazpacho, eine kalte
spanische Gemüsesuppe, auf unserem
Speiseplan. Wie wäre es also, wenn
Sie auf dem Markt Ausschau nach son-
nengereiften Tomaten, Paprikaschoten
und Gurken hielten. Und etwas Olivenöl brauchen Sie heute auch. Aber
Vorsicht: Olivenöl zählt zu den „tolerierten" Lebensmitteln. Mehr als einen
Teller Gazpacho am Tag dürfen Sie
also nicht zu sich
nehmen.

Seien Sie aktiv!

Heute wollen wir mit einem einfachen,
aber sehr aussagekräftigen Test feststellen, wie es mit Ihrer körperlichen Belast-
barkeit aussieht.

Messen Sie zunächst eine Minute lang
Ihren Puls, um die Zahl der Herzschläge
im Ruhezustand zu ermitteln. Stellen Sie
sich dann vor einen Tisch und stützen Sie
sich mit den Händen auf der Tischplatte
auf. Nun gehen Sie in die Hocke, bis Ihr
Gesäß die Fersen berührt, und atmen

dabei ein. Richten Sie sich wieder auf, atmen dabei aus und zählen EINS. Das Ganze wiederholen Sie, je nach Alter und Kondition, 10-, 15- oder 20-mal.

Unmittelbar danach messen Sie erneut Ihren Puls, warten dann eine Minute und messen dann ein zweites Mal. Sie haben jetzt also drei Werte, die wir mit P1, P2 und P3 bezeichnen wollen. Diese Werte addieren Sie und ziehen davon die Zahl 200 ab. Das Ergebnis dividieren Sie dann durch 10.

Liegt das Endergebnis unter 0 (kommt also eine negative Zahl heraus), haben Sie ein Sportlerherz und werden wohl niemals mit Übergewicht zu kämpfen haben. Liegt der Wert zwischen 0 und 5, ist Ihre Belastungsfähigkeit gut. Bei einem Wert zwischen 5 und 10 liegt sie im mittleren Bereich. Bei einem Wert zwischen 10 und 15 ist sie unzureichend, und bei Werten über 15 ist Ihre Belastungsfähigkeit schlecht. Sie sollten also unbedingt abnehmen und Ihren Arzt konsultieren.

➡️ *Mein Diät-Tagebuch*

Sicher haben Sie im Laufe der vergangenen Wochen festgestellt, dass ich, ohne Sie persönlich zu kennen, eine ganze Menge über Sie weiß. Und vielleicht haben Sie auch bemerkt, dass ich mit Ihnen fühle, dass ich mich gut in Sie hineinversetzen kann. Vertrauen Sie mir also und schreiben Sie auf, was Sie empfinden, was Sie bewegt. Es kann Ihnen nur helfen, glauben Sie mir.

1

2

3

4

5

6

7

8

9

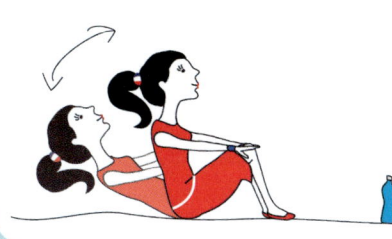

IHRE TÄGLICHE ÜBUNG

Sind Sie jung und sportlich, machen Sie noch einmal 50 Sit-ups und 18 Kniebeugen.
Gehören Sie zur Generation 50 plus und treiben nicht regelmäßig Sport, probieren Sie es noch einmal mit 22 Sit-ups und 11 Kniebeugen.

Tag 32

| Mein Ausgangsgewicht | Mein Gewicht heute \| Gewichtsabnahme insgesamt | Mein Zielgewicht |

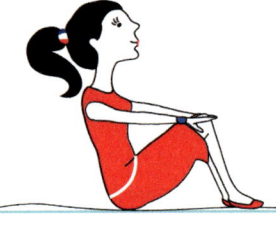

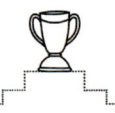

MOTIVATION IST ALLES

Gestern waren wir bei den entwicklungsgeschichtlich ältesten Teilen unseres Gehirns, dem Reptilien- und dem paleomammalischen Gehirn, stehen geblieben. Während Ersteres ausschließlich seinen Instinkten folgt, kann das zweite aufgrund seiner Erinnerungsfähigkeit bereits zwischen angenehm und unangenehm unterscheiden. Wir Menschen besitzen darüber hinaus noch ein drittes Gehirn. In diesem sogenannten neomammalischen Gehirn sind der Verstand und das Bewusstsein angesiedelt. Besäßen wir dieses Gehirn nicht, würden wir uns wie die Tiere verhalten, unser Handeln wäre ausschließlich auf das Überleben und die Triebbefriedigung ausgerichtet. Wir würden also immer dann Nahrung zu uns nehmen, wenn wir Hunger verspüren, und würden dabei bestimmten Nahrungsmitteln aufgrund unseres Erinnerungsvermögens (paleomammalisches Gehirn) den Vorzug geben. Wir wären jedoch nicht in der Lage, eine Diät zu machen, setzt dies doch ein bewusstes Handeln voraus.

Zur Einstimmung

Fleisch und Geflügel, Fisch und Meeresfrüchte, Eier, Schinken und Bündnerfleisch, fettarme Milchprodukte, Tofu – nichts als reine Proteine dürfen heute auf Ihrem Speiseplan stehen. Die Auswahl ist dennoch groß, sorgen Sie also immer wieder für Abwechslung.

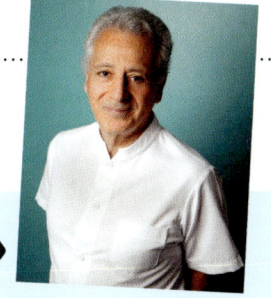

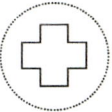

GESUNDHEITLICHE ASPEKTE

Heute möchte ich einmal ein bisschen aus meiner Praxis erzählen: Einer meiner Patienten, ein Metzger um die 50, der gerade eine Abmagerungskur machte, sagte eines Tages zu mir: „Wissen Sie, Herr Doktor, als ich anfing zuzunehmen, hatte ich das Gefühl, als würde ich ein neugeborenes Kalb auf den Schultern tragen. Und als ich immer dicker wurde – ich habe 40 Kilo zugenommen –, merkte ich gar nicht, dass aus dem Kalb inzwischen ein ausgewachsenes Rind geworden war. Und seit ich abgenommen habe, frage ich mich, wie ich eine solche Last so lange mit mir herumtragen konnte." Das sollte Ihnen vielleicht auch zu denken geben?

Bleiben Sie standhaft

Den größten Teil Ihres Weges haben Sie inzwischen bereits zurückgelegt. Nun bleiben Ihnen noch gerade einmal zwanzig Tage, um Ihr Ziel – 10 Kilo abzunehmen – zu erreichen. Deshalb ist ab jetzt, ich sagte es gestern bereits, besondere Wachsamkeit vonnöten, und Ausrutscher jedweder Art sind gänzlich tabu.

Ich unterstütze Sie

Obwohl die Diabetologen nicht müde werden, darauf hinzuweisen, dass die Zahl der Diabeteserkrankungen unaufhörlich steigt, gilt nach wie vor die offizielle Empfehlung, den täglichen Kalorienbedarf zu 55 bis 60 Prozent mit Kohlenhydraten zu decken. Hauptursache für eine Diabeteserkrankung ist das Übergewicht, weshalb man in Fachkreisen heute schon von „Diabesität" spricht. Ein Phänomen, dem Jahr für Jahr Millionen von Menschen zum Opfer fallen. Und was unternimmt man von offizieller Seite dagegen? Nichts! Trotz der wachsenden Zahl übergewichtiger Menschen, trotz des Bewegungsmangels und der zahlreichen Studien, die belegen, dass derartige Mengen an Kohlenhydraten unsere Gesundheit gefährden, bleibt die WHO bei ihrer Empfehlung. Und genau dieser gefährliche Starrsinn ist es, gegen den ich kämpfe. Ich kann nur an Sie appellieren: Genießen Sie Kohlenhydrate mit Vorsicht. Das heißt nicht, dass Sie vollkommen darauf verzichten sollten, aber Sie sollten sich stets der Risiken bewusst sein.

Pierre Dukan

1
2
3
4
5
6
7
8
9

Schwertfischspießchen

Zubereitungszeit: 20 Minuten +
2 Stunden Marinieren
Für 2 Personen

2 TL Olivenöl*
Saft von ½ Zitrone
½ EL Sojasauce
1 TL gemahlener Kreuzkümmel
Salz, frisch gemahlener schwarzer Pfeffer
1 Knoblauchzehe
Einige Stängel Koriandergrün
300 g Schwertfischsteak

* Entspricht der gesamten zulässigen
Tagesmenge.

1. Für die Marinade das Olivenöl mit Zitronensaft, Sojasauce, Kreuzkümmel, Salz
und Pfeffer verrühren. Knoblauch abziehen und durch die Presse dazu geben,
den Koriander waschen, trockentupfen,
fein schneiden und zugeben.
2. Die Schwertfischsteaks in etwa 3 cm
große Würfel schneiden, mit der
Marinade mischen, mit Frischhaltefolie
abdecken und mindestens 2 Stunden im
Kühlschrank marinieren lassen. Die Fischstücke dabei gelegentlich wenden.
3. Den Backofen- oder Holzkohlegrill
vorheizen. Die gut abgetropften Fischstücke auf Holzspieße stecken und unter
häufigem Wenden 6–8 Minuten grillen,
bis der Fisch innen gar und außen leicht
gebräunt ist.

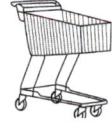

TIPPS FÜR IHREN EINKAUF

Wie der Thunfisch und der Zacken-
barsch hat der Schwertfisch ein
besonders festes Fleisch. Und wegen
der wertvollen Omega-3-Fettsäuren
dürfen Sie ruhig ein etwas fetteres
Stück nehmen.

TIPP

Das gleichmäßige Marinieren der
Fischstücke geht ganz einfach, wenn
man Fisch und Marinade in einen
Gefrierbeutel gibt, gut verschließt und
im Kühlschrank gelegentlich umdreht.

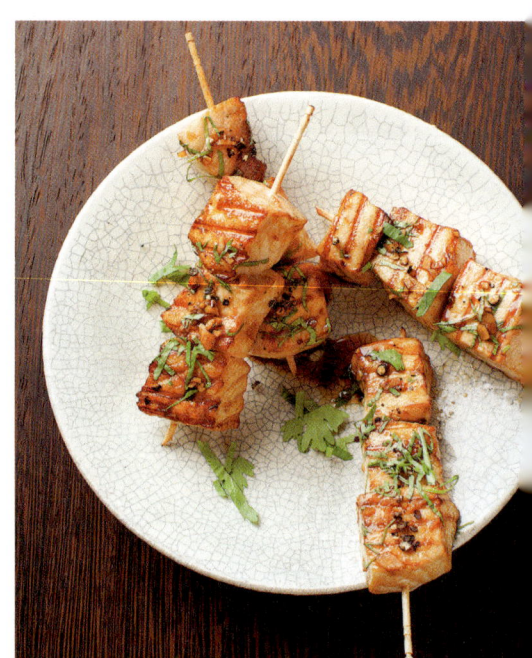

Seien Sie aktiv!

Gestern haben wir einen kleinen Belastbarkeitstest gemacht, den Sie hoffentlich mit Bravour gemeistert haben.

Belastbar zu sein bedeutet nämlich nicht nur, eine körperliche Leistung vollbringen zu können. Es bedeutet auch, Willensstärke zu besitzen, Versuchungen widerstehen zu können und seine Ziele konsequent verfolgen zu können. Sollte es daran bei Ihnen noch ein wenig hapern, seien Sie unbesorgt – daran kann man arbeiten, und zwar durch körperliche Aktivität. Sie werden überrascht sein, wie schnell sich das auch auf Ihren Geist auswirkt.

Um funktionieren oder gar Großes leisten zu können, müssen Körper und Geist zusammenwirken, und dazu brauchen wir Energie und Belastungsfähigkeit. Und diese Energie und Belastungsfähigkeit benötigen Sie auch, um erfolgreich abzunehmen. Also, gehen Sie, laufen Sie, tanzen Sie, klettern Sie ... halten Sie Ihren Körper in Schwung.

➡ *Mein Diät-Tagebuch*

Heute möchte ich Sie bitten, Ihr Tagebuch noch einmal von Anfang an zu lesen und dabei all das zu markieren, was Ihnen besonders wichtig erscheint.

_____

_____

_____

_____

_____

_____

_____

_____

1 2 3 4 5 6 7 8 9

IHRE TÄGLICHE ÜBUNG

Sind Sie jung und sportlich, machen Sie heute noch einmal 50 Sit-ups und 18 Kniebeugen.

Gehören Sie zur Generation 50 plus und treiben nicht regelmäßig Sport, bleiben Sie bei 22 Sit-ups und 11 Kniebeugen.

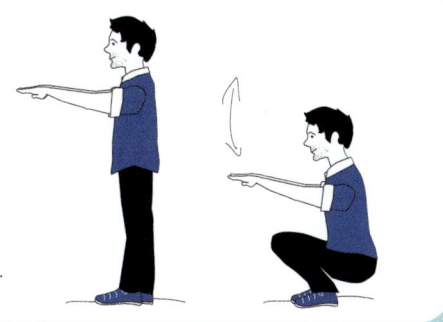

Tag 33

Mein Ausgangsgewicht   Mein Gewicht heute | Gewichtsabnahme insgesamt   Mein Zielgewicht

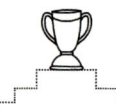

MOTIVATION IST ALLES

Ich möchte heute an dieser Stelle meine Ausführungen zu den drei Gehirnen fortführen. Die beiden ersten kennen Sie ja bereits:

- das Reptiliengehirn, der „Autopilot", der für unsere Physiologie, unsere Instinkte und unser Überleben zuständig ist;

- das mammalische Gehirn, das unsere Emotionen, unser Gedächtnis, unsere Vorlieben und Abneigungen, unsere Konditionierung und unsere Leidenschaften steuert.

Vor 60 Millionen Jahren erschienen die ersten Primaten auf der Erde. Bereits damals wurde das dritte Gehirn angelegt, das sich im Laufe der Zeit zu dem weiterentwickelte, was uns Menschen, was den *Homo sapiens sapiens* ausmacht.

Sie fragen sich vielleicht, warum ich so ausführlich auf dieses Thema eingehe. Nun, abnehmen heißt auch lernen. Und um dem Einfluss der beiden „Urgehirne" etwas entgegensetzen zu können, muss man etwas über das dritte – rationale – Gehirn, den Neokortex oder das neomammalische Gehirn, wissen, das uns im Unterschied zu den beiden anderen in die Lage versetzt, bewusste Entscheidungen zu treffen. Doch dazu morgen mehr.

Zur Einstimmung

Für den heutigen Gemüsetag eine persönliche Empfehlung von mir: gegrillte Zwiebeln. Alles, was Sie dazu benötigen, sind nicht zu kleine milde Zwiebeln, die Sie in etwa 1,5 cm dicke Scheiben schneiden und auf dem Grill oder in einer mit Öl ausgeriebenen Pfanne bei starker Hitze braten, bis sie karamellisiert sind. Anschließend lassen Sie sie bei etwas geringerer Hitze weich garen. Sehr fein!

Bleiben Sie standhaft

Ein gelegentlicher Ausrutscher, werden Sie vielleicht denken, kann doch nicht so schlimm sein. Im Prinzip gebe ich Ihnen da zwar recht, dennoch würde ich es an Ihrer Stelle nicht darauf ankommen lassen. Jeder meiner Patienten erliegt hin und wieder der Versuchung. Schließlich sind sie Menschen und keine Roboter. Allerdings halte ich Disziplin für etwas sehr Wichtiges. Denn nur mit Disziplin wird man seine Ziele erreichen. Und damit man eine Diät erfolgreich absolvieren kann, bedarf es klarer Richtlinien. In diesem Sinne: Bleiben Sie standhaft!

Seien Sie aktiv!

An eines sollten Sie automatisch schon am Morgen denken: an Ihren 30-minütigen Spaziergang. Wenn Sie noch jung sind und wenig Zeit haben, reichen auch 20 Minuten Joggen. Denn Bewegung ist unerlässlich, und das nicht nur kurzfristig für die Gewichtsabnahme, sondern auch langfristig, um Ihr Gewicht dauerhaft halten zu können.

Und auch Ihr Körper wird es Ihnen danken. Denn er ist dafür geschaffen, sich zu bewegen. Und Sie werden nicht leugnen können, dass Ihr Übergewicht zu einem guten Teil auch darauf zurückzuführen ist, dass Sie dieses Bedürfnis Ihres Körper ignoriert und sich nicht ausreichend bewegt haben. Also, tun Sie sich, Ihrem Körper und mir den Gefallen und gehen Sie zu Fuß oder laufen Sie.

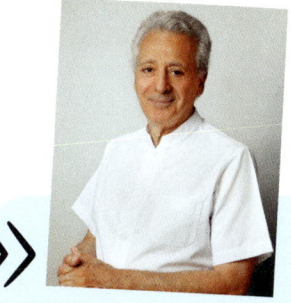

Ich unterstütze Sie

Zum Thema Kohlenhydrate noch zwei Gedanken: Da wäre zum einen die Frage des Preises. Zugegeben, kohlenhydratreiche Lebensmittel sind relativ preiswert. Nudeln, Reis, Pizza, Zucker oder Grieß kosten nicht viel. Doch diese industriell hergestellten, raffinierten Lebensmittel sind, obwohl pflanzlichen Ursprungs, nahezu sämtlicher Vitamine und Mineralstoffe beraubt, enthalten dafür aber umso mehr schnelle Zucker, die Hauptverantwortlichen für Übergewicht und Diabetes. Im Grunde bekommen Sie also sehr wenig für Ihr Geld.

Der zweite Aspekt betrifft die Gewöhnung, denn Kohlenhydrate, vor allem schnelle Zucker wie Bonbons, Honig, Süßigkeiten oder Kuchen, machen regelrecht süchtig. Neurowissenschaftler haben sogar nachgewiesen, dass diese schnellen Zucker eine ähnlich starke Wirkung auf das Gehirn haben wie Drogen.

Pierre Dukan

Möhrenflan mit Koriander

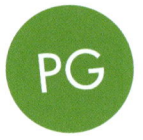

PG

Zubereitungszeit: 30 Minuten +
20 Minuten Garzeit
Für 2 Personen

2 EL Magerquark
200 g Möhren
½ Bund Koriandergrün
60 g fettarmer Reibekäse (7 % Fett)
2 Eier
Salz, Pfeffer

Das Rezept enthält pro Person
eine tolerierte Zutat.

1. Sehr feuchten Quark in ein mit einem
   Mulltuch ausgelegtes Sieb geben und
   30 Minuten abtropfen lassen.
2. In der Zwischenzeit die Möhren
   waschen, schälen und fein reiben. Das
   Koriandergrün waschen, trocken tupfen
   und fein schneiden. Den Käse reiben.
3. Den Backofen auf 210 ºC vorheizen.
4. Eier und Quark mit dem Schneebesen
   verschlagen. Den geriebenen Käse
   untermischen und mit Salz und Pfeffer
   würzen.
5. Möhren und Koriandergrün auf zwei
   kleine Auflaufförmchen (à 150 ml Inhalt)
   verteilen und mit der Quarkmischung
   bedecken. Die Flans in ein heißes
   Wasserbad stellen, sodass das Wasser
   bis einen Finger breit unter den Rand
   der Förmchen reicht und 20 Minuten
   im Backofen garen. Sofort servieren.

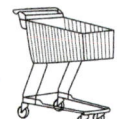

TIPPS FÜR IHREN EINKAUF

Manche raten Diabetikern und
Menschen, die eine Low-Carb-Diät
machen, von Möhren ab, weil sie
Zucker enthalten, aber der Zuckergehalt ist so gering, dass ich nichts
dagegen einzuwenden habe, zumal
sie reich an Karotinen und Antioxidantien sind. Sie müssen sie ja nicht täglich
essen. Da beim Abnehmen das unter
der Haut liegende Fettgewebe „weg-
schmilzt", wird die Haut oft schlaff.
Karotin hilft der Haut dabei, wieder
straff zu werden.

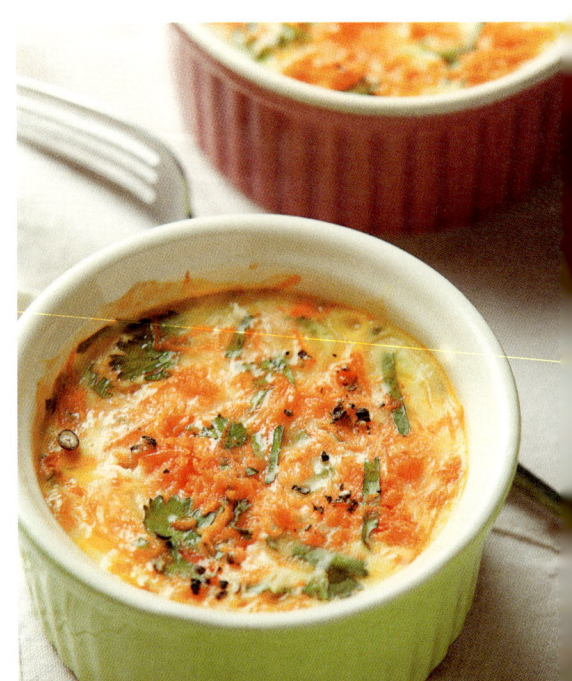

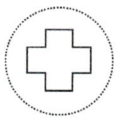

GESUNDHEITLICHE ASPEKTE

Ein Zuviel an Gewicht wirkt sich in den allermeisten Fällen auch negativ auf die Gelenke aus. In erster Linie betroffen ist – vor allem, wenn die Muskulatur nicht kräftig genug ist – die Wirbelsäule, die sich aus mehreren Dutzend Wirbeln zusammensetzt. Zwischen den einzelnen Wirbeln befinden sich die Bandscheiben, die gewissermaßen als Puffer fungieren. Jede Erschütterung, der unser Körper ausgesetzt ist, überträgt sich auf die Wirbelsäule und die Bandscheiben. Dass die äußerst schmerzhaften Bandscheibenvorfälle heute gehäuft auftreten, ist auch auf die wachsende Zahl übergewichtiger Menschen zurückzuführen.

➡ *Mein Diät-Tagebuch*

Suchen Sie heute doch einmal in Ihrem Tagebuch nach dem Ereignis, dem Gedanken oder der Erkenntnis, die für Sie eine wirkliche Offenbarung war und Ihnen noch immer eine Hilfe ist.

1
2
3
4
5
6
7
8
9

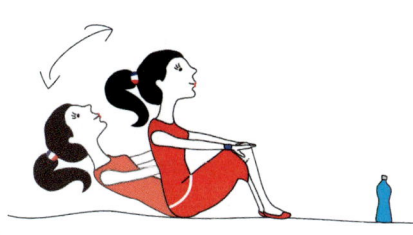

IHRE TÄGLICHE ÜBUNG

Sind Sie jung und sportlich, bleibt es bei 50 Sit-ups und 18 Kniebeugen.
Gehören Sie zur Generation 50 plus und treiben nicht regelmäßig Sport, machen Sie noch einmal 22 Sit-ups und 11 Kniebeugen.

Tag 34

| Mein Ausgangsgewicht | Mein Gewicht heute | Gewichtsabnahme insgesamt | Mein Zielgewicht |

Zur Einstimmung

Ich hoffe, Sie haben sich gestern so richtig an Gemüse satt gegessen, denn heute ist frisches Grün wieder tabu. Die Klassiker – Surimi, magerer Puten- oder Hähnchenschinken, hart gekochte Eier oder Thunfisch – sind zwar ideal als Mittagessen, dennoch sollten Sie gelegentlich auch für ein wenig Abwechslung sorgen.

Wie wäre es etwa, wenn Sie sich als Mittagsimbiss für die Arbeit zum Beispiel etwas gegrilltes Fleisch, eine Hähnchenkeule, zwei schöne Scheiben Räucherschinken, einen Haferkleie-Pfannkuchen, gefüllte Eier, ein mit Haferkleie paniertes Putenschnitzel, Fleischbällchen aus magerem Rindfleisch oder ein anderes Gericht, das Sie gern essen, einpacken?

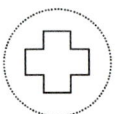

GESUNDHEITLICHE ASPEKTE

Gestern sprachen wir darüber, welche Belastung ein Zuviel an Gewicht für Ihre Gelenke, speziell Ihre Wirbelsäule, bedeutet. Heute wollen wir uns einmal den Knien zuwenden.

In jungen Jahren sind Knieprobleme in der Regel durch Unfälle oder Stürze bedingt. Hat man jedoch erst einmal die Fünfzig überschritten und liegt dann auch noch eine entsprechende Vorbelastung vor, steigt das Risiko einer Arthrose vor allem bei Menschen, die bereits lange übergewichtig sind. Schließlich sind es die Knie, die zum größten Teil die Last des Körpers tragen.

Dieser schmerzhaften, nicht selten nur operativ zu behebenden Erkrankung kann man jedoch durch eine Gewichtsreduktion vorbeugen. Allerdings genügt es nicht, lediglich ein paar Pfunde abzuspecken. Man sollte schon das Idealgewicht anpeilen.

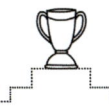

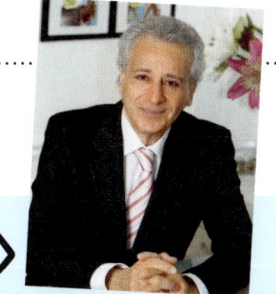

MOTIVATION IST ALLES

Um überleben zu können, mussten die Menschen in der Lage sein, sich gegen ihre Feinde zur Wehr zu setzen und konnten sich nicht länger nur von Pflanzen ernähren. So wurden sie zu Fleischfressern und Jägern. Dazu war es jedoch erforderlich, dass sie lernten, miteinander zu kommunizieren. Auf diese Weise entwickelte sich die Sprache. Ein Entwicklungsschritt folgte auf den anderen, und am Ende dieser Kette standen der Homo sapiens und das dritte, das sogenannte menschliche Gehirn, auf das ich morgen noch genauer eingehen werde.

Seien Sie aktiv!

Gehören Sie zu denen, die Freude an Sport und Bewegung haben, werden Sie vermutlich lediglich ein paar Pfunde abnehmen müssen. Sind Sie von Haus aus ein Bewegungsmuffel, besteht die Gefahr, dass Sie nach erfolgreicher Gewichtsabnahme gleich wieder in Ihren alten Trott verfallen und Bewegung Bewegung sein lassen. Damit riskieren Sie allerdings, erneut zuzunehmen. Deshalb mein dringender Appell an Sie: Laufen Sie oder suchen Sie sich eine einfache Sportart, die Ihnen Spaß macht. Aber sorgen Sie täglich für Bewegung. Es reicht auch schon, wenn Sie weiterhin 20 bis 30 Minuten gehen.

Ich unterstütze Sie

Heute ist der vierzigste Tag Ihrer Diät, und Sie kommen nun mit jedem Tag dem Siegertreppchen ein wenig näher. Wahrscheinlich haben Sie inzwischen schon so viel abgenommen, dass Sie sich in Ihrem Körper bedeutend wohler fühlen und dass Sie gesünder sind. Ganz entscheidend für den Erfolg ist die Art, wie man an eine Diät herangeht. Begreift man sie als Herausforderung, als Kampf, den man unbedingt gewinnen will, wird man alle Widerstände und Hindernisse überwinden, rasch ans Ziel gelangen und am Ende noch genug Energie haben, um sein Gewicht zu stabilisieren. Lässt man sie hingegen über sich ergehen, so wie man die Gewichtszunahme hingenommen hat, läuft man Gefahr, dass man am Ende nicht mehr ausreichend motiviert ist.

Aber auch wenn bei Ihnen bisher alles glatt gelaufen ist, sollten Sie stets bedenken, dass immer etwas passieren kann, was Sie aus der Bahn werfen könnte. Dann sollten Sie es unbedingt vermeiden, wieder Trost oder Befriedigung im Essen zu suchen.

Pierre Dukan

Kräuterschnitzel à la Dukan

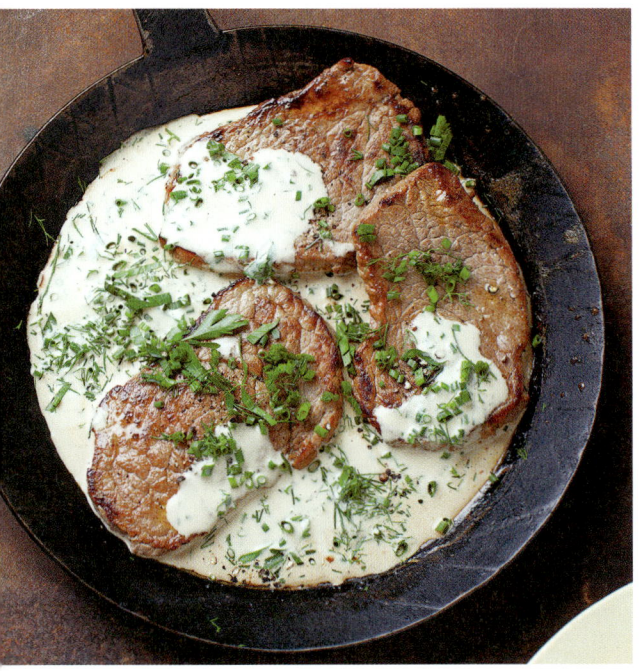

1. Die Schnitzel flach klopfen. Wenn sie sehr groß sind, jedes Schnitzel halbieren.
2. Eine beschichtete Pfanne mit dem Olivenöl auspinseln und erhitzen. Die Schnitzel darin von beiden Seiten jeweils etwa 3–4 Minuten braten. Salzen, pfeffern und auf einer tiefen Platte warm stellen.
3. Den Bratensatz mit etwas Gemüsebrühe ablöschen und unter Rühren erhitzen. Den Frischkäse einrühren. Die Sauce mit Salz, Pfeffer und Zitronensaft abschmecken. Die Kräuter unterziehen und nach Bedarf noch etwas Gemüsebrühe zugeben. Die Sauce über die Schnitzel gießen. Sofort servieren.

Zubereitungszeit: 20 Minuten
Für 2 Personen

2 dünne Kalbsschnitzel (à etwa 150 g)
1 TL Olivenöl
Etwa 50 ml fettreduzierte Gemüsebrühe
3–4 TL Frischkäse (0,2 % Fett)
Salz, Pfeffer
1 TL Zitronensaft
1–2 EL gemischte gehackte Gartenkräuter
  (z. B. Petersilie, Estragon, Kerbel)

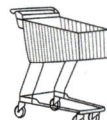

TIPPS FÜR IHREN EINKAUF

Kaufen Sie sich heute doch einmal ein schönes saftiges Kalbsschnitzel. Den dünnen Fettrand müssen Sie natürlich vor der Zubereitung abschneiden. Und braten Sie das Fleisch möglichst scharf an. Es bekommt dadurch mehr Geschmack.

Bleiben Sie standhaft

Ein ganz wesentliches Element meiner Methode ist absolute Konsequenz. Sie könnten deshalb für selbst in etwa folgenden Vorsatz fassen: „Ich will abnehmen. Ich will diese Diät konsequent durchziehen. Jede Unterbrechung, und sei sie noch so kurz, stellt die erfolgreiche Durchführung meines Vorhabens ernsthaft infrage. Ich weiß, dass ich meinen Lebensstil ändern muss, dass ich nicht länger Trost und Befriedigung im Essen suchen darf. Das Ziel, das ich ansteuere, ist von so großer Bedeutung, dass ich die notwendige Konsequenz und Disziplin aufbringen werde."

Psychologen würden dem entgegenhalten, ein solcher Vorsatz stelle eine derartige Belastung dar, dass der Betroffene sofort wieder zunehmen werde.

Dem kann ich in keinster Weise zustimmen. Denn für die meisten Menschen stellt eine Abmagerungskur keineswegs eine seelische Belastung dar, sondern vielmehr eine Befreiung.

➡ Mein Diät-Tagebuch

Tagebuchschreiben heißt, all das Schöne oder Schlechte, das Ihnen widerfahren ist, die Dinge, die Sie beeindruckt haben, auf dem Papier festzuhalten. Ihr Tagebuch ist so etwas wie ein Zeuge. Und es ist ein Verbündeter, der Ihnen helfen kann. Und noch eines: Es ist statistisch belegt, dass diejenigen, die regelmäßig Tagebuch führen, schneller abnehmen und ihr Gewicht besser halten.

_____

_____

_____

_____

_____

_____

IHRE TÄGLICHE ÜBUNG

Sind Sie jung und sportlich, machen Sie weiterhin 50 Sit-ups und 18 Kniebeugen. **Gehören Sie zur Generation 50 plus und treiben nicht regelmäßig Sport**, bleiben Sie bei 22 Sit-ups und 11 Kniebeugen.

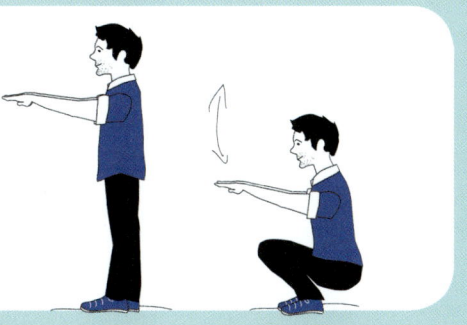

1   2   3   4   5   6   7   8   9

Tag 35

_____ _____ _____
Mein Ausgangsgewicht   Mein Gewicht heute | Gewichtsabnahme insgesamt   Mein Zielgewicht

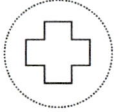

Zur Einstimmung

Beginnen Sie den heutigen Gemüsetag doch wieder einmal mit einem
Rhabarberkompott, das Sie zum Beispiel
mit Seidentofu anreichern könnten.
Und mittags vielleicht einen schönen –
möglichst gemischten – Blattsalat (Frisée,
Kopfsalat, Endivien, Chicorée, Kresse,
junger Spinat) mit Thunfisch (oder einem
anderen Fisch Ihrer Wahl), Räucherlachs,
Surimi oder Fleisch – und natürlich mit
Balsamico-Essig. Und zum Nachtisch
würde ich Ihnen Magerquark oder
Magerjoghurt empfehlen.

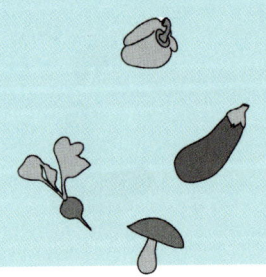

GESUNDHEITLICHE ASPEKTE

In den vergangenen Tagen habe ich
Ihnen vor Augen geführt, welcher
Belastung Ihre Gelenke, insbesondere
Ihre Lendenwirbelsäule und Ihre Knie,
ausgesetzt sind, wenn Sie zu viele
Kilos mit sich herumschleppen.
Gelingt es Ihnen aber, abzunehmen
und Ihr Idealgewicht zu erlangen –
und es danach dauerhaft zu halten –,
werden Ihnen dies nicht nur Ihre
Gelenke danken. Vielmehr wird es Einfluss auf Ihr gesamtes weiteres Leben
haben. Dann stehen die Chancen
nämlich gut, den vielen Zipperlein
und Krankheiten zu entgehen, die die
Lebensqualität erheblich beeinträchtigen können. Ja, dies kann sich sogar
auf Ihre Lebenserwartung auswirken.
Sie werden also länger leben, und das
bei guter Gesundheit. Sorgen Sie also
schon jetzt für Ihr Alter vor. Denn was
gibt es Wertvolleres als das Leben?

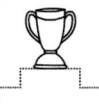

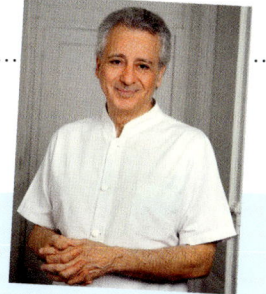

MOTIVATION IST ALLES

Natürlich verfügen auch die Tiere über ein Bewusstsein. Auch ein Hund denkt und handelt. Was den Menschen aber vom Tier unterscheidet, ist die Tatsache, dass sich der Mensch seines Bewusstseins bewusst ist.

Das dritte Gehirn nimmt nicht zur Kenntnis, was sich in den beiden anderen entscheidet, in denen die Prozesse unbewusst ablaufen. Nun sind es aber gerade diese beiden primitiven Gehirne, in denen die lebensnotwendigen Entscheidungen fallen. „Wozu dient dann eigentlich dieses dritte Gehirn?", werden Sie nun vielleicht fragen. Nun, es dient dazu, unserem Handeln einen Sinn zu geben – sinnvoll und zielgerichtet zu handeln.

Seien Sie aktiv!

Heute werde ich mich nicht damit begnügen, Ihnen zu mehr Bewegung zu raten, sondern ich werde Ihnen, so wie ich es bei meinen Patienten tue, etwas verordnen, und zwar Folgendes: „Täglich 30 Minuten gehen (am Stück oder in zwei Etappen à 15 Minuten)!" Das entbindet Sie natürlich nicht von Ihren täglichen Sit-ups und Kniebeugen! Tasten Sie während der Übungen einmal, wie sich Ihre Muskeln anfühlen. Sie werden feststellen, dass sie fester und kräftiger sind.

Ich unterstütze Sie

Falls Sie zu den Menschen gehören, die mit wenig Elan und Motivation an Ihre Diät herangegangen sind, sollten Sie Ihrer Motivation unbedingt ein wenig nachhelfen, indem Sie sich bewusst machen, was Sie dadurch gewinnen. Denken Sie etwa an Ihr Aussehen und Ihre Ausstrahlung. Betrachten Sie sich im Spiegel und versuchen Sie sich daran zu erinnern, wie Sie aussahen, bevor Sie mit der Diät begonnen haben. Führen Sie sich vor Augen, dass Ihnen noch zwanzig Tage bleiben, um noch weiter daran zu arbeiten.

Denken Sie schließlich auch an die positiven Auswirkungen, die eine Gewichtsabnahme auf Ihr tägliches Leben haben wird. Dass Sie etwa beim Treppensteigen nicht mehr außer Atem oder bei der kleinsten Anstrengung ins Schwitzen geraten, dass es Ihnen keine Mühe mehr macht, Ihre Schuhbänder zu binden, ja, dass Sie sogar besser schlafen werden.

Pierre Dukan

1
2
3
4
5
6
7
8
9

Konjak-Nudel-Brokkoli-Auflauf

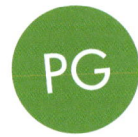

Zubereitungszeit: 10 Minuten +
15–20 Minuten Backzeit
Für 2 Personen

330 g Konjak-Nudeln
100 g Brokkoli (frisch oder TK)
2 Eier
1 EL fein geschnittenes Basilikum
1 EL gehackte Petersilie
Salz, Pfeffer
1 Tropfen Butterschmalzaroma
60 g fettarmer Reibekäse (7 % Fett)

Das Rezept enthält pro Person
eine tolerierte Zutat.

1. Einen Topf mit Wasser zum Kochen
   aufstellen. Die Konjak-Nudeln unter fließendem Wasser abspülen, 2 Minuten
   in Wasser kochen und abgießen.
2. Den frischen Brokkoli waschen, putzen
   und in Röschen teilen. Wenig Wasser
   zum Kochen bringen, Brokkoli darin
   etwa 4–5 Minuten knackig garen.
   Mit einem Schaumlöffel herausnehmen
   und mit den Nudeln in eine Auflaufform geben. Den Backofen auf 210 °C
   vorheizen.
3. Die Eier in einer Schüssel mit den
   Kräutern verrühren und mit Salz, Pfeffer
   und Butterschmalzaroma würzen. Über
   die Brokkoli-Mischung gießen, mit Käse
   bestreuen und den Auflauf 15–20 Minuten im Backofen garen.

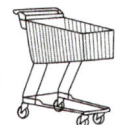

TIPPS FÜR IHREN EINKAUF

Ob Sie den Brokkoli für unser heutiges
Gericht des Tages frisch kaufen oder
auf ein Tiefkühlprodukt zurückgreifen,
bleibt ganz Ihnen überlassen. Übrigens
lässt sich aus Brokkoli auch eine cremige Suppe zubereiten: Gehackte
Zwiebeln in etwas Wasser andünsten,
Brokkoli und fettarme Gemüsebrühe
dazugeben und 10 Minuten kochen.
Mit dem Mixstab pürieren, mit Magermilch und Frischkäse verfeinern, salzen,
pfeffern – fertig!

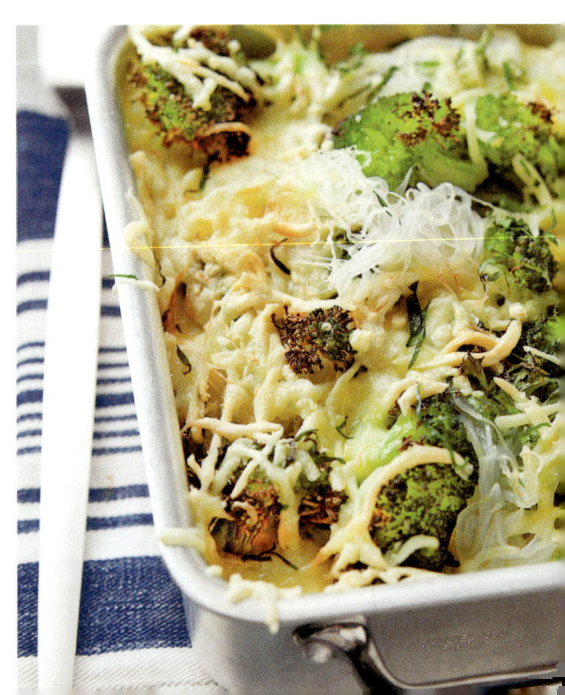

Bleiben Sie standhaft

In der Regel nimmt man zu, weil man eine tiefe Unzufriedenheit zu kompensieren versucht. Ein paar Pfündchen zu viel nimmt man nicht weiter tragisch, man gewöhnt sich schließlich sogar daran. Ab einem gewissen Moment empfindet man es jedoch als störend, also beschließt man abzunehmen. Sie allein können beurteilen, wie gut Ihnen das tut – nur Sie wissen, was für ein Hochgefühl es ist, die Pfunde purzeln zu sehen. Manche Menschen überqueren den Atlantik im Ruderboot, andere besteigen den Mount Everest und nehmen dafür unglaubliche Strapazen auf sich, aber das gibt ihrem Leben einen Sinn. Ohne die ungeheure Befriedigung, die man empfindet, wenn man eine Herausforderung erfolgreich gemeistert hat, würde es niemand auf sich nehmen, eine große Leistung zu vollbringen. Und das gilt auch für Sie, sollte Sie heute wieder einmal jemand oder etwas in Versuchung führen wollen.

➡ *Mein Diät-Tagebuch*

Heute möchte ich Ihnen einmal ein Beispiel dafür geben, was in Ihrem Tagebuch stehen könnte (es handelt sich dabei übrigens nicht um einen von mir erfundenen Text, sondern er wurde mir von einer Patientin übermittelt). „Heute konnte ich zum ersten Mal wieder meine Rippen sehen." Und weiter: „Beim Treppensteigen habe ich gespürt, wie sich meine Oberschenkelmuskeln zusammenzogen – ein ungewohntes und angenehmes Gefühl, ganz anders als früher."

_____

_____

_____

_____

_____

1
2
3
4
5
6
7
8
9

IHRE TÄGLICHE ÜBUNG

Sind Sie jung und sportlich, machen Sie wiederum 50 Sit-ups und 18 Kniebeugen. **Gehören Sie zur Generation 50 plus und treiben nicht regelmäßig Sport,** bleibt es auch heute bei 22 Sit-ups und 11 Kniebeugen.

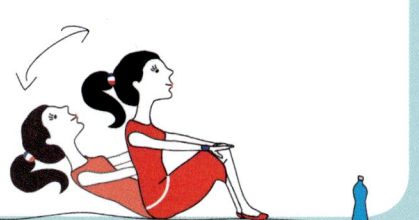

Woche 7

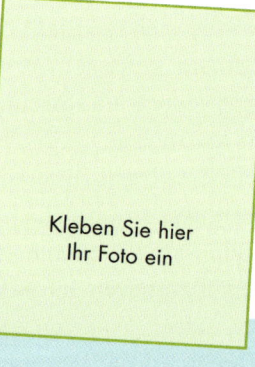

Kleben Sie hier
Ihr Foto ein

Meine „Glücksstrategie"

DIE SIEBTE SÄULE DES WOHLBEFINDENS: DAS BEDÜRFNIS, ZU EINER GRUPPE ZU GEHÖREN

Essen erhält den Menschen. Die Fortpflanzung erhält unsere Gattung, und unser Bedürfnis, zu einer Gruppe zu gehören, erhält den Zusammenhalt der Gesellschaft. Das ist uns angeboren. Wenn es uns gelingt, es zu befriedigen, belohnt die Natur uns mit Zufriedenheit. Wir Menschen leben wahrscheinlich am zufriedensten in einer Gruppe von 50 bis 100. Leider müssen wir in der modernen Gesellschaft mit vielen Millionen anderen zusammenleben. Trotzdem hat sich unser Bedürfnis nach Zugehörigkeit zu einer überschaubaren Gruppe nicht verändert. Das glücklich machende Gefühl von Zugehörigkeit und Nähe zu anderen Menschen, die uns lieben und die wir lieben, finden wir nur bei echten Freunden, bei Eltern und Verwandten.

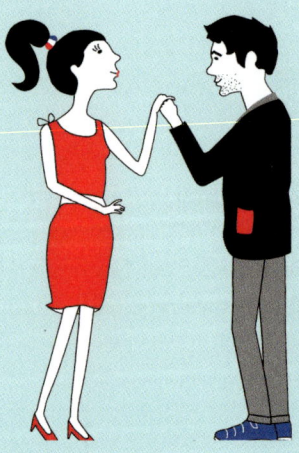

Meine aktuellen Körpermaße

Brustumfang	Taillenumfang	Hüftumfang	Umfang der Oberschenkel

Mein Rat der Woche

TRAINIEREN SIE IHRE BAUCH-, PO- UND ARMMUSKELN

Die folgenden Übungen für Bauch, Po und Trizeps können Sie überall machen, Sie verbrennen dabei Kalorien und besonders Schreibtischarbeiter können so während der Arbeit etwas für sich tun. Jede Übung sollten Sie alle halbe Stunde wiederholen.

Übung für den Po: Kontrahieren Sie Ihre Pobacken sechs Sekunden lang im Sitzen. Machen Sie diese Übung 10-mal hintereinander, so bleibt Ihr Gesäß fest und kräftig.

Bauchübung: Setzen Sie sich auf einen Stuhl und konzentrieren Sie sich auf Ihre Bauchmuskeln! Spannen Sie sie an, ohne dabei den Oberkörper zu bewegen! Bleiben Sie 6 Sekunden mit angespannten Bauchmuskeln sitzen und wiederholen Sie diese Übung 10-mal hintereinander.

Übung für den Trizeps: Setzen Sie sich in einen Sessel und legen Sie die abgewinkelten Arme und Handflächen auf die Armlehnen! Drücken Sie nun die Handflächen fest auf die Armlehnen, bis sich Ihr Oberkörper langsam von der Sitzfläche abhebt. Anschließend lassen Sie ihn ebenso langsam wieder in die Ausgangsstellung zurückfallen. Auch diese Übung sollten Sie 10-mal hintereinander machen. Vergessen Sie nicht, dass Sie immer auf meine Unterstützung zählen und mir jederzeit an meine Mail-Adresse schreiben können – docteurpierredukan@gmail.com

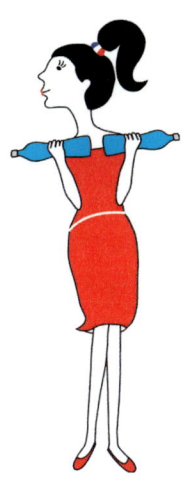

1
2
3
4
5
6
7
8
9

Tag 36

_____ _____ _____

Mein Ausgangsgewicht   Mein Gewicht heute | Gewichtsabnahme insgesamt   Mein Zielgewicht

Zur Einstimmung

Oft werde ich gefragt, warum man in den ersten beiden Phasen kein Obst essen darf: Zwischen Gemüse und Obst besteht ein großer Unterschied. Zwar ist beides reich an Ballaststoffen, mineralhaltigen Salzen und Vitaminen, aber ihr Kohlenhydratgehalt ist höchst unterschiedlich. Obst enthält viel mehr Zucker als Gemüse! Um den Zuckeranteil in 100 Gramm Erdbeeren abzubauen, müssen Sie 35 Kalorien verbrennen; bei 100 Gramm Äpfeln sind es 45, bei Birnen 60, bei Trauben und Kirschen 80 und bei Bananen sogar 95.

Für den Abbau des Zuckergehalts von 100 Gramm Chicorée brauchen Sie dagegen nur 8 Kalorien, für 100 Gramm Gurken 11, für die gleiche Menge Blattsalat 12, Zucchini 13, Grünkohl 14, Pilze 15, Paprika 16, Spinat 17, Tomaten und Spargel 19, Sellerie 20 und Blumenkohl 21. Deswegen empfehle ich, in den ersten beiden Phasen kein Obst zu essen.

IHRE TÄGLICHE ÜBUNG

Sind Sie jung und sportlich, machen Sie 50 Sit-ups und 18 Kniebeugen.
Gehören Sie zur Generation 50 plus und treiben nicht regelmäßig Sport, machen Sie 22 Sit-ups und 11 Kniebeugen.

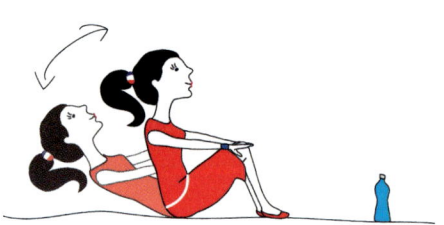

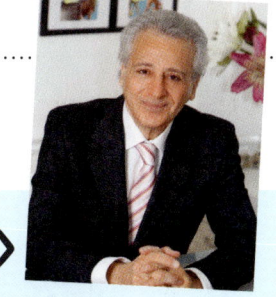

Bleiben Sie standhaft

Viele Psychiater und Psychologen sind Diäten gegenüber kritisch eingestellt. Da aber auch die Diätskeptiker nicht leugnen können, dass es sehr viele fettleibige Menschen gibt, deren Gesundheit ernsthaft bedroht ist, haben auch sie sich mit diesem Problem beschäftigt – mit folgendem Ergebnis: Diese Menschen müssten nur lernen, mehr auf die Botschaften ihres Körpers zu horchen und zwischen echtem Hungergefühl und bloßer Fresslust zu unterscheiden. Gerade da aber liegt das Problem! Alle Übergewichtigen müssen fast ständig gegen ihre „Fresslust" ankämpfen, was sie viel Kraft kostet. Deshalb fühlen sie sich häufig traurig und mutlos. Die Angst, doch irgendwann schwach zu werden, bringt sie immer wieder in Versuchung, und Angst wird mit Essen bekämpft. Selbst wenn sie diesen Zusammenhang kennen, nützt ihnen das nicht viel im Kampf gegen ihre Pfunde. Deshalb kann eine strenge, gut strukturierte Diät sie beträchtlich bei ihren Bemühungen unterstützen. Dann gibt es noch die Gruppe der grundsätzlichen Diätgegner. Ihr Motto: Essen Sie so viel Schokolade, wie Sie wollen, dann haben Sie sie bald über! Zum Glück finden nicht allzu viele Menschen Gefallen an dieser These. Angesichts der traurigen Realität, dass täglich überall auf der Welt Menschen an ihrem Übergewicht sterben, finde ich solche Lösungsvorschläge zynisch und gefährlich. Ich kann Ihnen

Ich unterstütze Sie

Bereits gestern haben wir darüber gesprochen, wie wichtig eine starke Motivation für den Erfolg jeder Diät ist. Machen Sie sich deshalb immer wieder bewusst, warum Sie abnehmen wollen: sportlicher und attraktiver werden, sich besser fühlen etc. Übergewicht stellt aber auch ein hohes Gesundheitsrisiko dar. Schon 7 oder 8 kg zu viel können Diabetes, Bluthochdruck und, besonders bei Rauchern, einen Herzinfarkt oder Gehirnschlag zur Folge haben. Erst vor kurzem entdeckte die Wissenschaft, dass das Krebsrisiko mit höherem Gewicht steigt. Familiäre Vorbelastung erhöht es noch zusätzlich. Anders als normale Körperzellen können Krebszellen ohne den Brennstoff Kohlenhydrate nicht wachsen und sich vermehren. Meine weitgehend kohlenhydratfreie Diät ist deshalb auch gut für Menschen mit Krebs.

Pierre Dukan

nur raten, auf Ihren gesunden Menschenverstand zu vertrauen und sich von solchen Thesen nicht beirren zu lassen. Bleiben Sie standhaft! Es lohnt sich!

Rindersteak mit Schalottensauce

Zubereitungszeit: 10 Minuten +
40 Minuten Garzeit
Für 2 Personen

4 Schalotten
½ fettreduzierter Rindsbouillonwürfel
1 kleine Tasse heißes Wasser
2 Filetsteaks vom Rind (à ca. 150 g)
Salz, Pfeffer
3 EL Rotwein
2 EL Balsamico-Essig

Das Rezept enthält pro Person
½ tolerierte Zutat.

1. Die Schalotten schälen und sehr fein
   hacken. Den Brühwürfel im heißen
   Wasser auflösen.
2. Eine beschichtete Pfanne bei starker
   Hitze heiß werden lassen und die Steaks
   auf beiden Seiten kräftig anbraten. Mit
   Salz und Pfeffer würzen, aus der Pfanne
   nehmen und beiseitestellen.
3. Den Rotwein in die Pfanne geben und
   bei mittlerer Hitze erwärmen. Schalotten
   und Rindsbouillon dazugeben und bei
   schwacher Hitze leise kochen lassen.
   Bei Bedarf noch etwas Wasser zugeben. Nach etwa 30 Minuten den Essig
   hinzufügen.
4. Sobald die Schalotten weich sind, die
   Steaks wieder in die Pfanne geben, in
   der Sauce wenden und noch einmal
   erhitzen.

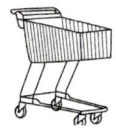

TIPPS FÜR IHREN EINKAUF

Mögen Sie Steaks? Falls ja, gönnen
Sie sich doch heute dieses allerfeinste
Stück vom Rind. Beim Braten können
Sie nur den Fehler machen, es zu lange
in der Pfanne zu lassen. Dann wird es
zäh statt auf der Zunge zu zergehen.

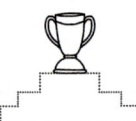

MOTIVATION IST ALLES

Warum gelingt es manchen Menschen
einfach nicht, nur so viel zu essen, wie
sie brauchen, und anderen schon? Die
Antwort hat damit zu tun, dass unser
menschliches Gehirn aus drei Teilen besteht, von denen zwei im Laufe der Evolution schon sehr früh entstanden sind,
einer erst viel später. Die beiden „alten"
Teile unseres Gehirns steuern unsere
Triebe, auch unseren Esstrieb. Je weniger wir diesen befriedigen, umso größer
wird der Stress für unseren Körper. Dann
blasen die „alten" Teile unseres Gehirns
zum Gegenangriff, indem sie uns Lust
auf Süßes, Fettes oder stark Gesalzenes
machen, Nahrungsmittel, die rasch
Glücksgefühle in uns auslösen.

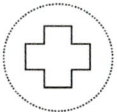

GESUNDHEITLICHE ASPEKTE

Heute wollen wir über die Leber sprechen, dieses lebenswichtige Organ, das unseren Körper vor schädlichen Lebensmitteln, Medikamenten und Umweltgiften schützt. Auch ein Zuviel an Fett lagert sie ein, weshalb Übergewichtige, besonders wenn sie über einen längeren Zeitraum mehr als 20 Kilo zu viel wiegen, oft eine Fettleber entwickeln. Außer Fett stellt auch eine kohlenhydratlastige Ernährung eine Gefahr für die Leber da, weil sie den Körper zwingt, fast ständig Insulin auszuschütten. Eine familiäre Veranlagung zu Diabetes erhöht das Risiko zusätzlich. Zum Glück lässt sich eine Fettleber durch radikale Ernährungsumstellung und Gewichtsabnahme heilen – ein Grund mehr, den Kampf gegen Ihre überflüssigen Pfunde aufzunehmen!

Seien Sie aktiv!

Dass Ruhe und möglichst wenig Bewegung das beste Heilmittel gegen Müdigkeit seien, ist ein unausrottbares Vorurteil. Das Gegenteil ist richtig. Ein müder, schlaffer Körper verlangt nicht nach Ruhe, sondern nach Bewegung und körperlicher Aktivität. Überwinden Sie Ihre Müdigkeit und gehen Sie raus. Sie werden es nicht bereuen. Schon nach ein paar Minuten werden Sie sich frischer fühlen.

➡ *Mein Diät-Tagebuch*

Liebe Leserin, lieber Leser, bitte vergessen Sie nie, jeden Tag etwas in dieses Tagebuch zu schreiben. Auch an meine Mail-Adresse können Sie mir jederzeit schreiben. Ihre Fragen interessieren mich sehr. Nur so erfahre ich, was Sie denken und welche Probleme Sie haben und kann meine Diätvorschläge an Ihre Bedürfnisse und Wünsche anpassen.

1
2
3
4
5
6
7
8
9

Tag 37

Mein Ausgangsgewicht | Mein Gewicht heute | Gewichtsabnahme insgesamt | Mein Zielgewicht

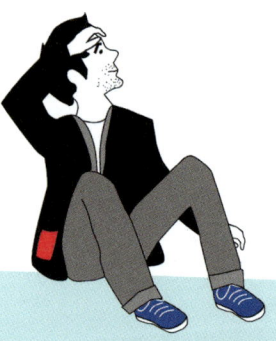

Zur Einstimmung

Heute steht wieder Gemüse auf dem Speiseplan. Obwohl ich in meinem bisherigen Leben nie Gewichtsprobleme hatte, frage ich mich immer wieder, was mir wohl bei einer Diät am meisten fehlen würde. Obwohl ich gern Fisch und Geflügel esse, würde mir an den Proteintagen wohl das Gemüse fehlen. Deshalb: Genießen Sie heute Ihr Gemüsegericht oder einen frischen Salat!

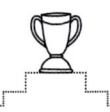

MOTIVATION IST ALLES

Mehr oder weniger einig ist man sich in Fachkreisen darüber, dass eine möglichst ausgewogene, gesunde, maßvolle Ernährung mit vielen kleinen, über den Tag verteilten Mahlzeiten optimal ist. Das ist sicher richtig. Ein übergewichtiger Mensch will aber vor allem abnehmen! Deshalb ist es ebenso sinnlos, ihm einen Vortrag über gesunde Ernährung zu halten, wie es sinnlos ist, einem Ertrinkenden das Schwimmen beibringen zu wollen. Man muss ihn packen und mit ihm ans Ufer schwimmen. Schwimmen kann man ihm vielleicht irgendwann später beibringen. Ob eine Diät gut und hilfreich ist, kann im Grunde nur beurteilen, wer eigene Erfahrungen mit ihr gemacht hat.

222

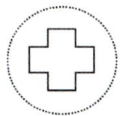

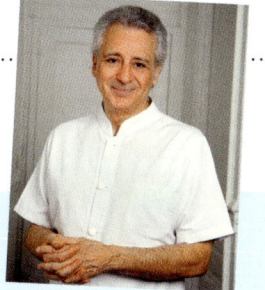

GESUNDHEITLICHE ASPEKTE

Sie kennen das gefährlichste Nahrungsmittel der Welt: Chips. Das sind frittierte oder gebackene Kartoffelscheiben mit sehr hohem glykämischem Index und starkem Einfluss auf den Insulinspiegel. Die Kartoffelscheiben sind so dünn, dass das Öl von beiden Seiten eindringen kann – ein wahrer Ölschwamm. Frittiertes enthält außerdem sehr viel Salz, dessen Gefahren für Herz und Blutdruck bekannt sind. Und damit einen die von Fett triefenden Chips nicht anekeln, fügen die Hersteller den Chips Essig zu, um den Geschmack zu verbessern und Lust auf mehr zu machen. Fatal!

Ich unterstütze Sie

Die meisten meiner Patienten waren übergewichtig, weil sie in ihrem bisherigen Leben zu viel gegessen und sich schlecht ernährt hatten. Obwohl sie erkannt hatten, dass sie sich von nun an einschränken müssen, taten sie sich oft sehr schwer damit. Deshalb ist eine starke Motivation extrem wichtig. Sie mussen sich täglich Ihr Ziel vor Augen halten und sich immer wieder ausmalen, wie wunderbar es sein wird, wenn Sie endlich schön, schlank und gesund sind! Ein weiterer wichtiger Verbündeter in Ihrem Kampf gegen das Übergewicht ist das Selbstvertrauen! Wenn Sie es heute geschafft haben, standhaft zu bleiben, können Sie es auch morgen schaffen!

Pierre Dukau

Bleiben Sie standhaft

Viele Psychologen und Psychiater finden, wie gesagt, dass Diäten grundsätzlich frustrierend und traumatisierend sind. Da bin ich ganz anderer Ansicht! Natürlich ist eine Diät eine riesige Herausforderung für einen Übergewichtigen. Aber im Kampf gegen das Übergewicht und mit den täglichen kleinen Erfolgen wachsen auch seine Kräfte, was wiederum das Selbstwertgefühl steigert. Eine meiner bulimischen Patientinnen machte einmal einen Selbstversuch mit dieser „Impfung" gegen die Schokoladenlust (Seite 219). Nach einer Woche hemmungslosen Scho-koladenkonsums kam sie wieder in meine Praxis, entsetzt darüber, wie viel sie zugenommen hatte. Ich kann es nur immer wiederholen: Schuld an Übergewicht und Diabetes sind zu viele Kohlenhydrate (Zucker, Weißmehl, Kuchen, Kekse, Mehlspeisen, süße Nachspeisen, zuckerhaltige Erfrischungsgetränke).

1
2
3
4
5
6
7
8
9

Konjak-Nudeln mit Kürbis und Pilzen

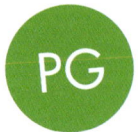

Zubereitungszeit: 20 Minuten +
15–20 Minuten Garzeit
Für 2 Personen

1 Stück Riesenkürbis (300 g)
¼ Zwiebel
200 g frische Pilze
2 TL Olivenöl
100 ml Magermilch
Salz, Pfeffer
330 g Konjak-Nudeln
1 Msp. frisch geriebene Muskatnuss
1 EL gehackte Petersilie

1. Den Kürbis schälen, die Kerne auskratzen und das Fruchtfleisch würfeln. Die Zwiebel abziehen und hacken.
2. Die Pilze mit einem feuchten Tuch säubern und klein schneiden.
3. Das Öl in einer Kasserolle erhitzen und die Zwiebel darin anschwitzen. Kürbis und Pilze dazugeben, Milch angießen, mit Salz und Pfeffer würzen.
4. Den Deckel auflegen und den Kürbis 15–20 Minuten weich garen.
5. In einem Topf Wasser zum Kochen bringen und salzen. Die Konjak-Nudeln unter kaltem Wasser abspülen und 2 Minuten im Salzwasser kochen. Abgießen und mit dem Gemüse mischen. Mit Muskatnuss abschmecken und mit gehackter Petersilie bestreuen.

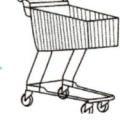

TIPPS FÜR IHREN EINKAUF

Kürbis schmeckt eigentlich nicht wie ein Gemüse, eher wie Kartoffeln. Sehr reifer Kürbis hat einen köstlichen, nussigen Geschmack und eine cremige Konsistenz und er ist übrigens auch sehr sättigend.

IHRE TÄGLICHE ÜBUNG

Sind Sie jung und sportlich, machen Sie 50 Sit-ups und 18 Kniebeugen.
Gehören Sie zur Generation 50 plus und treiben nicht regelmäßig Sport, machen Sie 22 Sit-ups und 11 Kniebeugen.

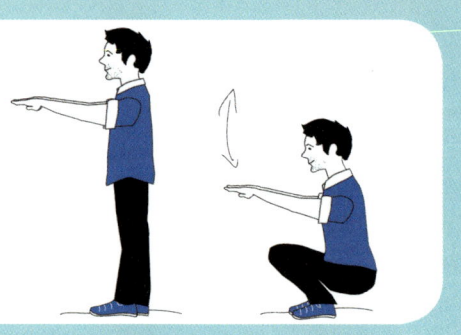

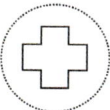

GESUNDHEITLICHE ASPEKTE

Viele übergewichtige Menschen leiden an einem Blähbauch, was man nicht mit einem dicken Bauch verwechseln sollte. Morgens sieht man noch nichts von ihm. Er schwillt erst im Laufe des Tages an und erreicht nach dem Abendessen seinen Höhepunkt. Ausnahmsweise ist daran nicht übermäßiges Essen schuld. Auslöser sind vielmehr Gase, die sich durch Stress, Gärungsprozesse oder Reizungen im Darm im Bauchraum gebildet haben. Mit probiotischen Nahrungsergänzungsmitteln lässt sich die Darmflora aber wieder regulieren. Hilfreich sind auch Entspannungsübungen und Bauchmuskelübungen.

Seien Sie aktiv!

Heute möchte ich Sie auf etwas sehr Wichtiges hinweisen: Jede körperliche Aktivität verbrennt Kalorien, andererseits regt sie auch Ihren Appetit stark an. Aus diesem Grund fällt es auch Sportlern oft schwer abzunehmen. Dieses Phänomen hat auch mir Kopfzerbrechen bereitet. Bis ich entdeckte, dass es eine Sportart gibt, nach der unser Körper keine Heißhungerbotschaften schickt: das Gehen, vorausgesetzt man geht nicht zu schnell. Das liegt daran, dass der Kalorienverbrauch beim Gehen nur langsam erfolgt. Auch darum spielt Gehen in meiner Diät eine wichtige Rolle.

⇒ Mein Diät-Tagebuch

Was haben Sie heute Neues, für Ihre Diät Nützliches gelernt? Haben Sie vielleicht beim Einkaufen auf einem Lebensmitteletikett etwas Interessantes und Informatives gelesen? Hat Ihnen eine Freundin von ihrem Yoga- oder Pilateskurs erzählt? Das aufzuschreiben regt Ihre Gedanken an. Sie haben es selbst in der Hand, Ihr Leben zu verbessern.

1
2
3
4
5
6
7
8
9

Tag 38

_____   _____   _____
Mein Ausgangsgewicht   Mein Gewicht heute | Gewichtsabnahme insgesamt   Mein Zielgewicht

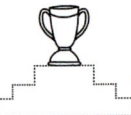

MOTIVATION IST ALLES

Ihr Ziel rückt näher und näher. In zwei Tagen ist der vierzigste Tag der Aufbauphase erreicht. Wenn Sie sich bisher an alle Diätregeln gehalten haben, müssten Sie jetzt insgesamt 7 Kilo abgenommen haben (2 kg in der Angriffsphase und 5 kg in der Aufbauphase). Das ist doch ein sehr beachtliches Ergebnis. Doch was ist mit denen, die sich zwar sehr bemühen, sich an die Regeln zu halten, aber immer wieder schwach werden? Ganz offensichtlich ist ihre Motivation nicht immer gleich stark. Dagegen lässt sich einiges tun. Versuchen Sie, Ihre Zeit besser zu strukturieren als bisher. Bereiten Sie schon am Abend alles für den nächsten Tag vor. Sorgen Sie dafür, dass Sie immer alles Nötige im Haus haben. Gehen Sie täglich spazieren und vermeiden Sie Fahrstühle. Ärgern Sie sich nicht zu sehr, wenn doch einmal etwas schiefgeht. Jammern bringt nichts. Und vergessen Sie vor allem nie, dass Freude am Leben die beste Motivationsquelle ist.

Zur Einstimmung

Heute ist wieder Proteintag. Zum Frühstück schlage ich einen Haferkleiepfannkuchen vor. Oder vielleicht ein Porridge mit Milch und Gewürzen? Mittags könnten Sie sich Frikadellen oder eine Scheibe marinierten Lachs gönnen. Das lässt sich, ebenso wie etwa eine gegrillte Hähnchenkeule, problemlos mit in die Arbeit nehmen.

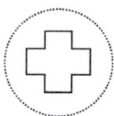

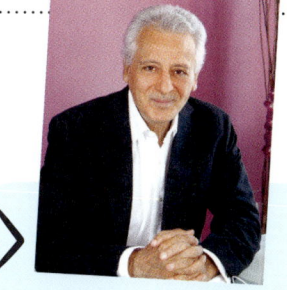

GESUNDHEITLICHE ASPEKTE

Leiden Sie unter Verstopfung? Dann zeigt Ihre Waage Ihnen natürlich nicht Ihr echtes Gewicht an. Schließlich wiegt auch Kot etwas. Um Ihre Darmtätigkeit anzuregen, sollten Sie morgens besonders viel trinken – egal, ob Tee, Kaffee oder Wasser. Die Hauptsache ist, dass Sie einen halben Liter auf einmal trinken. Außerdem sollten Sie jeden Morgen unbedingt zwei Esslöffel Haferkleie essen. Durch das viele Wasser quillt sie im Magen auf und regt Ihren Darm zu Kontraktionen an. Auch Rhabarberkompott kann hilfreich sein. Dazu 20 Sit-ups, und das Problem sollte eigentlich behoben sein.

Ich unterstütze Sie

Liebe Leserin, lieber Leser, jetzt haben wir bereits ein gutes Stück Weg gemeinsam zurückgelegt. Die Idee zu diesem Tagebuch hatte ich erst vor Kurzem, als ich nach weiteren Möglichkeiten suchte, Ihnen Ihre Diät zu erleichtern. Die Tatsache, dass Sie schon so lange durchgehalten und jetzt schon kurz vor dem Ziel sind, zeigt mir, dass Sie meine Unterstützung angenommen haben. Schon bald werden Sie Ihr persönliches Wunschgewicht erreicht haben.

Pierre Dukan

Seien Sie aktiv!

Für wie wichtig ich das Treppensteigen halte, muss ich Ihnen eigentlich nicht mehr sagen. Es stärkt unsere Beinmuskeln und verschafft uns ohne große Kraftanstrengung ein kleines Erfolgserlebnis. Am besten, Sie vergessen ganz, dass es Fahrstühle gibt. Stellen Sie sich einfach vor, Ihr Fahrstuhl wäre kaputt. Die paar Treppen zu Ihrer Wohnung, zu Freunden, zu Ihrem Arzt oder wo Sie sonst hinmüssen, schaffen Sie doch mühelos.

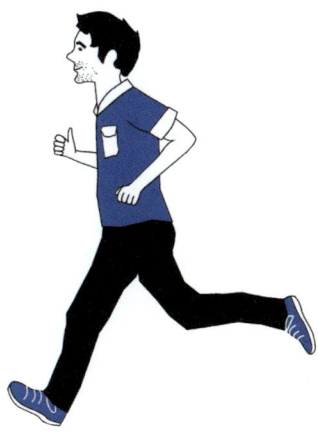

Rinderlende mit Frischkäse

PP

Zubereitungszeit: 25 Minuten
Für 2 Personen

Für die Rinderlende:
2 Lendenscheiben vom Rind
   (ca. 1–1,5 cm dick)
1 TL rosa Pfefferbeeren
Grob gemahlener schwarzer Pfeffer
100 g Frischkäse (0,2 % Fett)

Für die Beilage (an PG-Tagen):
250 g grüne Bohnen
Salz
1 Knoblauchzehe
1 Tomate
1 Spritzer Zitronensaft
50 g Frischkäse (0,2 % Fett)
1 EL Italienische Kräutermischung (TK)

1. Für die Beilage die Bohnen waschen, putzen und 4–5 Minuten in Salzwasser kochen. Abgießen und kurz unter fließendem kaltem Wasser abschrecken.

2. Die Knoblauchzehe abziehen und hacken. Die Tomate waschen und vierteln, dabei den Stielansatz entfernen.

3. Eine beschichtete Pfanne bei mittlerer Hitze heiß werden lassen und die Bohnen 3–4 Minuten mit dem Knoblauch und der Tomate anbraten, Den Frischkäse und die Kräutermischung einrühren, den Deckel auflegen und das Gemüse auf der ausgeschalteten Herdplatte warm halten.

4. Für die Lendenscheiben eine beschichtete Pfanne bei starker Hitze heiß werden lassen und das Fleisch je nach Dicke und gewünschtem Gargrad auf jeder Seite 2–4 Minuten braten. In der Zwischenzeit die rosa Pfefferbeeren mit der Gabel zerdrücken und mit schwarzem Pfeffer und Frischkäse verrühren.

5. Die Lendenscheiben auf vorgewärmte Teller legen, jeweils mit der Hälfte der Frischkäse-Pfeffer-Mischung bestreichen und mit den Bohnen anrichten. Sofort servieren.

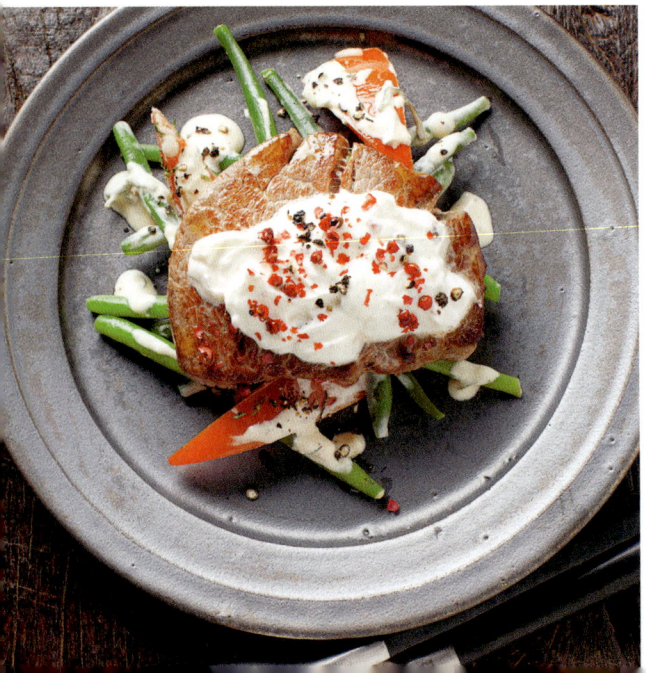

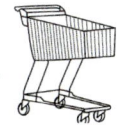

TIPPS FÜR IHREN EINKAUF

Leisten Sie sich heute ein gutes Stück Rinderlende – sie ist zwar nicht billig, dafür aber ausgezeichnet. Mein Vorschlag: Machen Sie dieses königliche Stück Fleisch zum Mittelpunkt eines königlichen Abendessens. Ob Sie es durchgebraten oder medium am liebsten mögen, entscheiden Sie selbst. Essen Sie Konjak-Nudeln als Beilage dazu. Die haben nämlich null Kalorien.

Bleiben Sie standhaft

Eine Diät zu empfehlen ist natürlich viel leichter, als sie durchzuhalten. Oft ist der Weg vom guten Vorsatz bis zum Beginn schon lang und voller Hindernisse, und danach wird es nicht besser. Und wenn Sie endlich Ihr Wunschgewicht erreicht haben, müssen Sie darum kämpfen, es auch zu halten. Ich freue mich, dass ich Sie auf diesem Weg begleiten darf.

➡ *Mein Diät-Tagebuch*

Schreiben Sie heute ungestört auf, was Ihnen zum Thema „Traumgewicht" durch den Kopf geht. Schreiben Sie mir alles, was auch andere interessieren könnte. Ich werde dafür sorgen, dass es alle erfahren.

1
2
3
4
5
6
7
8
9

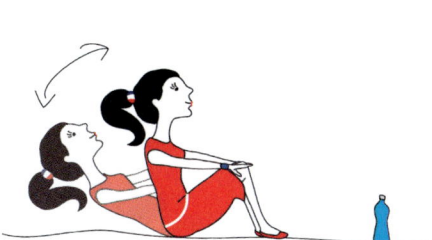

IHRE TÄGLICHE ÜBUNG

Sind Sie jung und sportlich, machen Sie 50 Sit-ups und 18 Kniebeugen.
Gehören Sie zur Generation 50 plus und treiben nicht regelmäßig Sport, versuchen Sie es mit 22 Sit-ups und 11 Kniebeugen.

Tag 39

Mein Ausgangsgewicht

Mein Gewicht heute | Gewichtsabnahme insgesamt

Mein Zielgewicht

Zur Einstimmung

Heute gibt es wieder Proteine plus Gemüse. Ihr Stoffwechsel wird sich freuen. Aber vergessen Sie nicht, dass auch Gemüse Zucker enthält, wenn auch nur sehr wenig. Hauptsächlich besteht es aus Wasser, Ballaststoffen, Mineralsalzen und Vitaminen. Sein geringer Gehalt an „langsamen" Zuckern verlangsamt allerdings den durch die reinen Proteintage ausgelösten raschen Abnehmprozess.

Bleiben Sie standhaft

Was ist eigentlich so schlimm daran, wenn Sie einmal schwach werden? Wegen einer einzigen Diätsünde bricht doch nicht gleich Ihre gesamte Kampfstrategie zusammen. Morgen werden Sie genau da weitermachen, wo Sie gestern aufgehört haben. Sehen Sie es doch mal so.

Und wenn Sie sich gehen lassen, dann bitte mit Genuss und ohne schlechtes Gewissen hinterher! Stehen Sie zu Ihrem Sündenfall. Machen Sie aus einer kleinen Schwäche eine Stärke. Mit umso mehr Kraft werden Sie nach diesem kleinen, genussvollen Intermezzo weiter kämpfen.

IHRE TÄGLICHE ÜBUNG

Sind Sie jung und sportlich, machen Sie 60 Sit-ups und 20 Kniebeugen.

Gehören Sie zur Generation 50 plus und treiben nicht regelmäßig Sport, versuchen Sie es mit 24 Sit-ups und 13 Kniebeugen.

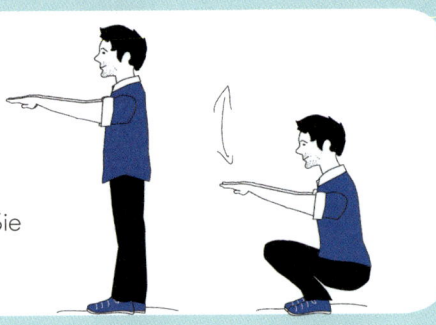

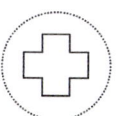

GESUNDHEITLICHE ASPEKTE

Wer ständig schlecht schläft, tut sich schwerer mit dem Abnehmen. Eine klinische Studie hat unlängst bewiesen, dass Insulin bei Menschen mit Schlafmangel weniger wirksam ist, weil ihre Bauchspeicheldrüse mehr Insulin ausschütten muss, um das gleiche Resultat zu erzielen. Auch die Ausschüttung von Hormonen, die Übergewicht und Diabetes begünstigen, wird durch Schlafmangel vermehrt. Guten Schlaf kann man nicht verschreiben, aber man kann einiges dafür tun. Schnarchen zum Beispiel ist keineswegs harmlos, es lässt die Betroffenen auch immer wieder kurz aufwachen. Nach einer Diät schnarchen viele Menschen weniger oder sogar überhaupt nicht mehr. Außerdem empfehle ich gegen schlechten Schlaf: Gehen Sie früh zu Bett. Jede Stunde Schlaf vor Mitternacht zählt doppelt. Legen Sie während des Tages öfter eine kleine Ruhepause ein. Schon 20 Minuten genügen. Legen Sie sich einen Keil an das Fußende Ihres Bettes. Das verbessert nicht nur Ihren Blutkreislauf, sondern lässt auch Ihre Nasenschleimhaut abschwellen, sodass Sie besser atmen können.

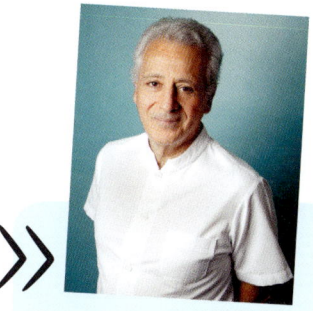

Ich unterstütze Sie

Heute möchte ich Ihnen einen sehr simplen und wertvollen Rat geben: Essen Sie so oft wie möglich zusammen mit lieben Menschen. Was gibt es Schöneres, als in fröhlicher Atmosphäre mit anderen zu essen und zusammen zu sein?

Pierre Dukan

Seien Sie aktiv!

Wenn mich Patienten fragen, ob sie unbedingt Sport treiben müssen, um abzunehmen, weiß ich schon, dass sie keine Lust darauf haben. Dabei kann die Freude daran, seinen Körper wie ein gut funktionierendes Instrument zu benutzen, eine starke Kraftquelle sein. Für meine Diät ist wichtig, dass Sie regelmäßig Sport treiben, nicht so sehr, wie intensiv Sie das tun.

Gefüllte Tomaten nach Nizza-Art

PG

Zubereitungszeit: 30 Minuten
Für 2 Personen

50 g grüne Bohnen (TK)
2–4 Fleischtomaten (je nach Größe)
Salz
80 g magerer gekochter Schinken
    (in zwei dickeren Scheiben)
2 hart gekochte Eier
1–2 Schalotten
1 Knoblauchzehe
Pfeffer
1 EL weißer Balsamico-Essig
1 EL Olivenöl

TIPPS FÜR IHREN EINKAUF

Kaufen Sie heute Tomaten – eines der wertvollsten Geschenke, die die Natur uns gemacht hat. Reife rote Tomaten schützen uns durch ihre Antioxidantien (ebenso wie Brokkoli) besonders gut vor Krebs.

1. Für die Bohnen einen Topf mit Salzwasser zum Kochen aufstellen. Die Bohnen darin in etwa 10 Minuten bissfest kochen, abgießen und abtropfen lassen. In kleine Stücke schneiden und abkühlen lassen.

2. Die Tomaten waschen und trocken tupfen. Einen Deckel abschneiden und die Tomaten mit einem Teelöffel aushöhlen. Die Tomaten innen salzen und beiseitestellen.

3. Den Schinken vom Fettrand befreien und in feine Würfel schneiden. Die hart gekochten Eier schälen und hacken. Schalotten und Knoblauch abziehen und fein hacken.

4. Für das Dressing Salz, Pfeffer, Essig und Öl in einer Schüssel vermischen. 1–2 EL der aus den Tomaten ausgetretenen Flüssigkeit unterrühren. Bohnen, Schinken, Eier, Schalotten und Knoblauch unterziehen. Den Salat in die ausgehöhlten Tomaten füllen und die Deckel wieder aufsetzen. Vor dem Servieren nach Möglichkeit noch etwa 30 Minuten durchziehen lassen.

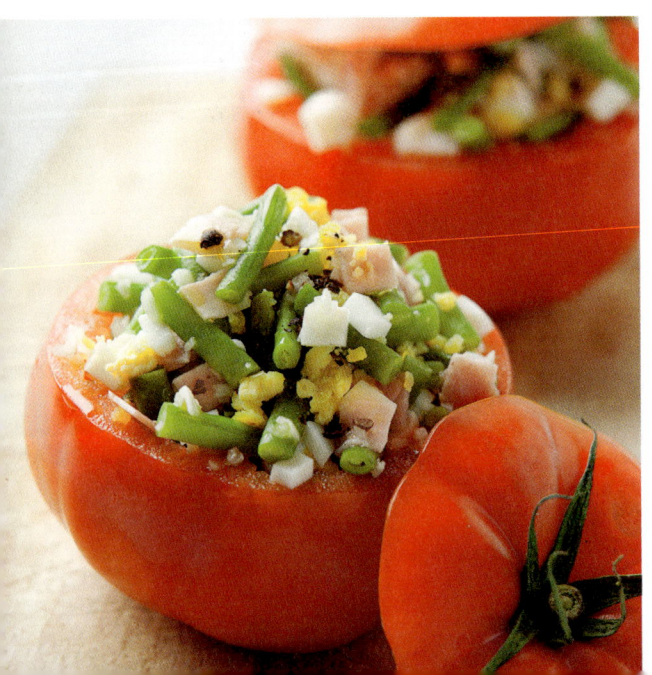

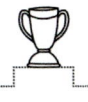

MOTIVATION IST ALLES

Zu wissen, dass man abnehmen muss, ist eine Sache, endlich entschlossen eine Diät in Angriff nehmen, eine andere. Ich habe mir überlegt: Je mehr Lustgefühle uns etwas verschafft, umso lieber tun wir es und umgekehrt. Deshalb habe ich mir zehn Empfehlungen für Sie ausgedacht: Fünf werden Ihnen helfen, Ihre Diät lustvoller und weniger frustrierend zu gestalten und weitere fünf unterstützen Sie dabei, Unlustgefühle zu vermeiden. Morgen geht es los.

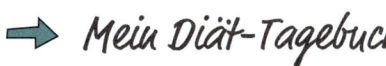

➡ *Mein Diät-Tagebuch*

Ich hoffe, Sie haben sich inzwischen an Ihre Tagebucheintragungen gewöhnt und haben viel Freude daran. Sie haben doch nicht vergessen, dass Sie mir jederzeit eine Mail schicken können, wenn Sie meine Hilfe brauchen?

_____

_____

_____

_____

_____

_____

„Man lädt einen Freund nicht ins Restaurant ein,
um ihm Kohlenhydrate, Fette und Proteine anzubieten,
sondern um sich mit ihm zu unterhalten,
mit ihm zu lachen und zu scherzen!
Im Grunde geht es dabei darum,
einen Gleichklang der Gefühle herzustellen
und der Einsamkeit zu entkommen."

Boris Cyrulnik

1

2

3

4

5

6

7

8

9

Tag 40

_____   _____   _____
Mein Ausgangsgewicht   Mein Gewicht heute | Gewichtsabnahme insgesamt   Mein Zielgewicht

Zur Einstimmung

Heute ist ein Festtag! Der vierzigste Tag
der Aufbauphase! Zusammen mit den
Tagen der Angriffsphase kämpfen wir
nun seit anderthalb Monaten gemeinsam. Dieses Abnehmprojekt mithilfe
eines Tagebuchs ist auch für mich eine
ganz neue Erfahrung, von der ich mir
sehr viel erwarte. Ich bin schon sehr
neugierig zu erfahren, wie es Ihnen
damit geht. Heute ist wieder ein reiner
Proteintag. Da Sie heute viel abnehmen
werden, müssen Sie unbedingt dafür
sorgen, dass Sie immer eine Kleinigkeit
zu essen zur Hand haben, etwa einen
Haferkleiepfannkuchen, einige Surimi-
Stäbchen, einen Joghurt, eine Scheibe
Lachs oder ein hartes Ei. Essen Sie
etwas, bevor Ihr Hunger zu groß wird.

GESUNDHEITLICHE ASPEKTE

Heute wollen wir über unsere Hüftgelenke sprechen, die solidesten
Gelenke unseres Körpers. Das müssen
sie auch sein, denn sie verbinden
unseren Oberkörper mit den Beinen,
die ungefähr zwei Drittel unseres
Körpergewichts tragen müssen. Bei
Frauen mit großen Brüsten und Männern mit dickem Bauch sind es sogar
vier Fünftel. Normalerweise verteilt sich
die Belastung gleichmäßig auf beide
Hüftgelenke, mit zunehmendem Alter
und bei Übergewicht nutzen sich die
Gelenke ab, sie können schmerzen,
die Belastung wird einseitig. Lassen Sie
es erst gar nicht so weit kommen, dass
Sie ein künstliches Hüftgelenk brauchen, reduzieren Sie Ihr Übergewicht.

Seien Sie aktiv!

In jüngster Zeit behaupteten einige Studien, dass körperliche Aktivität beim Abnehmen gar keine so wesentliche Rolle spiele wie allgemein angenommen. An diesen Studien hatten nur Probanden teilgenommen, die sehr viel Sport trieben. Einige von ihnen hatten im Laufe der Studie abgenommen, andere gar nicht, eine dritte Gruppe hatte sogar zugenommen.

Das durch körperliche Aktivitäten ausgelöste Hungergefühl ist tatsächlich nicht bei allen Menschen gleich stark. Manche fühlen sich nach sportlicher oder anderer körperlicher Betätigung vollkommen ausgehungert, andere haben überhaupt keinen Hunger. Gehen hat aber nachgewiesenermaßen den geringsten Einfluss auf den Appetit, weshalb ich es für den besten Sport während des Abnehmens halte.

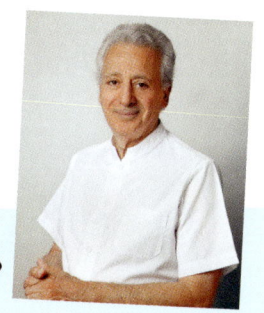

Ich unterstütze Sie

Wiegen Sie sich täglich! Hören Sie nicht auf die, die Ihnen einreden wollen, das sei falsch und frustriere Sie nur, falls Ihre Waage nicht das gewünschte Ergebnis anzeigen sollte. Ich halte es trotzdem für besser, die Wahrheit zu kennen. Wenn Ihre Waage gar nicht mehr nach unten zeigen will, müssen Sie doch etwas unternehmen, um die Stagnation zu überwinden. Umso größer wird Ihre Freude sein, wenn das gelungen ist.

Pierre Dukan

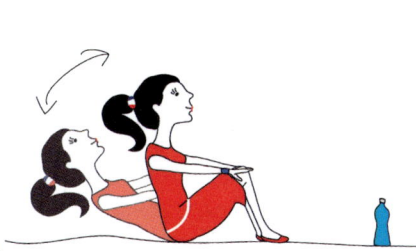

IHRE TÄGLICHE ÜBUNG

Sind Sie jung und sportlich, machen Sie 60 Sit-ups und 20 Kniebeugen.
Gehören Sie zur Generation 50 plus und treiben nicht regelmäßig Sport, machen Sie 24 Sit-ups und 13 Kniebeugen.

Haferkleie-Sandwich mit Thunfisch

PP

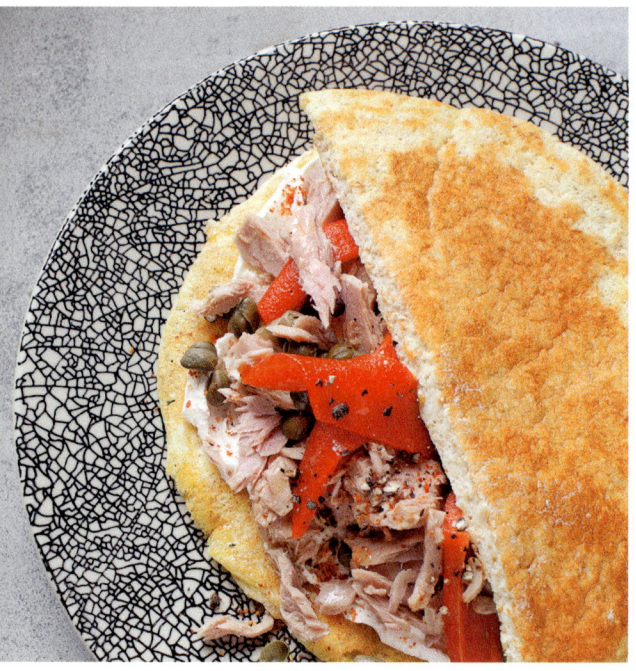

Zubereitungszeit: 15 Minuten
Für 2 Personen

140 g Thunfisch in Olivenöl
(Abtropfgewicht)
1 Prise Piment d'Espelette
(spanisches Chilipulver)
100 g Frischkäse (0,2 % Fett)
2 EL Zitronensaft
Salz, frisch gemahlener Pfeffer
2 Haferkleie-Pfannkuchen (Rezept
siehe Seite 16)
2 TL Olivenöl* (nach Belieben)
2 kleine eingelegte Paprikaschoten oder
Peperoni (aus dem Glas)
1 EL Kapern

* Entspricht der gesamten zulässigen
Tagesmenge

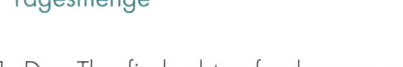

TIPPS FÜR IHREN EINKAUF

Zur Feier des vierzigsten Tages der
Aufbauphase möchte ich Ihnen heute
ein kleines Geschenk machen. Wenn
Sie nicht gerade in einer Stagnations-
phase stecken, dürfen Sie sich heute
eine Dose guten Thunfisch in Olivenöl
gönnen. Allerdings sollten Sie das Öl
vor dem Verzehr gut abtropfen lassen.

1. Den Thunfisch abtropfen lassen und
   mit Piment d'Espelette bestreuen.
2. Den Frischkäse mit Zitronensaft verrühren, salzen und mit Pfeffer würzen.
3. Die Haferkleie-Pfannkuchen mit Olivenöl
   bepinseln und in einer Pfanne rösten.
   Paprika oder Peperoni abtropfen lassen,
   halbieren und die Kerne entfernen.
4. Die Pfannkuchen mit dem Frischkäse
   bestreichen und halbieren. Zwei Pfannkuchenhälften mit Paprika und Thunfisch
   belegen, die Kapern darüber streuen
   und die restlichen Pfannkuchenhälften
   auflegen.

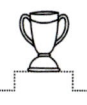

MOTIVATION IST ALLES

Der größte Wunsch meiner Patienten war immer, möglichst rasch abzunehmen. Am allerschnellsten geht das durch vollkommenes Fasten, bei dem man nur Wasser trinken darf. Hierbei baut der Körper aber auch Muskelmasse ab, weil ihm die Proteine fehlen. Auch bei einer Diät, bei der man ausschließlich Proteinpulver zu sich nehmen darf, nimmt man sehr rasch ab. Bei einer solchen Diät ist der Jojoeffekt praktisch garantiert, denn sie widerspricht dem menschlichen Bedürfnis nach echten Nahrungsmitteln komplett. Die dritte Diät, die rasches Abnehmen garantiert, ist meine! Dank der vielen Proteine zwingt sie den Körper nicht zum Abbau von Muskelmasse. Selbst während der drei bis sechs Tage dauernden Angriffsphase ernährt man sich nicht ausschließlich von Proteinen, wie oft behauptet wird. Auch in dieser Phase sind Nahrungsmittel wie Haferkleie und Milchprodukte erlaubt, die „langsame" Kohlenhydrate enthalten. Mit Beginn der Aufbauphase kommen weitere Kohlenhydrate in Form der erlaubten Gemüse hinzu. Die während der gesamten Diät erlaubten fetten Fische führen dem Körper Fett und Omega-3-Säuren zu. Bei meiner Diät müssen Sie also keine Fehlernährung fürchten.

➡ *Mein Diät-Tagebuch*

Versuchen Sie heute herauszufinden, was Sie für Ihre größte Stärke beziehungsweise größte Schwäche halten. Das ist nicht nur eine gute Übung in klarem Denken, sondern auch in Bescheidenheit.

_____

_____

_____

_____

_____

Bleiben Sie standhaft

Bei starkem Hungergefühl sollten Sie am besten sofort ein Glas Wasser trinken. Damit füllen Sie schon einen Teil Ihres Magens; die Magenwände dehnen sich aus und die in ihnen sitzenden Nervenzellen signalisieren Ihrem Gehirn Entspannung, sodass das Heißhungergefühl schon nach einigen Minuten nachlässt. Wasser ist ein wertvoller und sehr unterschätzter Verbündeter beim Abnehmen, der uns jederzeit zur Verfügung steht. Wir müssen nur den Hahn aufdrehen. Trinken Sie also ausreichend Wasser.

1

2

3

4

5

6

7

8

9

Tag 41

Mein Ausgangsgewicht   Mein Gewicht heute | Gewichtsabnahme insgesamt   Mein Zielgewicht

Zur Einstimmung

Heute dürfen Sie wieder Gemüse essen, freuen sie sich! Probieren Sie immer wieder neue Gemüsesorten aus meiner Liste aus! Gemüse schmeckt nicht nur köstlich, es enthält auch wertvolle Ballaststoffe, Vitamine und Mineralstoffe.

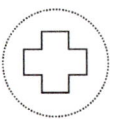

GESUNDHEITLICHE ASPEKTE

Trinken Sie wirklich genug? Durch reichliches Trinken werden Schadstoffe schnell aus dem Körper eliminiert und das Gewebe entgiftet. Außerdem ist Wasser ein ausgezeichneter Appetitzügler. Wer bei Tisch nicht genug trinkt, isst mehr.

Bleiben Sie standhaft

Heute wollen wir über schwache Momente und gefährliche Orte reden, die Sie unbedingt kennen sollten, wenn Sie Ihr Abnehmprojekt erfolgreich zu Ende führen wollen. Zu den gefährlichen Orten gehören Bäckereien mit verführerischen Auslagen, zu den gefährlichen Zeiten für manche das Frühstück, für andere der späte Nachmittag. Sie sollten Ihre gefährlichen Orte und Zeiten kennen. Gehören Sie zu dem Typus, den ein oder zwei Stunden vor dem Mittagessen ein plötzlicher Heißhunger auf Süßes überfällt? Oder eher zu dem, der am späten Nachmittag besonders gefährdet ist? Um dann nicht in die Falle zu tappen, sollten Sie immer etwas Erlaubtes in Reichweite haben. Zu Hause ist der Kühlschrank ein Ort der Gefahr. Lassen Sie die für andere bestimmten Nahrungsmittel nie offen im Kühlschrank. Legen Sie vor einem gemeinsamen Essen schon in der Küche alles, was Sie essen wollen, auf Ihren Teller, damit Sie bei Tisch nicht in Versuchung kommen, sich aus den großen Schüsseln zu bedienen.

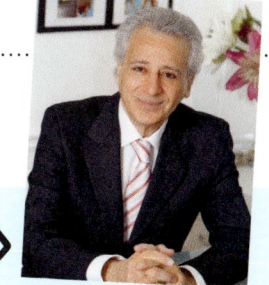

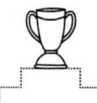

MOTIVATION IST ALLES

Gestern haben wir darüber gesprochen, wie sehr rasches Abnehmen die Motivation steigert. Heute soll es darum gehen, wie positiv sich durch das Abnehmen ausgelöste körperliche Veränderungen auf die Motivation auswirken: Proteine wirken entwässernd, was sich sehr schnell an veränderten Körpermaßen zeigt. Sie machen aber auch die Muskeln fester und die Haut straffer, sodass Sie sich rasch attraktiver fühlen werden. Diese rasche Rundum-Verschönerung ist eine sichtbare Belohnung für Ihre Anstrengungen und die beste Motivation, weiterzumachen.

Ich unterstütze Sie

Was man im Haus hat, wird auch gegessen. Solche schlechten Essgewohnheiten sind nur schwer ausrottbar. Kaufen Sie deshalb keine Lebensmittel, die Sie in Versuchung bringen könnten. Wenn Sie eine Familie haben, sieht das natürlich anders aus. Aber muss wirklich immer so viel im Haus sein? Horten Sie keine allzu großen Vorräte. Offen herumliegende Lebensmittel sind auch sehr verlockend. Deshalb gehören sie in den Kühl- oder Küchenschrank und da möglichst in die hinterste Reihe.

Pierre Dukan

IHRE TÄGLICHE ÜBUNG

Sind Sie jung und sportlich, machen Sie 60 Sit-ups und 20 Kniebeugen.
Gehören Sie zur Generation 50 plus und treiben nicht regelmäßig Sport, machen Sie 24 Sit-ups und 13 Kniebeugen.

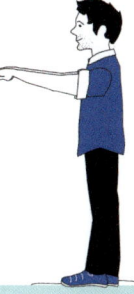
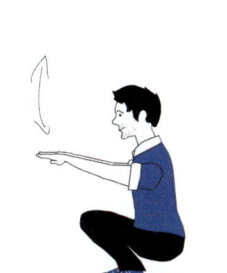

Jakobsmuscheln mit Chicorée

Zubereitungszeit: 30 Minuten
Für 2 Personen

2 Chicoréestauden
200 ml Gemüsebrühe
6 Jakobsmuscheln (frisch oder TK)
2 EL Sahneersatz zum Kochen (7 %)
6 EL Weißwein
Salz, Pfeffer

Das Rezept enthält pro Person zwei tolerierte Zutaten.

1. Chicorée waschen, der Länge nach halbieren und quer in 1 cm breite Streifen schneiden. In einer beschichteten Pfanne bei mittlerer Hitze 3 Minuten unter Rühren anschwitzen. Die Gemüsebrühe angießen und den Chicorée zugedeckt 15 Minuten weich garen. Dabei gelegentlich umrühren.
2. Die TK-Jakobsmuscheln auftauen lassen, die frischen säubern. Wenn keine Muschelschalen vorhanden sind, ofenfeste Schälchen oder Teller verwenden. Den Backofen auf 240 °C vorheizen.
3. Den Chicorée ohne die Garflüssigkeit auf die Muschelschalen oder Schälchen verteilen. Sahneersatz und Weißwein in die Garflüssigkeit in der Pfanne einrühren und 3 Minuten unter Rühren sanft kochen lassen.
4. Jakobsmuscheln auf den Chicorée geben, die Sauce mit Salz und Pfeffer würzen und darüber verteilen. 5 Minuten im Backofen gratinieren.

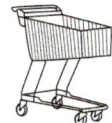

TIPPS FÜR IHREN EINKAUF

Kaufen Sie nur feste, rundliche Chicoréestauden. Entfernen Sie die äußeren Blätter, und waschen den Rest gut ab. Wenn Sie das Gemüse nicht roh essen wollen, kochen Sie aus 2 TL Speisestärke und 200 cl kalter Magermilch eine Béchamelsauce und würzen sie mit Salz, Pfeffer und Muskat. Umwickeln Sie zwei Chicoréestauden mit je einer schönen Scheibe Putenschinken, legen Sie alles in eine Auflaufform, gießen Sie die Sauce darüber und garen das Gericht im Backofen.

Seien Sie aktiv!

Wecken Sie Ihre „schlafenden" Muskeln!
Jeder Mensch hat ungefähr 800 Muskeln.
Stadtmenschen benutzen davon gewöhnlich kaum ein Drittel. Eine amerikanische
Studie hat gezeigt, dass die Hälfte aller
70-jährigen Frauen nicht mehr alleine
aufstehen kann, wenn sie hingefallen sind,
weil ihre dazu nötigen Muskeln zu lange
unbenutzt waren. Sportler trainieren die
für ihre jeweilige Sportart gebrauchten
Muskeln so, dass sie bei Benutzung möglichst wenig Energie verbrauchen, damit
sie nicht so rasch müde werden. Sie haben
Ihre „schlafenden" Muskeln aber bisher
nicht trainiert. Deshalb werden sie mehr
Energie verbrauchen, wenn Sie jetzt damit
anfangen. Verstehen Sie, worauf ich hin-
auswill? Nutzen Sie das Potential Ihrer
„schlafenden" Muskeln zum Abnehmen!
Welche Ihrer Muskeln momentan „schla-
fen", hängt stark von Ihrer Lebensweise
und Ihren Aktivitäten im Alltag ab sowie
davon, ob Sie Links- oder Rechtshänder
sind. Linkshänder sollten sich bemühen,
öfter die rechte Seite ihres Körpers zu
aktivieren und Rechtshänder die linke.
Wenn Sie mehr darüber wissen wollen,
wie Sie Ihre „schlafenden" Muskeln auf-
wecken können, schauen Sie auf meine
Internetseiten.

➡ Mein Diät-Tagebuch

Eine Botschaft an sich selbst zu schreiben ist
immer ein kleiner Moment der Wahrheit. Ich
verrate Ihnen ein Geheimnis: Auch ich mache
täglich Eintragungen in ein kleines grünes
Heft, in dem ich immer wieder gerne lese.

Tag 42

_____   _____   _____
Mein Ausgangsgewicht   Mein Gewicht heute | Gewichtsabnahme insgesamt   Mein Zielgewicht

Zur Einstimmung

Heute ist wieder reiner Proteintag! Vielleicht nehmen Sie heute noch ein paar hundert Gramm ab und kommen Ihrem ersehnten Ziel noch näher. Hoffentlich haben Sie gestern genügend Gemüse gegessen.

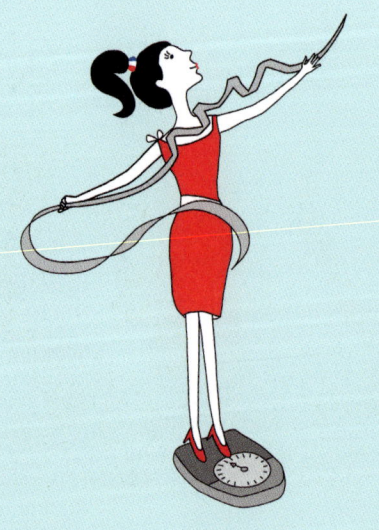

Bleiben Sie standhaft

Gestern ging es um schwache Momente und gefährliche Orte. Wenn Sie zu den Menschen gehören, die morgens großen Hunger haben, sollten Sie sich auch ein üppiges, proteinreiches Frühstück genehmigen (Eier, Joghurt, Haferkleie, Pfannkuchen, Putenschinken). Wenn der Spätnachmittag für Sie gefährlich ist, müssen Sie um diese Zeit unbedingt etwas parat haben, um der Versuchung zu entkommen. Ideal wären Surimi oder Joghurt, Kekse, aber auch ein Haferkleieriegel ohne Zucker und Fett. Wenn Sie zu abendlichen Kühlschranküberfällen neigen, sollte dort immer eine Schüssel Rhabarberkompott und etwas Frischkäse auf Sie warten. Oder Sie machen sich aus fettarmem Kakao und ein bisschen Magermilch eine schöne Tasse Kakao. Vorsorge ist die beste Verteidigung gegen den Feind der Versuchung.

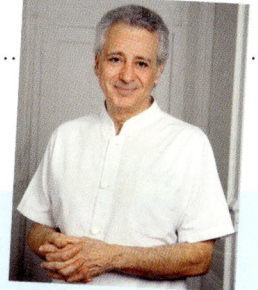

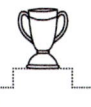

MOTIVATION IST ALLES

Außer den Motivationsschüben, die schnelles Abnehmen und die Freude an der wieder erlangten Attraktivität verleihen, gibt es noch eine dritte wichtige Motivationsquelle: der Stolz auf die eigene Leistung. Erfolgserlebnisse, ganz besonders auf Gebieten, auf denen viele andere gescheitert sind, steigern das Selbstwertgefühl beträchtlich. Lassen Sie diese Motivationsquelle nie versiegen.

Ich unterstütze Sie

Es soll ja Menschen geben, die immer im Vollbesitz ihrer psychischen und physischen Kräfte sind, aber das dürften die wenigsten unter uns sein. Depressive sind es leider nie. Wer abnehmen will, sollte und kann aber einiges dafür tun, sich physisch und psychisch möglichst wohl zu fühlen. Um ein wichtiges Projekt erfolgreich zu realisieren, muss man es zunächst als Herausforderung annehmen. Mit jedem Erfolg wächst die psychische Energie. Die physische steigern Sie am allerbesten durch Gehen. Atmen Sie dabei immer tief und bewusst ein. Man kann gar nicht genug Sauerstoff tanken.

Pierre Dukan

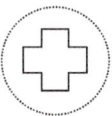

GESUNDHEITLICHE ASPEKTE

Noch einmal zum wichtigen Thema Schlaf: Durch einen kleinen Trick habe ich gelernt, schnell einzuschlafen. Schließen Sie die Augen und konzentrieren Sie sich geistig ganz auf die zwei Silben des Wortes schla-fen. Atmen Sie bei „schla" tief ein und bei „fen" tief und geräuschvoll aus. Achten Sie darauf, dass Sie an nichts anderes denken als an die jeweilige Silbe. Damit verschließen Sie Ihr Bewusstsein für alle anderen Gedanken, die Sie vielleicht vom Schlafen abhalten.

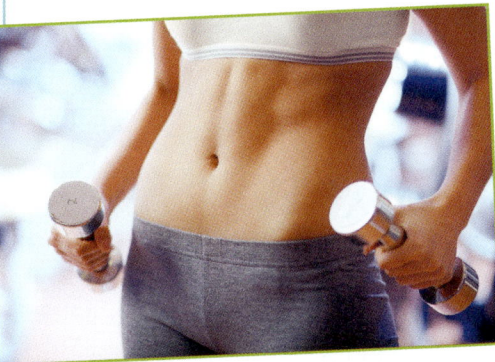

 1

 2

 3

 4

 5

 6

 7

 8

 9

Rührei mit Dill und geräuchertem Heilbutt

Zubereitungszeit: 15 Minuten
Für 2 Personen

2 Eier
Salz, frisch gemahlener schwarzer Pfeffer
4 EL Sahneersatz zum Kochen (7 %)
Einige Stängel Dill
120 g geräucherter Heilbutt
Einige Tropfen Olivenöl
½ EL Lachs- oder Forellenrogen zum
    Garnieren (nach Belieben)
2 Haferkleie-Pfannkuchen (Rezept
    siehe Seite 16) zum Servieren

Das Rezept enthält pro Person
zwei tolerierte Zutaten.

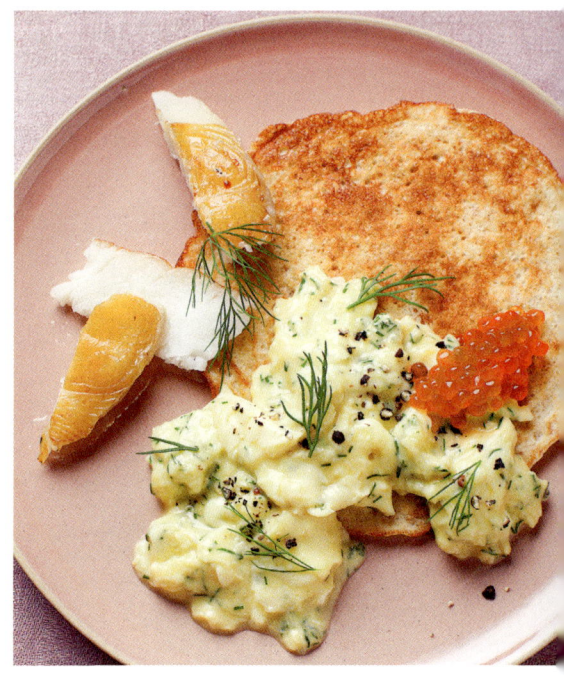

1. Die Eier in einer kleinen Schüssel kräftig
   verrühren, salzen und pfeffern. Sahneersatz unterrühren. Den Dill waschen und
   trocken tupfen. Zwei kleine Dillzweige
   zum Garnieren beiseite legen, den Rest
   fein hacken und zu den Eiern geben.
2. Den Heilbutt in dünne Scheiben schneiden und auf zwei kleine Teller verteilen.
   Ein Stück Küchenpapier mit Olivenöl
   benetzen und eine beschichtete Pfanne
   damit ausreiben. Die Pfanne erhitzen
   und die Eier hineingießen. Rühren, bis
   das Rührei eine cremige Konsistenz hat.
3. Das Rührei auf dem Heilbutt anrichten.
   Mit den Dillzweiglein und nach Belieben
   mit dem Fischrogen garnieren und mit
   je 1 Haferkleie-Pfannkuchen servieren.

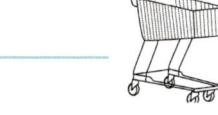

TIPPS FÜR IHREN EINKAUF

Auch wenn Sie ihn noch nicht kennen,
probieren Sie heute trotzdem einmal
Heilbutt. Er ist relativ billig und hat
festes, schmackhaftes
weißes Fleisch.
Außerdem ist
er praktisch
grätenfrei.

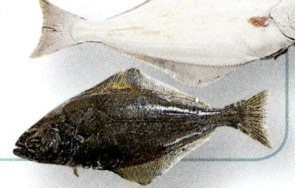

Seien Sie aktiv!

Wenn Sie einen Muskel oder eine Muskelgruppe gegen einen Widerstand aktivieren, ihm also eine erhebliche Leistung abverlangen, verbraucht er mehr Energie als ohne diesen Widerstand. Das wussten Sie vermutlich schon. Was Sie aber vielleicht noch nicht wussten: Er verbraucht auch nach dieser Leistung weiter Energie, wenn auch sehr viel weniger, aber immer noch im messbaren Bereich. Diese minimale Muskelkontraktion hält 72 Stunden lang an. Ist das nicht interessant?

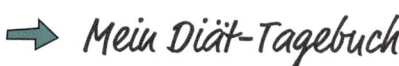 *Mein Diät-Tagebuch*

Wie war Ihr heutiger Tag? War er eher positiv oder eher negativ? Und warum?

_____

_____

_____

_____

_____

_____

_____

_____

_____

1

2

3

4

5

6

7

8

9

IHRE TÄGLICHE ÜBUNG

Sind Sie jung und sportlich, machen Sie 60 Sit-ups und 20 Kniebeugen.
Gehören Sie zur Generation 50 plus und treiben nicht regelmäßig Sport, versuchen Sie, 24 Sit-ups und 13 Kniebeugen zu schaffen.

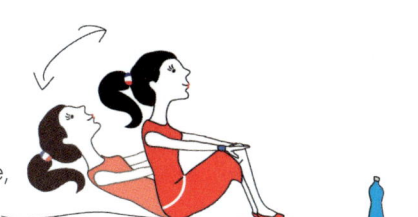

Woche 8

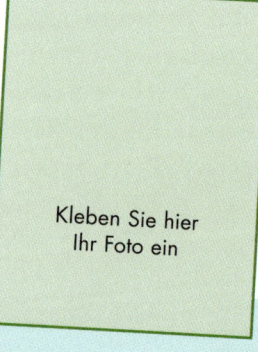

Mein Foto der Woche

Meine „Glücksstrategie"

DIE ACHTE SÄULE DES WOHLBEFINDENS: DAS BEDÜRFNIS NACH DEM SPIRITUELLEN

Die beiden letzten Säulen des Wohlbefindens habe ich bis zum Schluss aufgehoben. Die ersten sieben Bedürfnisse sind allen Säugetieren gemeinsam. Der Wunsch nach dem Spirituellen hingegen ist ein typisch menschliches Streben. Zusammen mit dem Bewusstsein hat der Mensch den Tod entdeckt – und die Angst vor ihm. Dies weckte den Wunsch nach dem Spirituellen, das uns helfen soll, mit diesem schrecklichen Damoklesschwert zu leben.

Seit Jahrzehnten kommt die Konsumgesellschaft nach dem Motto „Gott ist tot" und der Ablehnung des Religiösen gut voran. Aber das Spirituelle ist viel mehr als Religion!
Das Spirituelle beseelt alles in uns, was tiefgründig, edel und selbstlos ist. Die erste spirituelle Geste besteht darin, jemandem zu helfen und daraus Freude, Fröhlichkeit, Entfaltung und Ehre zu ziehen.

Meine aktuellen Körpermaße

Brustumfang	Taillenumfang	Hüftumfang	Umfang der Oberschenkel

Mein Rat der Woche

WARTEZEITEN IN GEWICHTSVERLUST UMWANDELN

Leiden Sie immer unter Zeitmangel? Körperliche Betätigung langweilt oder ermüdet Sie, gleichzeitig möchten Sie jedoch abnehmen? Dann beherzigen Sie diesen Geheimtipp: Anstatt im Fitnessstudio Zeit zu verlieren, beziehen Sie eine gleichwertige Aktivität in die Leerlaufzeiten des Tages mit ein. Oder besser noch, veredeln Sie Aufgaben oder Aktivitäten, die zu Ihrem Pflichtprogramm gehören. Beispiel: Sie müssen sich die Zähne putzen. Gerne würden Sie sie gründlich bürsten, aber Sie haben es eilig. Während Sie sich also die Zähne putzen – was leicht drei Minuten dauern kann – machen Sie kleine Kniebeugen vor dem Spiegel und singen innerlich zum Zeitvertreib. Anstatt auf den Lift zu warten, laufen Sie die Treppen zu Fuß hinauf und hinunter!

Während Sie auf den Bus warten, gehen Sie auf und ab. In der U-Bahn setzen Sie sich nicht, sondern bleiben stehen und verteilen das Gewicht dabei gleichmäßig auf beide Beine. Sie haben wenig Geschirr? Spülen Sie es mit der Hand. So brauchen Sie es weder vorzuspülen noch in die Spülmaschine ein- und auszuräumen.
Sie möchten etwas vom Boden aufheben? Beugen Sie nicht den Rumpf nach vorne, sondern gehen Sie dazu in die Knie.
Ihr Körper ist eine Hälfte von Ihnen, die einzige Hälfte, die Ihnen zugleich beim Abnehmen helfen und Wohlbefinden verschaffen kann.
Wenn Sie Rat und Hilfe brauchen, wenden Sie sich einfach an den Dukan-Coaching-Service unter www.dukan.diaet.com/das-dukan-coaching

Tag 43

Zur Einstimmung

Heute dürfen Sie sich wieder Gemüse gönnen. Es kommt nicht häufig vor, dass ich nach meiner Diät lebe, aber wenn, dann liebe ich Gemüse mit Aceto balsamico. Während mir die reinen Proteintage etwas schwerfallen, empfinde ich die Tage mit Proteinen und Gemüse in keiner Weise als Diät.

Bleiben Sie standhaft

Während einer Diät erfolgt jeder dritte Ausrutscher vor dem Fernseher! Es fällt dem Gehirn schwer, sich auf zwei Dinge gleichzeitig zu konzentrieren. Wenn Sie einen Film anschauen, essen Sie, ohne den sensorischen Vorgang im Mund wirklich wahrzunehmen. Daher müssen Sie eine größere Menge essen, um dasselbe Sättigungsgefühl zu erreichen. Essen Sie deshalb nicht vor dem Fernseher! Strampeln Sie stattdessen auf dem Heimtrainer vor dem Fernseher: Sie werden völlig automatisch radeln, während ein interessanter Film läuft – in Ihrem Tempo und ohne jeden Widerstand!

IHRE TÄGLICHE ÜBUNG

Sind Sie jung und sportlich, steigern Sie sich heute auf 60 Sit-ups und 20 Kniebeugen. **Gehören Sie zur Generation 50 plus und treiben nicht regelmäßig Sport**, versuchen Sie, 24 Sit-ups und 13 Kniebeugen zu schaffen.

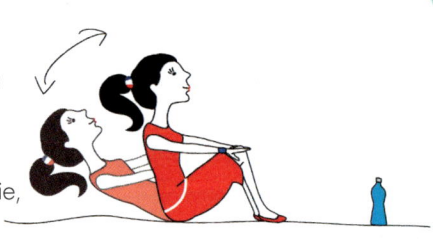

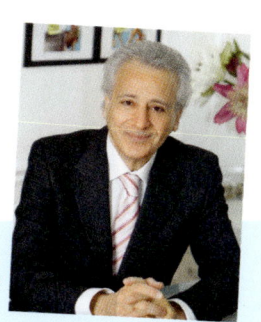

Ich unterstütze Sie

Kauen Sie sehr gründlich, dann nehmen Sie schneller ab! Der Grund dafür: die sensorische Sättigung. Wenn Sie in Kontakt mit einem Nahrungsmittel kommen, es sehen, spüren, in den Mund nehmen, mit Speichel befeuchten, kauen, es dabei mit dem Gaumen, der Innenseite der Wangen und der Zunge in Berührung bringen und anschließend schlucken, werden viele Empfindungen erzeugt, die zum Gehirn gelangen. Sobald sich genügend solche Empfindungen angesammelt haben, wird die sensorische Sättigung ausgelöst. Und je länger Sie eine Speise kauen, desto mehr wird deren Geschmack freigesetzt.

Je mehr Sie eine Speise mögen, desto länger sollten Sie diese folglich kauen. Alles, was Sie einfach schlucken, ohne die komplette sensorische Botschaft genutzt zu haben, wird Ihnen in Kalorien aufgerechnet, aber ein Teil der Freude wird Ihnen dabei entgehen.

Pierre Dukan

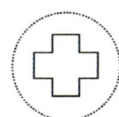

GESUNDHEITLICHE ASPEKTE

Was tun, wenn Sie schwanger werden und übergewichtig sind? In der Regel warnen Geburtshelfer vor einer Diät für Schwangere. Sollte Ihr Übergewicht jedoch für Sie oder Ihr ungeborenes Kind bedrohlich sein, wird Ihr Arzt damit einverstanden sein, Ihre Ernährung zu überwachen und zu verbessern. Ist Ihr Übergewicht hingegen nicht bedrohlich, werden Sie alleine klarkommen müssen. Was der Körper einer werdenden Mutter tatsächlich am meisten braucht, sind Eiweiße: Fleisch, Fisch, Eier und Milchprodukte. Eine Schwangere sollte auch viel Gemüse essen, damit das sich entwickelnde Kind frühzeitig daran gewöhnt ist. Sie kann pro Tag auch eine Portion Käse, zwei Scheiben Vollkornbrot und zwei Portionen Obst zu sich nehmen sowie zwei Portionen stärkehaltiger Nahrungsmittel pro Woche. Eine Schwangere sollte aber möglichst wenig weißen Zucker und Weißmehl zu sich nehmen. Alkohol ist tabu.

Konjak-Nudeln mit Grillgemüse 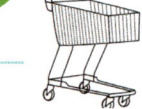 PG

Zubereitungszeit: 20 Minuten +
2 Stunden Marinieren
Für 2 Personen

Je einige Zweige Thymian und Petersilie
2 TL Olivenöl*
½ TL Cognacaroma
2 TL Balsamico-Essig
1 Knoblauchzehe
1 rote Paprikaschote (etwa 150 g)
200 g Zucchini
100 g Champignons
6 Kirschtomaten
200 g Konjak-Nudeln
Salz, Pfeffer

* Entspricht der gesamten zulässigen
Tagesmenge.

1. Kräuter waschen und trocken tupfen.
Thymianblättchen abstreifen, Petersilie
fein schneiden. In einer Schüssel die
Kräuter mit Olivenöl, Cognacaroma,
Balsamico-Essig und 2 EL Wasser
verrühren.
2. Knoblauch abziehen und fein hacken.
Paprikaschote und Zucchini waschen.
Paprika halbieren und die Kerne entfernen, das Fruchtfleisch in Streifen schneiden. Die Zucchini längs vierteln oder ach-
teln. Champignons säubern und vierteln,
Kirschtomaten halbieren. Das Gemüse
mit Knoblauch und Marinade mischen
und 2 Stunden durchziehen lassen.

TIPPS FÜR IHREN EINKAUF

Bereiten Sie sich heute Abend in der
Grillpfanne drei Gemüsesorten zu, die
gut zusammenpassen: große milde
Gemüsezwiebeln, Zucchini und Auberginen. Pinseln Sie die Pfanne mit etwas
Olivenöl aus und tupfen den Über-
schuss mit Küchenpapier auf. Gemüse
in Scheiben schneiden und auf beiden
Seiten anbraten. Heiß oder warm
genießen: Sie werden begeistert sein!

3. Eine Grillpfanne erwärmen oder den
Backofengrill auf die höchste Stufe schalten. Das abgetropfte Gemüse in der
Pfanne oder einer ofenfesten Form verteilen und unter gelegentlichem Wenden
rundherum grillen. Das Gemüse dabei
mit etwas Marinade beträufeln, die
restliche Marinade für die Nudeln aufbewahren.
4. In einem Topf Wasser zum Kochen
bringen. Die Konjak-Nudeln unter
fließendem kaltem Wasser abspülen,
1–2 Minuten kochen, abgießen und
mit kaltem Wasser abschrecken.
5. Die Nudeln mit dem Gemüse und der
restlichen Marinade mischen. Eventuell
mit etwas Balsamico-Essig abschmecken
und mit Salz und Pfeffer würzen.

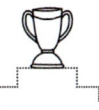

MOTIVATION IST ALLES

Seit drei Tagen erzähle ich Ihnen vom Motivationsmotor zum Abnehmen. Dieser Motivationsmotor ist ein zweiseitiger Antrieb mit zehn Elementen, die Ihre Motivation stärken und aufrechterhalten sollen. Es gibt fünf Generatoren, die die Freude am Abnehmen erzeugen, und fünf Dämpfer der Unlust am Abnehmen. Ich habe Ihnen bereits die Freude vorgestellt, die das Tempo der Gewichtsabnahme, das verbesserte Körperbild und die herrliche Erfahrung des Erfolgs verschaffen. Heute stelle ich Ihnen die vierte Freude vor: Die Freude, Rezepte zu entdecken, die gut schmecken und das Abnehmen erleichtern.

Inzwischen gibt es wohl an die 2000 Rezepte, die sich mit den 100 erlaubten Nahrungsmitteln nach meiner Methode zubereiten lassen. Ein guter Teil dieser Rezepte stammt von meinen Lesern und Internetnutzern. Im vorliegenden Handbuch finden Sie viele davon. Weitere können Sie sich unter www.regimedukan.com ansehen.

Seien Sie aktiv!

Singen Sie, das vollbringt wahre Wunder! Ja, ich habe diese Beschäftigung in die Rubrik „Seien Sie aktiv!" aufgenommen, denn Singen ist tatsächlich eine körperliche Aktivität, noch dazu intensiver, als man meinen möchte, wenn man sich wirklich verausgabt! Singen Sie aus voller Kehle, dadurch verbrennen Sie Kalorien. Wenn Sie dem Rhythmus folgen, können Sie durch spontanes Tanzen den Körper trainieren.

➡ *Mein Diät-Tagebuch*

Haben Sie die früheren Einträge Ihres Tagebuchs schon nachgelesen? Falls nicht, holen Sie es nach! Sie werden erstaunt sein über Einträge, die Ihnen jetzt beim Abnehmen helfen werden.

Tag 44

Mein Ausgangsgewicht | Mein Gewicht heute | Gewichtsabnahme insgesamt | Mein Zielgewicht

Zur Einstimmung

Heute liegt ein schöner Protein-Tag vor Ihnen. Ihre heutige Mission besteht darin, etwas Gewicht zu verlieren und Stillstand zu vermeiden. Wählen Sie je nach Geschmack Fleisch oder Fisch, Meeresfrüchte oder Geflügel, Eier, Milchprodukte oder Tofu. Bei diesen Produkten gelten keine Beschränkungen. Trinken Sie ausreichend, um für eine gute Verdauung zu sorgen.

Seien Sie aktiv!

Treppen sind Ihr bestes Fitnessstudio. Wissen Sie, dass fünf Treppenstufen eine Kalorie verbrennen und ein Stockwerk vier oder fünf Kalorien, je nach Länge der Treppe? Insgesamt verbrennen Sie also 25 Kalorien, wenn Sie fünf Stockwerke zu Fuß gehen (beim Hinuntergehen sind es immerhin noch sieben Kalorien, insgesamt also 32 Kalorien). Selbst wenn Sie diese Stockwerke nur zwei Mal pro Tag zu Fuß bewältigen, macht das nach einem Jahr 23 000 Kalorien, das entspricht drei Kilo Fett.

IHRE TÄGLICHE ÜBUNG

Sind Sie jung und sportlich, machen Sie 60 Sit-ups und 20 Kniebeugen.
Gehören Sie zur Generation 50 plus und treiben nicht regelmäßig Sport, versuchen Sie, 24 Sit-ups und 13 Kniebeugen zu schaffen.

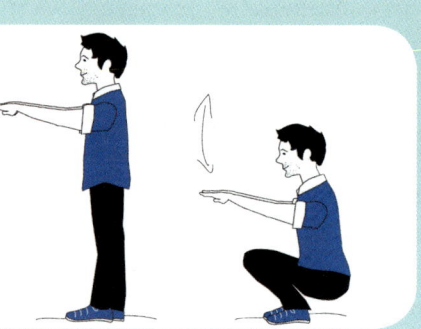

252

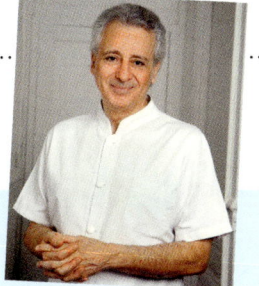

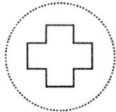

GESUNDHEITLICHE ASPEKTE

Sie kennen das gefährlichste Nahrungsmittel der Welt: Chips. Das sind frittierte oder gebackene Kartoffelscheiben mit sehr hohem glykämischem Index und starkem Einfluss auf den Insulinspiegel. Die Kartoffelscheiben sind so dünn, dass das Öl von beiden Seiten eindringen kann – ein wahrer Ölschwamm. Zudem sprechen wir hier nicht von irgendeinem Öl, sondern von mehrfach erhitztem Frittierfett, das krebserregend sein kann! Frittiertes enthält außerdem sehr viel Salz, dessen Gefahren für Herz und Blutdruck bekannt sind. Und damit einen die von Fett triefenden Chips nicht anekeln, fügen die Hersteller den Chips Essig zu, um den Geschmack zu verbessern und Lust auf mehr zu machen. Fatal!

Ich unterstütze Sie

Hüten Sie sich vor Langeweile! Gelegentlich isst man nur, um die Langeweile zu vertreiben. Man nimmt sich etwas zu essen, setzt sich, isst ohne echten Appetit, knabbert, würzt, nimmt sich nach und die Zeit vergeht – zwar angenehm, aber diese Haltung gefährdet Ihre Diät! Hüten Sie sich vor solchen Momenten oder versuchen Sie, sich anders als mit Essen zu beschäftigen, sonst werden Sie nicht abnehmen. Erkennen Sie den Augenblick, in dem der Eindruck von Leere auftaucht: Bleiben Sie nicht in der Nähe der Küche! Gehen Sie an die frische Luft, machen Sie einen Spaziergang, laufen Sie, tanzen Sie, schwimmen Sie, arbeiten Sie, lesen Sie, hören Sie Musik, aber bitte verbringen Sie Ihre Zeit nicht mit Essen!

Pierre Dukan

Bleiben Sie standhaft

Immer wieder haben mir Patienten versichert, Ausrutscher passierten, weil sie einfach nicht anders könnten. „Herr Doktor", sagte eine Patientin einmal zu mir, „wenn ich meinen Kühlschrank öffne und dort meinen Lieblingskuchen sehe, spüre ich, wie meine Hand danach greift, als gehöre sie mir nicht!", worauf ich geantwortet habe: „Wenn ich direkt neben diesen Kuchen ein wertvolles Schmuckstück legen würde, würden Sie die Lage beherrschen: Müssten Sie zwischen beiden Dingen wählen, würden Sie natürlich das Schmuckstück nehmen." Angesichts einer Versuchung weiß jeder von uns genau, dass er problemlos widerstehen könnte, wenn er nur wollte. Sie alleine haben die Macht zu entscheiden.

Maritime Millefeuilles

Zubereitungszeit: 20 Minuten
Für 2 Personen

4 Scheiben Räucherlachs
100 g Krebsfleisch (Dose)
2 kleine Schalotten
1 Knoblauchzehe
Je 1 EL geschnittene Petersilie, Koriandergrün und Schnittlauch
100 g Frischkäse (0,2 % Fett)
Saft von ½ Zitrone
Salz, Pfeffer

1. Mit einer runden Ausstechform (etwa
   5 cm Durchmesser) jeweils zwei Kreise
   aus jeder Räucherlachsscheibe ausste-
   chen. Die Reste grob hacken.
2. Das Krebsfleisch abtropfen lassen.
   Schalotten und Knoblauch abziehen
   und hacken. Die Kräuter waschen,
   trocken tupfen und hacken. Dabei
   einige Schnittlauchhalme zum Garnieren beiseitelegen.

3. Krebsfleisch mit gehacktem Räucherlachs, Schalotten, Knoblauch, Kräutern, Frischkäse und Zitronensaft im
   Mixer pürieren und mit Salz und Pfeffer
   abschmecken.
4. Auf zwei Teller je eine Räucherlachsscheibe geben, diese mit Creme bestreichen, eine zweite Räucherlachsscheibe
   aufsetzen. Auf diese Weise fortfahren
   und zwei geschichtete Türmchen herstellen. Den Abschluss sollte je eine Lachs-
   scheibe bilden. Die Millefeuilles bis zum
   Servieren kühl stellen und mit Schnittlauchhalmen garniert servieren.

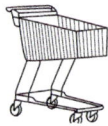

TIPPS FÜR IHREN EINKAUF

Heute gibt es wieder Lachs – ich habe
eine Schwäche für diesen herrlichen
Fisch. Als ich jung war, wurde Lachs
noch nicht gezüchtet und kam nur zu
besonderen Gelegenheiten auf den
Tisch. Heute haben Sie das Glück,
dass Lachs für alle erschwinglich geworden ist – er bereichert meine Diät.

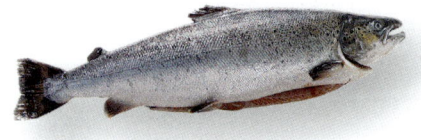

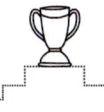

MOTIVATION IST ALLES

Gestern habe ich Ihnen das vierte Element des Motivationsmotors zum Abnehmen vorgestellt: Die Freude am Kochen und an der Auswahl unter den Tausenden von Rezepten, die es für meine Diät gibt. Heute folgt der fünfte und letzte Teil, die Freude an der Bewegung.

Nur durch die Diät abzunehmen ist möglich, aber es ist sehr viel anstrengender! Die Diät alleine scheitert häufiger als die Verbindung aus Diät und körperlicher Aktivität. Das gilt langfristig noch mehr, wenn man das erzielte Gewicht auch halten möchte. Kaum zu beschreiben ist das angenehme Gefühl, das die Arbeit eines trainierten Muskels begleitet, wenn er beansprucht wird. Manche nennen diese Leichtigkeit und Freude, bei jedem Schritt vom Boden abzufedern, „Känguru-Effekt". Dieses Gefühl von Spannkraft und Elastizität steht im Kontrast zur Ungelenkigkeit und Müdigkeit des überwiegend Sitzenden. Gehen, Laufen, Tanzen und Schwimmen sind ganz natürliche Aktivitäten, die durch ein freudiges Empfinden belohnt werden. Üben Sie diese Aktivitäten mit Freude aus!

➡ *Mein Diät-Tagebuch*

Am nützlichsten ist ein Tagebuch, in dem man sich über etwas freut, was einen dem Ziel näher bringt. Etwa Eintragungen wie die folgende: „Heute Abend, als mein Chef mir angeboten hat, mich nach Hause zu fahren, bin ich lieber zu Fuß gegangen." Sie haben sich getraut, gut so!

_____

_____

_____

_____

_____

_____

_____

_____

1

2

3

4

5

6

7

8

9

Tag 45

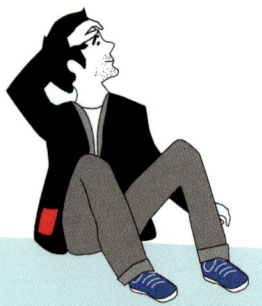

Zur Einstimmung

Ein neuer Diättag liegt vor Ihnen. Er unterscheidet sich von dem gestrigen, denn Sie können sich wieder auf Gemüse freuen. Hier geht es um Abwechslung, nicht um Gleichförmigkeit: Jeder Tag unterscheidet sich vom vorherigen. Planen Sie für mittags einen Salat mit Garnelen, Räucherlachsstreifen, Surimi oder Thunfisch natur ein. Mischen Sie verschiedene Salate: Friséesalat, Kresse, Feldsalat, gemischte Blattsalate und Chicorée. Bereiten Sie den Salat am Vorabend vor und füllen Sie ihn, falls Sie ihn mitnehmen möchten, in eine Plastikdose. Das Dressing kommt gesondert in ein kleines Fläschchen.

Bleiben Sie standhaft

Merken Sie sich den Schlüsselbegriff HMW: die Initialen von „Heute für Mich das Wichtigste". Überlegen Sie: Was ist mir wichtig? Meine Beziehung, meine Kinder, mein Beruf, Geld, Gesundheit, meine Spiritualität, meine Selbstachtung, die Meinung der anderen, Macht, mein Körper, mein Haus und meine Bequemlichkeit, die Natur, Gott ... Wie Sie sehen, herrscht an wichtigen Dingen kein Mangel. Für Sie, die gerade abnehmen und bald Ihr persönliches Idealgewicht erreicht haben, ist es wichtig zu wissen, was hinter diesem Ziel der Gewichtsabnahme bedeutsam und entscheidend ist. Davon wird auf die Dauer auch das Halten Ihres persönlichen Idealgewichts abhängen. Später, wenn dieser Kampf der Vergangenheit angehört, sollten Sie das Kürzel HMW nicht vergessen. Besinnen Sie sich in jeder schwierigen Lebenssituation wieder auf das Wesentliche, kommen Sie auf dieses „Sesam öffne dich" zurück.

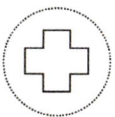

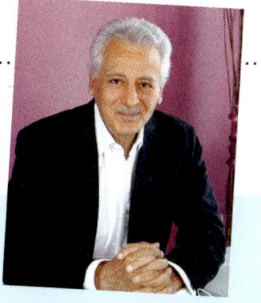

GESUNDHEITLICHE ASPEKTE

Beschäftigen wir uns mit dem Blutdruck. Wenn Sie von Haus aus keinen hohen Blutdruck haben, kann dieser während der Diät weiter abfallen. Stehen Sie vom Sitzen oder Liegen plötzlich auf, werden Sie vielleicht ein oder zwei Sekunden ein Flimmern vor den Augen haben. Das ist nichts Ungewöhnliches. Um diese unangenehme Empfindung zu vermeiden, salzen Sie Ihre Speisen etwas mehr. Der Blutdruck sollte überwacht werden. Hoher Blutdruck setzt das arterielle System „unter Druck", früher oder später besteht das Risiko, dass Herz oder Gehirn geschädigt werden. Die unmittelbarsten Wirkungen des Abnehmens sind eine Senkung des Blutdrucks und eine Verbesserung eines Diabetes.

Ich unterstütze Sie

Wenn Sie noch mit von der Partie sind, sage ich: „Bravo". Nur noch zehn Tage, dann haben Sie Ihr Ziel erreicht: Am 45. Tag in der Aufbauphase werden Sie sich bereits anders fühlen, leichter in Ihrem Körper, in Ihren Bewegungen, in Ihrer Kleidung. Wenn Sie ein Mann sind, haben Sie die Diät vermutlich begonnen, um Ihren Bauch zu verlieren. Dieser dürfte heute deutlich kleiner oder sogar verschwunden sein. Wenn Sie eine Frau sind, haben Sie sicher an körperlicher Präsenz, an Eleganz und Schönheit gewonnen – von Gesundheit und höherer Lebenserwartung ganz zu schweigen, und Sie haben Selbstachtung gewonnen.

Pierre Dukan

IHRE TÄGLICHE ÜBUNG

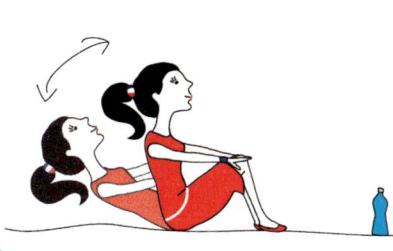

Sind Sie jung und sportlich, machen Sie 60 Sit-ups und 20 Kniebeugen.
Gehören Sie zur Generation 50 plus und treiben nicht regelmäßig Sport, versuchen Sie, 24 Sit-ups und 13 Kniebeugen zu schaffen.

1 2 3 4 5 6 7 8 9

Fenchelgemüse mit Kurkuma

Zubereitungszeit: 10 Minuten +
30 Minuten Garzeit
Für 2 Personen

1 junge Zwiebel
1 Knoblauchzehe
500 g Fenchel (geputzt gewogen)
2 TL Olivenöl*
Abgeriebene Schale von ½ Bio-Orange
1 TL gemahlener Kurkuma
Salz, frisch gemahlener Pfeffer

*Entspricht der gesamten zulässigen
 Tagesmenge.

1. Zwiebel und Knoblauch abziehen und
   fein hacken. Den Fenchel waschen,
   putzen und fein schneiden. Dabei etwas

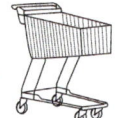

TIPPS FÜR IHREN EINKAUF

Heute möchte ich Ihnen gerne ein wun-
derbares Gemüse nahe bringen: den
Fenchel. Er ist schmackhaft und knackig
mit vielen Ballaststoffen und Vitaminen.
Ich weiß, dass manche Menschen
keinen Fenchel mögen. Wenn Sie ihn
gerne essen, kochen Sie vielleicht zu
selten damit? Fenchel ist der ideale
Partner zu Fisch. Als Rohkost schneiden Sie Fenchelknollen in Streifen und beträufeln diese
mit meiner Vinaigrette
(Seite 47).

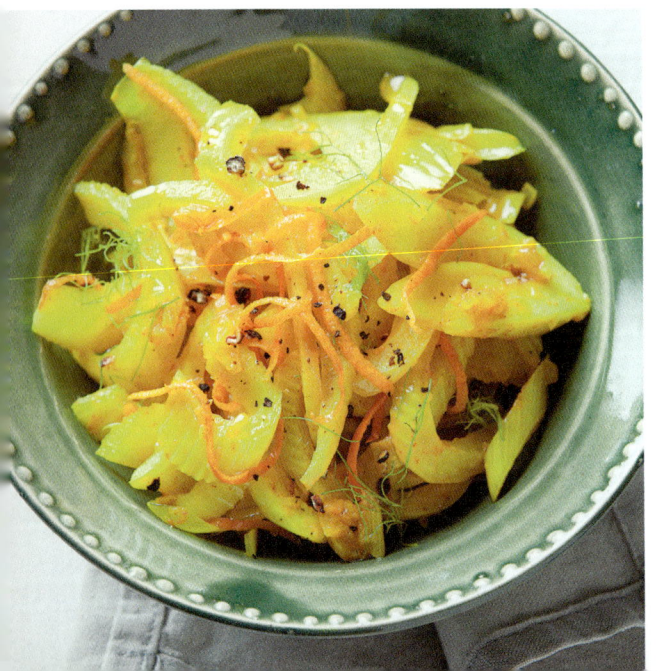

frisches Fenchelgrün zum Garnieren
beiseitelegen.
2. Das Olivenöl in einer Pfanne erhitzen.
   Zwiebeln und Knoblauch darin glasig
   schwitzen. Fenchel, Orangenschale
   und Kurkuma dazugeben, mit Salz
   und Pfeffer würzen und das Gemüse
   zugedeckt bei schwacher Hitze etwa
   30 Minuten garen, bis es sehr weich ist.
   Dabei nach Bedarf immer wieder etwas
   Wasser zugeben, damit das Gemüse
   nicht anbrennt. Mit frischem Fenchelgrün
   bestreut servieren.

Seien Sie aktiv!

Teilen Sie Ihre Aktivität in mehrere „Portionen" auf: Hören Sie nicht auf Besserwisser, die behaupten, körperliche Aktivität habe nur bei einer gewissen Dauer Sinn. Das stimmt nicht: Was zählt, ist nicht die Dauer der Betätigung, sondern die geleistete Arbeit. Durch eine Aufteilung der körperlichen Aktivität können insbesondere Leerzeiten sinnvoll gefüllt werden. Sie haben fünfzehn Minuten nichts zu tun? Machen Sie ein paar Lockerungsübungen. Und wenn Sie lieber 15 Minuten morgens und 15 Minuten abends gehen, statt eine halbe Stunde am Stück, ist das auch in Ordnung.

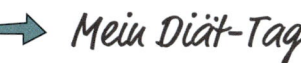 ***Mein Diät-Tagebuch***

Heute lasse ich Sie einmal mit Ihrem Tagebuch alleine. Inzwischen haben Sie sich an diese wertvolle Gelegenheit gewöhnt, wo Sie ganz für sich sind. Solche Momente sind so selten, dass sie überaus gut tun.

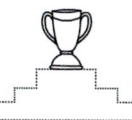

MOTIVATION IST ALLES

Die Diät, nach der Sie momentan leben, ist von allen Diäten die, bei der Sie am wenigsten hungern müssen. Warum?

- Sie können zwischen 100 Lebensmitteln wählen: Protein-Lebensmittel und Gemüse.
- Diese 100 Lebensmittel sind mit dem Zusatz "nach Belieben" versehen, Sie dürfen sie also essen, wann Sie möchten.
- Eiweißreiche Lebensmittel werden langsam und schwer verdaut; sie schenken ein anhaltendes Sättigungsgefühl.

- An den Protein-Tagen wird eine Ketose hervorgerufen (die Leber produziert Ketonkörper, die anstelle von Glukose als Energiequelle genutzt werden): der wirksamste Appetitzügler überhaupt.
- Auch das faserreiche Gemüse ist sättigend: insbesondere Auberginen, Zucchini, grüne Bohnen.
- Die in meiner Diät so wichtige Haferkleie kann bis zum 25fachen ihres Volumens an Wasser aufnehmen und quillt im Magen, sodass sehr schnell eine mechanische Sättigung erreicht wird.

Tag 46

<u>Mein Ausgangsgewicht</u>   <u>Mein Gewicht heute | Gewichtsabnahme insgesamt</u>   <u>Mein Zielgewicht</u>

Zur Einstimmung

Zurück zu unserem wertvollen reinen Eiweiß. Probieren Sie heute Morgen ein amerikanisches Omelett aus Eiweiß und Räucherlachs oder Lachsrogen. Sie können diese Köstlichkeit auf einem Haferkleie-Pfannkuchen anrichten. So starten Sie zufrieden in den Tag, was insbesondere dann wichtig ist, wenn Sie sonst im Lauf des Nachmittags gerne anfangen zu naschen oder zwanghaft zu essen.

Seien Sie aktiv!

Heute ist etwas mehr Bewegung angesagt als üblich! Wir wollen versuchen, in einen etwas schnelleren Modus zu schalten, denn Sie möchten das nahende Ziel doch mit einer tollen Ausstrahlung erreichen! Sie würden mir einen Gefallen tun, wenn Sie heute eine ganze Stunde zu Fuß gehen. Nutzen Sie diese Zeit, um in vollen Zügen zu atmen und sich gut mit Sauerstoff zu versorgen. Trinken Sie etwas mehr als gewöhnlich und essen Sie so salzlos wie möglich.

IHRE TÄGLICHE ÜBUNG

Sind Sie jung und sportlich, machen Sie 60 Sit-ups und 20 Kniebeugen.
Gehören Sie zur Generation 50 plus und treiben nicht regelmäßig Sport, versuchen Sie, 24 Sit-ups und 13 Kniebeugen zu schaffen.

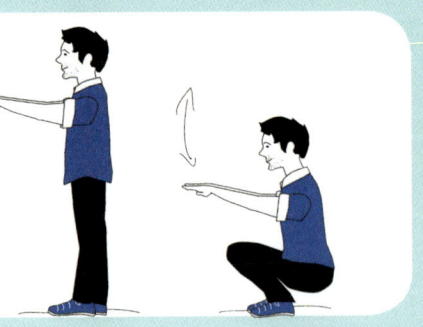

260

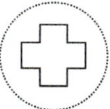

GESUNDHEITLICHE ASPEKTE

Wovor Sie Ihr Baby in der Schwangerschaft in erster Linie schützen müssen, ist Zucker. Wenn Sie nicht an Diabetes leiden, enthält Ihr Blut ein Gramm Zucker pro Liter, das macht fünf Gramm im gesamten Blutkreislauf. Essen Sie eine halbe Packung Kekse oder trinken eine Dose Limonade, nehmen Sie in sehr kurzer Zeit das Zehnfache der Zuckermenge auf, die Ihr Körper und Ihr Blut vertragen können. Ohne die Bauchspeicheldrüse würde Ihr Blutzuckerspiegel von einem auf zehn Gramm Glukose pro Liter ansteigen und sofort zum diabetischen Koma führen! Die Bauchspeicheldrüse gibt das Insulin ab, das nötig ist, um den Zucker aus dem Blut zu eliminieren und den Blutzuckerspiegel auf einem verträglichen Maß zu halten. Diese aus dem Blut eliminierte Glukose wird anschließend von der Leber und den Muskeln abgelehnt, die bereits mit Zucker gesättigt sind. So gibt es nur noch einen Ort, wo sie abgespeichert werden kann: das Fettgewebe. Ihr Kind besitzt ebenfalls eine Bauchspeicheldrüse: Konsumieren Sie während der Schwangerschaft zu viel Zucker, vergrößert sich die kleine Bauchspeicheldrüse Ihres Babys und setzt es dem Risiko aus, eines Tages an Übergewicht und Diabetes zu leiden.

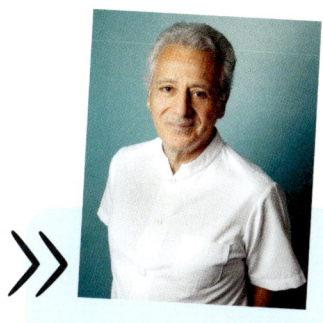

Ich unterstütze Sie

Heute Morgen möchte ich Ihnen von der „Macht der Gewohnheit" erzählen, die beim Ernährungsverhalten eine wichtige Rolle spielt. Jede Gewohnheit lässt sich ändern, dabei sollten Sie aber wissen, dass das für Unruhe sorgt. Vermeiden Sie es daher, mehr als eine Gewohnheit auf einmal zu ändern. Beispiel: „Wenn ich morgens ins Büro komme, gehe ich am Korb mit den frischen Brötchen vorbei und nehme mir automatisch eines heraus. Wenn ich eine Diät beginne, muss ich mit dieser Gewohnheit Schluss machen. Ich werde erstaunt feststellen, wie problemlos ich darauf verzichten kann. Am nächsten Tag ist es noch leichter. Sechs Tage später gehe ich an dem Korb vorbei, ohne ihn überhaupt wahrzunehmen." Wie Sie sehen, ist es gar nicht so schwierig, eine fest verankerte Gewohnheit aufzugeben!

Pierre Dukan

1
2
3
4
5
6
7
8
9

Dreierlei Kräuteromeletts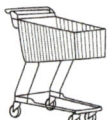

Zubereitungszeit: 10 Minuten pro Omelett
Für jeweils 1 Person

Nach provenzalischer Art
3 Eiweiß
1 Prise Paprikapulver
½ TL gemahlener Kreuzkümmel
1 TL Kräuter der Provence
Salz, Pfeffer
Einige Tropfen Olivenöl

Mit Curry und Senf
3 Eiweiß
½ TL Currypulver
1 EL Schnittlauchröllchen
1 TL grobkörniger Senf
Salz, Pfeffer
Einige Tropfen Olivenöl

TIPPS FÜR IHREN EINKAUF

Denken Sie beim heutigen Einkauf an Eier: Ich habe Ihnen ein Omelett aus Eiweiß vorgeschlagen. Bei gutem Appetit werden Sie drei oder vier Eier brauchen. Vergessen Sie auch nicht, entfettete Brühwürfel (Rind, Huhn, Fisch oder Gemüse) sowie Cornichons zu kaufen: alles Dinge, die Ihnen das Umsetzen wohlschmeckender Rezepte erleichtern. Außerdem sollten Sie immer einige Rindersteaks im Tiefkühlfach haben, falls Ihnen einmal die Ideen ausgehen.

Mit Gartenkräutern
3 Eiweiß
1 EL Schnittlauchröllchen
1 EL gehackte Petersilie
1 EL fein geschnittene Schalotte
Salz, Pfeffer
Einige Tropfen Olivenöl

1. Die Eiweiße mit einem Schneebesen mit Kräutern und Gewürzen verrühren.
2. Ein Stück Küchenpapier mit Olivenöl benetzen und eine beschichtete Pfanne damit ausreiben. Die Eiweißmasse in die Pfanne gießen und 3–5 Minuten bei mittlerer Hitze stocken lassen. Zusammenklappen und servieren.

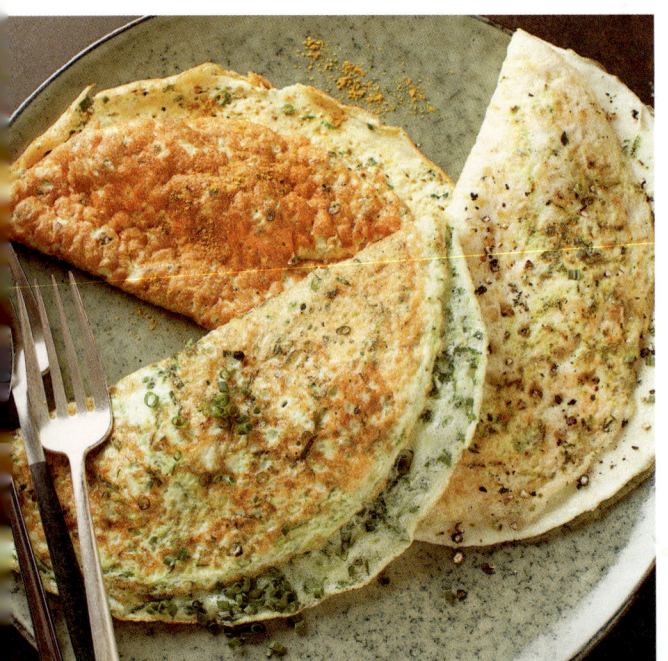

Bleiben Sie standhaft

Auf eine gefährliche Situation treffen Sie zum Beispiel im Restaurant: Auf dem Tisch stehen Brot und vielleicht auch Butter. Bereiten Sie sich darauf vor, dieses Brot und diese Butter als eine Falle zu betrachten, die in der Wartezeit zwischen den Gängen auf Sie wartet.

Zumindest während einer Diät sollte man keinen Wein trinken – ich würde sogar sagen, überhaupt nie Wein, denn abgesehen von den Kalorien sorgt der Wein für eine euphorische Stimmung, die Ihre Wachsamkeit dämpfen kann. Denken Sie auch immer daran, „die Sauce bitte gesondert" zu bestellen, ob es nun um das Salatdressing oder die Bratensauce zum Fleisch geht. Bestellen Sie sich anstelle eines Desserts einen Kaffee.

➡ *Mein Diät-Tagebuch*

Der 46. Tag der Aufbauphase ist ein Grund zum Feiern in Ihrem Tagebuch. Heute habe ich mit Ihnen über den Mechanismus der Gewohnheit gesprochen. Das sollte Sie zu der Überlegung bringen, ob das Leben nicht voller Gewohnheiten steckt?

_____

_____

_____

_____

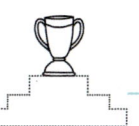

MOTIVATION IST ALLES

Heute konzentrieren wir uns auf den zweiten „Verdrussdämpfer" während einer Diät. Gestern ging es darum, dass Sie keinen Hunger leiden müssen, heute stelle ich Ihnen die Betreuung und Nachkontrolle bei der Diät vor. Was Menschen, die zunehmen, von anderen unterscheidet, die nicht zunehmen, hängt mit der emotionalen Beziehung zusammen, die sie zum Essen pflegen. Menschen, die zunehmen, essen mehr, wenn sie Stress zu bewältigen haben. Sie essen tatsächlich oft zur Beruhigung. Bei einer Diät brauchen diese Menschen Verdrussdämpfer wirklich sehr dringend. Ich habe meine Diät so aufgebaut, dass sie eine starke innere Struktur besitzt mit vier Phasen, von einer kurzen und heftigen bis zu einer sehr offenen, die sich im weiteren Leben fortsetzt. Insgesamt funktioniert die Diät wie ein sehr autoritärer Fahrplan, der die Möglichkeiten von Fehlern und Ausrutschern reduziert. Ich denke, dass diese starke Struktur der Ausgangspunkt für den Erfolg meiner Methode war.

1
2
3
4
5
6
7
8
9

Tag 47

Mein Ausgangsgewicht   Mein Gewicht heute | Gewichtsabnahme insgesamt   Mein Zielgewicht

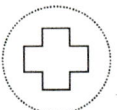

GESUNDHEITLICHE ASPEKTE

Die Menopause, also die Wechseljahre, tragen eindeutig dazu bei, dass Frauen zunehmen. Das sollte Sie auch interessieren, wenn Sie noch jung sind: Paradoxerweise ist nämlich die Prämenopause, die Zeit vor den Wechseljahren, die Phase, in der Frauen am meisten zunehmen. Ab dem Alter von 42 bis 45 Jahren reduzieren die Eierstöcke die Hormonproduktion. Im Lauf der fünf bis sieben Jahre bis zum Beginn der Menopause nimmt eine Frau durchschnittlich vier bis zehn Kilo zu. Das einzige Mittel, diese Gewichtszunahme ohne Ernährungsumstellung zu vermeiden, ist eine Hormonbehandlung. Die Andropause ist das Äquivalent der Menopause beim Mann. Das männliche Hormon Testosteron versiegt im Alter zwischen 45 und 70 Jahren ganz allmählich. Die Andropause beim Mann wird von einer Gewichtszunahme begleitet, die sich auf den Bauch konzentriert. Häufiger als bei der Frau gehen damit Stoffwechselstörungen wie Diabetes und Herz-Kreislauf-Erkrankungen einher. Auch beim Mann gibt es eine Ersatztherapie, diese verlangt jedoch eine sehr strenge Überwachung der Prostata. Körperliche Aktivität ergibt hingegen sehr gute Ergebnisse.

Zur Einstimmung

Ein Erholungstag: Es lebe das Gemüse! Vergessen Sie nicht, dass dieser Wechsel nicht nur die Monotonie durchbricht, sondern auch an jedem zweiten Tag einen kleinen Wirksamkeitsschock liefert. Wenn er Gemüse bekommt, ruht der Körper sich etwas aus, nimmt etwas Frisches mit Faserstoffen und Vitaminen zu sich; zwar enthält Gemüse auch einige Kohlenhydrate, aber sie zählen zu denen, die besonders langsam ins Blut übertreten.

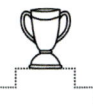

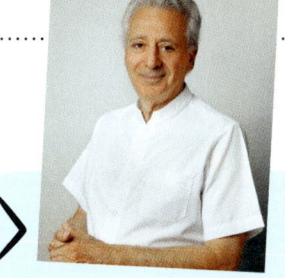

MOTIVATION IST ALLES

Ich kenne Sie nicht persönlich, aber eines weiß ich: Sie hatten überflüssiges Gewicht. Ich weiß nicht, warum Sie zugenommen haben, bin mir jedoch in einem Punkt sicher: Diese Gründe haben sich aus dem Wunsch nach Ausgleich ergeben. Der instinktive Antrieb, der Ihr Überleben und Ihr biologisches Gleichgewicht steuert, hat es für nötig befunden, dass Sie mehr essen, um sich eine Freude zu bereiten, an der es Ihnen offenbar mangelte. Meine Erfahrung sagt mir, dass Sie, sobald Sie Ihr Idealgewicht erreicht haben, denken werden, die Aufgabe sei erledigt. Das stimmt nicht! Tatsächlich fängt es dann erst richtig an. Sie werden alles tun müssen, um es zu bewahren. Dass Sie bereits einmal zugenommen haben, zeigt, dass Sie beim Essen etwas suchen, was mit Ernährung nichts zu tun hat.

Ich unterstütze Sie

Heute wollen wir einen sehr wichtigen Punkt erörtern: das Selbstbild. Dabei handelt es sich um die mentale Wahrnehmung des Wertes, den man sich selbst zugesteht. Wie Sie sich selbst bewerten, das ist aus Glaubenssätzen hervorgegangen, die Ihnen im Lauf der frühen Kindheit vermittelt wurden. Dieses Selbstbild ist zugleich Motor und Steuerruder: Es wirkt sich sehr stark auf die Qualität Ihres Erlebens aus. Die gute Nachricht ist, dass Ihr Gehirn die Fähigkeit hat, das Bild zu verändern, das Sie von sich selbst haben. Es gibt Techniken des positiven Denkens, die sehr wirksam sind. Beschäftigen Sie sich damit!

Pierre Dukan

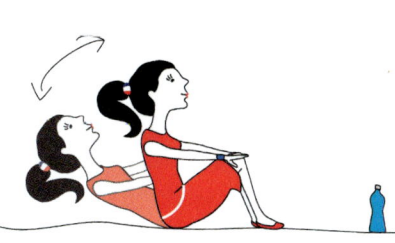

IHRE TÄGLICHE ÜBUNG

Sind Sie jung und sportlich, machen Sie 60 Sit-ups und 20 Kniebeugen.
Gehören Sie zur Generation 50 plus und treiben nicht regelmäßig Sport, versuchen Sie, 24 Sit-ups und 13 Kniebeugen zu schaffen.

1

2

3

4

5

6

7

8

9

Kohlrouladen à la Dukan

Zubereitungszeit: 20 Minuten +
1 Stunde 50 Minuten Garzeit
Für 2 Personen

1 kleiner Kopf Weißkohl (etwa 800 g)
1 kleine Zwiebel
1 Schalotte
1 Knoblauchzehe
3 Scheiben Bündnerfleisch
Je einige Stängel Petersilie, Kerbel
    und Thymian
100 g Geflügelleber
200 g mageres Rinderhackfleisch
1 Ei
Salz, Pfeffer
½ l entfettete Rindsbouillon oder
    Hühnerbrühe

1. Die äußeren, unansehnlichen Kohlblätter entfernen und wegwerfen. Den Kohlkopf waschen. In einem großen Topf reichlich Wasser zum Kochen bringen und den Kohl 20 Minuten darin kochen. Herausnehmen, unter fließendem kaltem Wasser abschrecken und trocken tupfen.
2. Während der Kohl kocht, Zwiebel, Schalotte und Knoblauch abziehen und fein hacken. Bündnerfleisch ebenfalls grob hacken. Kräuter waschen, trocken tupfen und hacken. Alle vorbereiteten Zutaten außer dem Kohl mit Geflügellebern, Hackfleisch und Ei in der Küchenmaschine fein hacken und mit Salz und Pfeffer würzen.

3. Die Blätter vorsichtig vom Kohlkopf ablösen und auf der Arbeitsfläche ausbreiten. Auf jedes Blatt 1 EL der Fleischfüllung setzen, die Blätter seitlich einschlagen und zu Päckchen aufrollen. Mit Küchengarn verschließen.
4. Die Brühe in einem Schmortopf erhitzen, die Kohlrouladen nebeneinander einlegen und zugedeckt 1 ½ Stunden bei geringer Hitze garen.

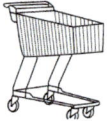

TIPPS FÜR IHREN EINKAUF

Kohlgemüse sind Lebensmittel mit pharmazeutischen Qualitäten: So liefern 200 g Blumenkohl die dreifache Menge Vitamin C einer Orange von 100 g. Dieselbe Menge deckt fast den gesamten Bedarf, nämlich 95 Prozent, an Vitamin B 9 und Folsäure, die für Schwangere äußerst wichtig ist. Kohl deckt den Bedarf an Beta-Carotin, die Vorstufe von Vitamin A, zu 100 Prozent. Er ist reich an Kalzium, Magnesium und Eisen. Für die Gesundheit am wichtigsten ist jedoch die krebsvorbeugende Wirkung von Kohl.

Bleiben Sie standhaft

Gestern habe ich von Restaurants und deren Versuchungen gesprochen. Heute geht es um Essenseinladungen bei Freunden. Gleich wenn Sie ankommen, beginnt es mit einem Aperitif. Auch wenn man Ihnen Alkohol anbietet: Bitten Sie um Wasser, Cola light oder Tomatensaft. Wenn Sie einen reinen Proteintag (PP) haben, müssen Sie umstellen und auf den leichter kontrollierbaren Protein-Gemüse-Tag (PG) umschalten. Bei Tisch wird Ihnen niemand böse sein, wenn Sie kein Brot essen. Bei den Vorspeisen gibt es sicher Gemüse, Salat, Grünzeug. Wenn das Hauptgericht kommt, überlegen Sie gut: Erlaubt sind Fleisch, Fisch und Gemüse. Nehmen Sie von den Protein-Lebensmitteln nach, „dieses schöne Stück Fisch oder dieses herrliche Stück von der Lammkeule". Letzteres gehört zwar nicht zu den erlaubten Speisen, aber Lammkeule ist immer noch besser als die Kelle Püree, die man Ihnen auf den Teller geben wollte. Was den Wein angeht, sagen Sie ganz einfach, dass Sie keinen möchten, da müssen Sie auch nichts erklären. Immer mehr Menschen trinken aus den verschiedensten Gründen keinen Alkohol. Wenn es ans Dessert geht, bitten Sie um einen Kaffee.

Seien Sie aktiv!

Gestern habe ich Sie gebeten, mir etwas Zeit zu schenken: Ich wollte, dass Sie eine ganze statt einer halben Stunde gehen.

➡️ *Mein Diät-Tagebuch*

Sie sind dran. Schreiben Sie auf, was es heute Ihrer Meinung nach wert war, festgehalten zu werden, um später erneut gelesen zu werden.

Mit Unterstützung des Proteintags hat Ihnen heute Morgen die Waage sicher zugelächelt! Sehen Sie Anstrengung nicht als Strafe, sondern als Auszeichnung für Ihren Körper, der dafür gemacht ist.

Tag 48

Mein Ausgangsgewicht   Mein Gewicht heute | Gewichtsabnahme insgesamt   Mein Zielgewicht

Zur Einstimmung

Wir nähern uns dem 50. Tag der Aufbauphase. Auch heute bitte ich Sie, auf
die bekannte Kriegsmaschine zurückzugreifen, den reinen Proteintag. Das klingt
brutal, ist es aber auch: Denken Sie an
Festungstore, die mit riesigen Ramm-
böcken aufgebrochen wurden, die alle
Schutzwehre besiegten. Genau so wirkt
ein reiner Proteintag. Nutzen Sie ihn
heute, essen Sie sich satt und probieren
Sie immer wieder etwas Neues aus!
Mittags können Sie auf die Schnelle
Surimi essen, eine Dose Thunfisch mit
einem hart gekochten Ei, ein oder
zwei Joghurts. Falls Sie es raffinierter
wünschen, können Sie eine oder zwei
Scheiben Räucherlachs mit einem
Haferkleie-Pfannkuchen essen, der
zuvor mit frischem Salat belegt wurde.
Noch besser: Rinderlende, Kabeljau-
Steak, Frikadellen aus Rinderhack oder
ein Mittagessen in einem Steakhaus.

Bleiben Sie standhaft

Hier ein weiterer Geheimtipp, um Ausrutschern während einer Diät die Stirn zu
bieten. Ich verdanke diesen Tipp einem
japanischstämmigen Amerikaner, der zugenommen hatte, als er sich die amerikanische Art zu essen angewöhnt hatte. Er
reagierte wie ein Samurai: „Atmen Sie tief
ein, halten Sie die Luft dann so lange wie
möglich an. Der Sauerstoffmangel äußert
sich nach kurzer Zeit in Form einer unangenehmen Empfindung, die beschwerlich
und schließlich schmerzhaft wird. Ziel ist
es, nicht zu schnell nachzugeben und der
Versuchung zu atmen zu widerstehen. Je
länger Sie durchhalten, desto deutlicher
merken Sie, dass es in Ihrer Macht steht,
zu widerstehen, wenn Sie nur wollen. So
ist es mir gelungen, nicht mehr zuzunehmen." Ich habe diese Übung selbst ausprobiert – versuchen Sie es auch einmal!
Wenn Ihnen diese Erfahrung zusagt, verfügen Sie über ein einfaches Mittel, Ihren
Willen zu stärken.

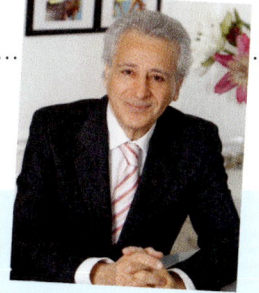

GESUNDHEITLICHE ASPEKTE

Rauchen Sie? Die meisten Raucher, die sich für eine Diät entscheiden, überlegen, ob sie auch mit dem Rauchen aufhören sollten. Ich sage Ihnen, es geht! Falls Sie zu den Tapferen gehören möchten, die zwei auf einen Streich erledigen, indem Sie gleichzeitig abnehmen und mit dem Rauchen aufhören, werden Sie die Diät unerbittlich durchziehen und vor allem körperlich aktiver sein müssen als die anderen (45 Minuten Gehen statt 30 Minuten in der Aufbauphase). Probieren Sie es auch mit Akupunktur, bei einigen hat sie sehr gute Erfolge. Auch die Homöopathie kann helfen – wenden Sie sich am besten an einen erfahrenen Homöopathen.

Ich unterstütze Sie

Häufig höre ich, übermäßiger Verzehr von rotem Fleisch sei krebserregend: Das ist falsch! Was krebserregend sein kann, ist nicht das Fleisch selbst, sondern die Zubereitung. Wird Fleisch zu stark gebraten, wird alles, was dunkel und vor allem schwarz wird, krebserregend. Braten Sie das Fleisch hingegen normal, ist es nicht krebserregender als eine Zucchini oder ein Salat! Im Übrigen betrifft das nicht nur das Fleisch. Der verbrannte Teil von gegrilltem Brot ist ebenfalls krebserregend. Was bei starkem Braten am stärksten krebserregend wird, ist übrigens das Fett!

Pierre Dukan

IHRE TÄGLICHE ÜBUNG

Sind Sie jung und sportlich, machen Sie 60 Sit-ups und 20 Kniebeugen.
Gehören Sie zur Generation 50 plus und treiben nicht regelmäßig Sport, versuchen Sie, 24 Sit-ups und 13 Kniebeugen zu schaffen.

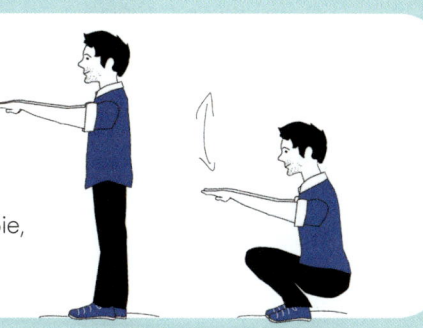

1
2
3
4
5
6
7
8
9

Kalbsschnitzel alla milanese

Zubereitungszeit: 20 Minuten
Für 2 Personen

2 Eier
2 sehr dünne Kalbsschnitzel (à ca. 100 g)
Salz, Pfeffer
2 EL Haferkleie
2 EL Weizenkleie
Einige Tropfen Olivenöl
1 Zitrone

1. Die Eier in einem tiefen Teller verquirlen. Die Schnitzel mit Salz und Pfeffer würzen. In einem zweiten Teller die Hafer- mit der Weizenkleie mischen.
2. Die Schnitzel zunächst im Ei und danach in der Kleiemischung wenden und die Kleie gut andrücken.
3. Ein Stück Küchenpapier mit einigen Tropfen Öl benetzen, eine beschichtete Pfanne damit ausreiben. Die Pfanne erhitzen und die Schnitzel darin auf jeder Seite 3 Minuten braten.
4. Die Zitrone waschen, trocken tupfen und in vier Schnitze schneiden. Zu den Schnitzeln servieren.

TIPP
Das übrige Ei neben den Schnitzeln in der Pfanne zu einem dünnen Omelett braten und dazu servieren. Oder das Omelett in feine Würfel schneiden und als Einlage in einer klaren Brühe aus fettarmem Rindsbouillonwürfel servieren.

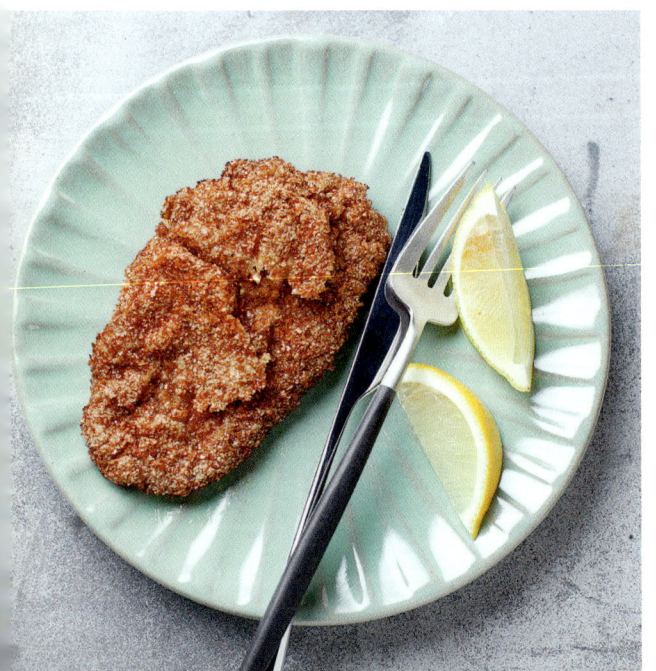

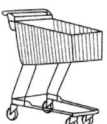

TIPPS FÜR IHREN EINKAUF
Bitten Sie Ihren Metzger, Ihnen für den Abend ein schönes Kalbsschnitzel abzuschneiden. Bereiten Sie das Fleisch auf Mailänder Art zu, wie in nebenstehendem Rezept. Für die Panade verwenden Sie Haferkleie mit einem ganzen Ei (oder nur mit Eiweiß, je nachdem, wie es mit Ihrem Cholesterinspiegel aussieht).

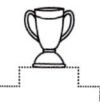

MOTIVATION IST ALLES

Hier kommt mein dritter Verdrussdämpfer, die individuelle Beziehung zwischen der Person, die die Anweisungen gibt und der Person, die sie befolgt. Wir beide, Sie und ich, kennen uns nicht. Aber auch aus der Entfernung kann man handeln. Im Internet (www.dukan.diaet.com/das-dukan-coaching) habe ich ein sehr individuelles Coaching-Instrument ausgearbeitet. Jeden Morgen schicke ich Ihnen drei Arten von Anweisungen:

1. Ernährungsanweisungen mit drei Menüs zur Wahl für mittags und abends
2. Einen Plan für die körperliche Aktivität
3. Elemente zur Unterstützung

Das Geheimnis dieses Coachings ist das Feedback, die Rückmeldung. In der Praxis sieht es so aus, dass die Person, die morgens ihre Anweisungen erhalten hat, abends wiederkommt, um über die Einhaltung und die Ergebnisse zu berichten. Am nächsten Morgen erhält sie die neuen Anweisungen, die den Ereignissen des Vortags angepasst sind.

➡️ *Mein Diät-Tagebuch*

Heute möchte ich wirklich mit besonderem Nachdruck darauf hinweisen, was für eine wichtige Rolle Ihr Tagebuch spielt. Alles, was Sie dort aufschreiben, ist von Interesse.

Seien Sie aktiv!

Es gibt einen Bereich zwischen wenig und nichts tun. Manche sagen, um Sport zu treiben, müsse man sich gut organisieren, es lange und mehrmals pro Woche schaffen, geeignete Kleidung kaufen etc. Meine Botschaft an Sie ist eine völlig andere. Wenig tun ist immer noch besser als nichts tun. Neuere Studien haben gezeigt, dass es nicht wichtig ist, wie lange und intensiv Sie einen Sport oder eine Aktivität ausüben: Jedes bisschen Sport ist tausend Mal besser als gar nichts zu tun.

Tag 49

| Mein Ausgangsgewicht | Mein Gewicht heute | Gewichtsabnahme insgesamt | Mein Zielgewicht |

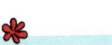

Zur Einstimmung

Der letzte Tag mit einer „4" vorne. Ich hoffe, dass Sie sich sehr nah vor Ihrem Ziel befinden. Heute können Sie Gemüse in vollen Zügen genießen. Sagen Sie sich, dass bei meiner Methode Gemüse ebenso wichtig, wenn nicht sogar noch wichtiger ist als Proteine. Dass Gemüse immer mit Eiweiß kombiniert wird, liegt einfach daran, dass es sehr schwierig ist, einen ganzen Tag lang nur Gemüse zu essen. Knabbern Sie gern Rohkost? Blatt für Blatt vom Chicorée, Kirschtomaten, Radieschen, Blumenkohl, ganze Möhren – es gibt viele Möglichkeiten. Wenn Ihnen rohes Gemüse zusagt, sollten Sie immer ein oder zwei Stücke verzehrfertig dabei haben, also gewaschen, geputzt und gut verpackt: Das mache ich immer, wenn ich fliegen muss. Sonst wäre ich gezwungen, das üppige Menü zu essen, das man mir vorsetzt.

Bleiben Sie standhaft

Wenn ein Ausrutscher passiert, sollten Sie die Sache nicht durch Selbstvorwürfe noch schlimmer machen. Warum? Wie Sie vielleicht wissen, steuert der älteste Teil Ihres Gehirns Empfindungen von Freude und Verdruss (Belohnung und Bestrafung, Gewohnheiten etc.). Wenn es Ihnen an Freude mangelt, treibt Sie dieser ursprüngliche Teil des Gehirns zu einem Ausrutscher, damit Sie endlich eine Freude empfinden. Na los: ein kleiner Ausrutscher, das wird dir guttun! Wenn Sie sich in diesem Augenblick jedoch Vorwürfe machen, sorgen Sie für einen Verdruss, der die Freude an dem Ausrutscher wieder zunichte macht. Daher werden Sie zwar die Kalorien einkassiert haben, aber weiterhin frustriert sein. So besteht die Gefahr, dass Sie sich einen weiteren Ausrutscher leisten!

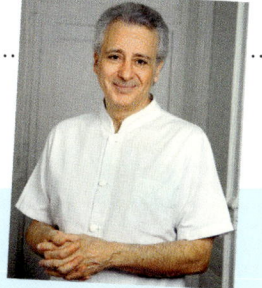

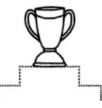

MOTIVATION IST ALLES

Mein viertes Anti-Verdruss-Element kämpft gegen eine der häufigsten Ursachen für das Scheitern einer Diät, den Stillstand: eine Phase, in der Sie nicht weiter abnehmen, obwohl Sie die Diät einhalten. Dieser Stillstand ist schwer zu ertragen, daher sollten Sie die Gründe dafür kennen. Auch wenn Ihr Gewicht einmal stagniert: Das wird nicht so bleiben! Es ist der verzweifelte Versuch Ihres Körpers, sich mit aller Kraft der Plünderung seiner Reserven zu widersetzen. In einer Stillstands-Phase sollten Sie die „Operation Faustschlag" anwenden. Legen Sie vier aufeinander-folgende Tage als reine Protein-Tage ein. Essen Sie so salzlos wie möglich, trinken Sie zwei Liter Wasser pro Tag und gehen Sie an diesen vier Tagen täglich eine Stunde lang spazieren.

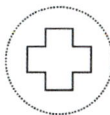

GESUNDHEITLICHE ASPEKTE

Die Homöopathie kann im Kampf um das Gewicht einen Beitrag leisten. Ich persönlich habe sie schon immer ange-wendet und kann Ihnen nur empfehlen, sich an einen erfahrenen Homöopa-then zu wenden.

Ich unterstütze Sie

Wie alle Übergewichtigen haben Sie sicher schon einmal vom Jo-Jo-Effekt gehört. Sie könnten nun annehmen, dass das Gewicht, das Sie verloren haben, schnell wieder zurück sein wird. Das passiert sehr häufig. Es gibt viele Menschen, die nach einer Diät wieder zunehmen. Das hängt von der jewei-ligen Diät ab, vor allem jedoch von den Vorkehrungen, die getroffen wur-den, um eben nicht wieder zuzuneh-men. Diese erneute Zunahme ist nicht unvermeidlich! Während einer Diät zwingen Sie Ihren Körper abzuneh-men. Ihr Körper ist jedoch nicht darauf programmiert, diese Abmagerung zu akzeptieren. Er reagiert darauf, als seien Sie plötzlich in eine Zeit oder Gegend katapultiert worden, wo Sie keinen Zugang zu Nahrung haben: Sofort geht Ihr Organismus davon aus, dass Ihr Überleben bedroht sei. Er ver-sucht mit allen Mitteln, Widerstand zu leisten. Daher habe ich die Stabilisie-rungsphase als dritte Phase entwickelt, die das Nahrungsangebot erweitert: Nun wird nicht weiter abgenommen, aber auch nicht wieder zugenommen.

Pierre Dukan

 1

 2

 3

 4

 5

 6

 7

 8

 9

Gegrillte Paprikaschoten

Zubereitungszeit: 10 Minuten +
30 Minuten Garzeit
Für 2 Personen

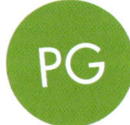

1 rote Paprikaschote
1 große Knoblauchzehe
Salz
2 TL Olivenöl*

* Entspricht der gesamten zulässigen
Tagesmenge

1. Den Backofengrill 10 Minuten auf höchster Stufe vorheizen. Die Paprikaschote waschen, halbieren und von Stiel und Kernen befreien. Die Paprikahälften mit der Hautseite nach oben auf ein Backblech legen und unter den Grill

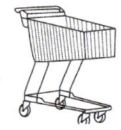

TIPPS FÜR IHREN EINKAUF

Da wir heute einen Protein-Gemüse-Tag haben, möchte ich Ihnen ein wichtiges Gemüse zum Abnehmen vorstellen: die Paprika. Neben Kohl haben Paprikaschoten den höchsten verfügbaren Vitamin-C-Gehalt. Paprika kann roh verzehrt werden, am mildesten schmecken rote Paprikaschoten. Auf Reisen habe ich immer rohe Paprika bei mir: Sie ist belebend, frisch und einfach mitzunehmen.

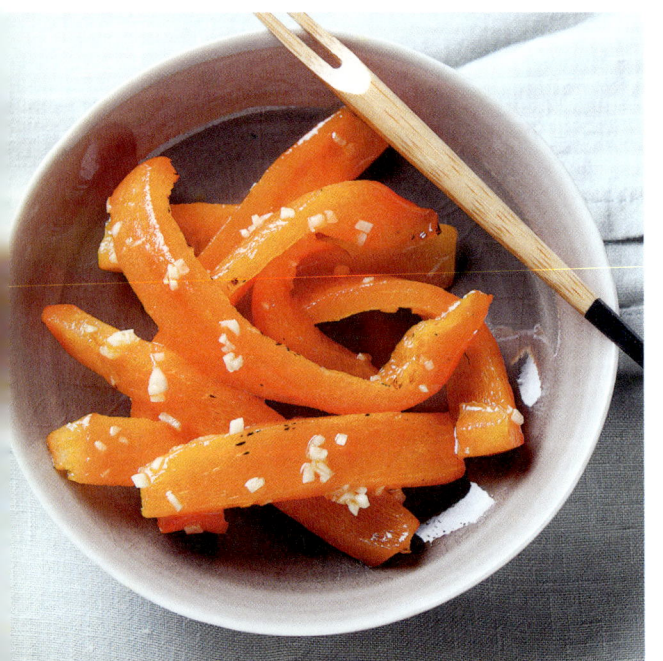

schieben, bis die Schale schwarz zu werden beginnt.

2. Die Paprikahälften aus dem Ofen nehmen, in Alu- oder Frischhaltefolie einwickeln und 15–20 Minuten ruhen lassen.
3. Paprika auswickeln und häuten. Das Fruchtfleisch in breite Streifen schneiden. Die Knoblauchzehe abziehen und fein hacken oder durchpressen.
4. Paprika auf einem Teller anrichten, mit Knoblauch und Salz bestreuen, mit Olivenöl beträufeln und bis zum Servieren kalt stellen.

Seien Sie aktiv!

Ihnen fällt etwas herunter: Schimpfen Sie nicht, sondern freuen Sie sich über die nötige Aktivität. Betrachten Sie eine solche kleine Bewegung nicht länger als lästige Aufgabe, sondern als Wohltat! Ich arbeite im vierten Stock. Wenn ich gut in Form bin und meine Beinmuskeln nach dem Hochsteigen noch nicht völlig aufgewärmt sind, laufe ich manchmal zurück ins Erdgeschoss und wieder hinauf, um etwas mehr Bewegung zu haben. Wenn Sie mit dem Auto unterwegs sind und einen Parkplatz suchen, nehmen Sie den erstbesten, auch wenn Sie dadurch gezwungen sind, etwas weiter zu gehen! Haben Sie die Wahl zwischen Stehen oder Sitzen, stellen Sie sich hin. Haben Sie die Wahl zwischen unbeweglichem Stehen oder Herumgehen (etwa an der Bushaltestelle), gehen Sie auf und ab.

➡ *Mein Diät-Tagebuch*

Heute lasse ich Sie vor dem weißen Blatt alleine. Lassen Sie Ihre Gedanken treiben. Beim Schreiben tauchen manchmal neue Ideen auf, die durchaus Ihr Leben verändern können.

IHRE TÄGLICHE ÜBUNG

Sind Sie jung und sportlich, machen Sie 60 Sit-ups und 20 Kniebeugen.
Gehören Sie zur Generation 50 plus und treiben nicht regelmäßig Sport, versuchen Sie, 24 Sit-ups und 13 Kniebeugen zu schaffen.

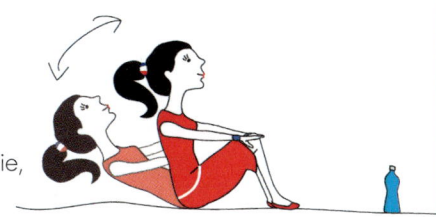

1

2

3

4

5

6

7

8

9

Woche 9

Mein Foto der Woche

Meine „Glücksstrategie"

DIE NEUNTE SÄULE DES WOHLBEFINDENS: DAS BEDÜRFNIS NACH DEM SCHÖNEN

Sobald der Mensch ein Bewusstsein für seine Endlichkeit, für den Tod entwickelt hatte, kamen Totems, Animismus und Götter auf. Damit benötigte der Mensch eine Sprache, um mit dem Göttlichen zu kommunizieren. So kam es, dass sich das Bedürfnis nach dem Schönen verwurzelte: das Bedürfnis, Schönes zu erschaffen und sich überall dort, wo es präsent ist, daran zu erfreuen. Ob dies nun ein Werk von Michelangelo oder Mozart, das Gesicht einer Frau, die harmonische Form einer Muschelschale, der Duft eines Parfüms, die Schönheit eines Gefühls, eines Liedes oder Balletts ist … alles Schöne entzückt, erfreut und nährt uns mit einer ästhetischen Emotion, die weder Schokolade noch Wurstbrot braucht! Wenn Sie auf der Suche nach Serotonin sind, finden Sie es hier bis zur Sättigung.

276

Meine aktuellen Körpermaße

| Brustumfang | Taillenumfang | Hüftumfang | Umfang der Oberschenkel |

Mein Rat der Woche

SEHEN SIE KÖRPERLICHE ANSTRENGUNGEN MIT ANDEREN AUGEN

Körperliche Anstrengung gilt vielen heute als Last und Mühe, als eine Beschwerlichkeit, die es um jeden Preis zu vermeiden gilt. Setzen Sie auf das Gegenteil. Betrachten Sie jede Bewegung nicht als Last oder Zeitverlust, sondern als Chance, Gelegenheit und Vorteil, um Ihr Körpergewicht zu kontrollieren, Ihre Gesundheit zu schützen und Ihr Wohlbefinden zu verbessern. Sie haben Ihren Schlüssel oben vergessen? Fluchen Sie nicht. Geben Sie Ihrem Körper seine Daseinsberechtigung: Lassen Sie seine 723 Muskeln in Aktion treten. Der Aufzug funktioniert nicht? Jammern Sie nicht. Gehen Sie zu Fuß und sagen Sie sich, dass andere Geld dafür bezahlen, um im Studio den Stepper zu benutzen.

Wenn Sie Rat und Hilfe brauchen, wenden Sie sich einfach an den Dukan-Coaching-Service unter www.dukan.diaet.com/das-dukan-coaching

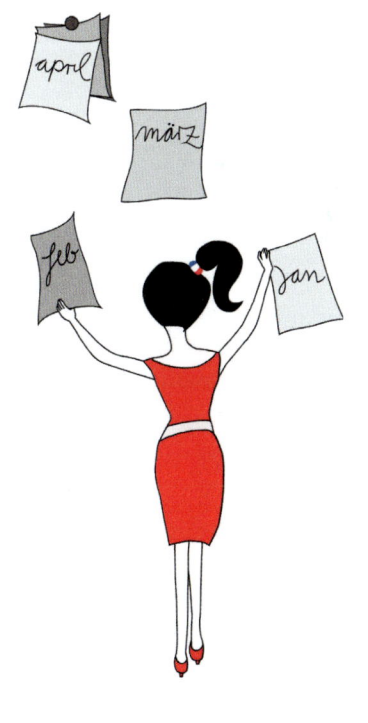

Tag 50

_____ | _____ | _____
Mein Ausgangsgewicht | Mein Gewicht heute | Gewichtsabnahme insgesamt | Mein Zielgewicht

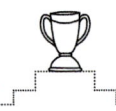

MOTIVATION IST ALLES

Heute stelle ich Ihnen den fünften und letzten Verdrussdämpfer meines Motivationsmotors vor: die Energie.

Zur Einstimmung

Geschafft: Sie haben den 50. Tag erreicht. Für Sie und mich ist dies ein Schlüsselmoment, denn es bedeutet, dass Sie sich im letzten Abschnitt der Zielgeraden befinden. Das trifft sich gut, es ist ein Spitzentag, ein reiner Proteintag, der noch den ultimativen Kick liefern wird. Bedenken Sie immer wieder: Je mehr Proteine Sie essen, desto besser nehmen Sie ab (beachten Sie dabei, dass ich nicht sage „desto mehr", sondern „desto besser"). Variieren Sie die Speisen, kochen Sie selbst.

Wenn Sie eine Diät beginnen, verfügen Sie über Kraft und Energie: Sie begleitet Sie, um das Leiden beim Abmagern zu mildern. Erinnern wir uns an dieser Stelle an alle Elemente, die den Verdruss beim Abnehmen dämpfen:

1. Das Fehlen von Hungergefühlen aufgrund der 100 beliebig erlaubten Nahrungsmittel;
2. Die Betreuung und sehr strikte Kontrolle, die ein Gefühl der Sicherheit geben;
3. Die persönliche Beziehung, die auf Empathie beruht;
4. Das entscheidende Management der Stagnationsphasen, wo das Doppelte an Energie und Motivation nötig ist, um nicht schwach zu werden;
5. Das fünfte Element – stelle ich morgen weiter vor.

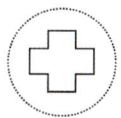

GESUNDHEITLICHE ASPEKTE

Einer neueren Umfrage zufolge erklärt jeder zweite Befragte, er fühle sich müde – vor allem junge Menschen und Frauen. Die alltäglichen Anforderungen, vor allem im Beruf, ermüden. Auch Diäten können müde machen, das ist richtig. Allerdings trifft das vor allem auf kalorienreduzierte Diäten zu, bei denen Kohlenhydrate erlaubt sind. Proteinreiche Diäten wie meine wirken eher anregend. Schlafmangel, eine schlechte Schlafqualität und Schlafapnoe sind ebenso Ursachen von Dauermüdigkeit wie Vitamin- und Mineralstoffmangel. Essen Sie genügend fetten Fisch wegen des Gehalts an Omega-3-Säuren, deren Mangel große Müdigkeit und schlechten Schlaf verursacht. Übertreiben Sie es nicht mit Kaffee und nehmen Sie im Winter einen Monat lang morgens kurmäßig Vitamin C ein. Bei anhaltender Müdigkeit sollten Sie einen Arzt aufsuchen. Körperliche Aktivität ist übrigens ein echtes Stärkungsmittel, das sich sowohl auf die Stimmung als auch auf Ihren Schlaf günstig auswirkt.

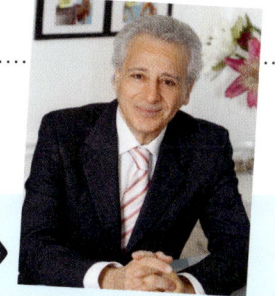

Ich unterstütze Sie

Gestern haben wir über den Jo-Jo-Effekt gesprochen. Ihr Körper ist darauf programmiert, seine Reserven zu schützen. Haben Sie Ihr persönliches Idealgewicht erreicht, erlischt dieser Widerstand des Körpers nicht sofort, sondern hält noch proportional zur Menge des abgenommenen Gewichts an. Diese Zeitspanne liegt bei etwa zehn Tagen pro abgenommenem Kilo. Für diese Dauer habe ich meine Stabilisierungsphase aufgebaut, die Sie sehr bald erreicht haben werden. Wenn Sie am Ende der Diät zehn Kilo abgenommen haben, müssen Sie diese dritte Phase einhalten, da Ihr Körper mit allen Mitteln versuchen wird, seine verloren gegangenen Reserven wieder aufzufüllen. Nach der Regel der zehn Tage pro abgenommenem Kilo, müssen Sie 100 Tage in der Stabilisierungsphase bleiben. Danach wird Ihr Körper sich an sein neues Gewicht gewöhnt haben, so dass sie nun Ihre Ernährung wieder erweitern können. Den Jo-Jo-Effekt gibt es nur, wenn Sie die Anpassungsphase Ihres Körpers nicht einhalten.

Pierre Dukan

1

2

3

4

5

6

7

8

9

Fischfrikadellen à la Dukan

Zubereitungszeit: 25 Minuten
Für 2 Personen

250 g Kabeljaufilet
1 kleine Zwiebel, fein gehackt
2 große Eier
3 EL Haferkleie
2 EL gehackte Petersilie
Salz, Pfeffer
Saft von ½ Zitrone

1. Kabeljau in kleine Stückchen schneiden, wenn die Masse ganz fein sein soll, den Fisch im Mixer kurz pürieren.
2. Fisch mit Zwiebel, Eiern, Haferkleie und Petersilie vermengen. Mit Salz, Pfeffer und Zitronensaft kräftig würzen.
3. Eine beschichtete Pfanne erhitzen. Kleine Frikadellen aus dem Fischteig formen oder jeweils 1 EL der Masse abstechen, in die Pfanne geben und leicht flach drücken. Die Frikadellen bei mittlerer Hitze auf jeder Seite etwa 3–4 Minuten braten und mit etwas Zitronensaft beträufelt servieren.

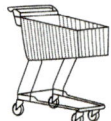

TIPPS FÜR IHREN EINKAUF

Kabeljau ist einer der magersten Fische, er ist nicht übermäßig teuer, und sein festes weißes Fleisch hat den Vorteil, dass es sehr schnell gegart ist. Bereiten Sie daraus Fischfrikadellen wie in unserem Rezept des Tages oder – noch schneller – braten Sie selbst gemachte Fischstäbchen: Kabeljaufilet in kleine Streifen schneiden. Diese werden in Haferkleie gewälzt und in der hauchdünn mit Olivenöl ausgeriebenen Pfanne von allen Seiten gebraten.

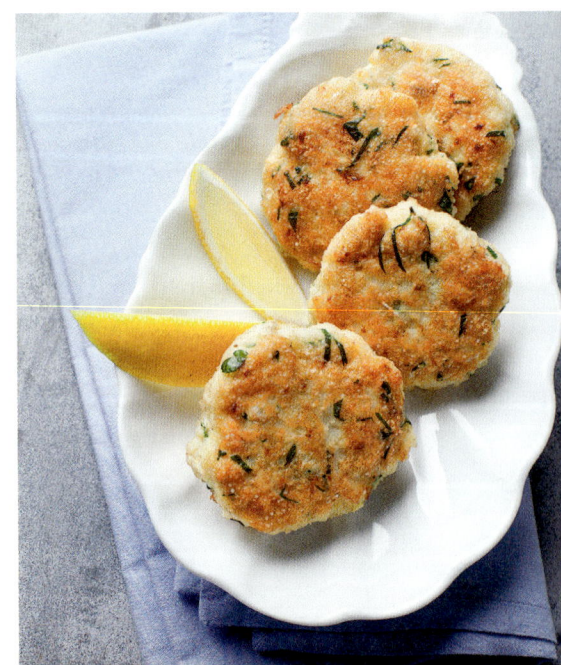

Bleiben Sie standhaft

Heute bitte ich Sie darum, sich nicht den kleinsten Ausrutscher zu leisten. Wir sind dem Ziel so nah! Vergessen Sie nicht Ihren Haferkleie-Pfannkuchen zum Frühstück: Heute dürfen Sie nicht das Risiko eingehen, Hunger zu haben. An diesem reinen Proteintag bedienen Sie sich noch einmal aus dem breiten Angebot von Fleisch- oder Fischmahlzeiten zum Mittagessen und gönnen Sie sich nach dem Abendessen ein Dessert, vielleicht einen Schokoladenpudding. Gehen Sie nicht hungrig zu Bett!

Seien Sie aktiv!

Ich hatte Sie bereits gebeten, sich heute keinen Ausrutscher zu leisten – bitte verlängern Sie heute auch Ihren Spaziergang. Heute ist ein Kampftag, die Diät ist bald zu Ende. Heute wird auf 61 Minuten Gehzeit gesteigert. Warum 61? Weil ich Sie bereits früher darum gebeten hatte, 60 Minuten zu gehen.

➡ *Mein Diät-Tagebuch*

Versuchen Sie, sich auf den zurückliegenden Tag zu konzentrieren. Es hat sicher irgendetwas gegeben, was Ihre Aufmerksamkeit geweckt hat. Schreiben Sie es auf. Sonst haben Sie es morgen vergessen.

_____

_____

_____

_____

_____

_____

_____

_____

IHRE TÄGLICHE ÜBUNG

Sind Sie jung und sportlich, steigern Sie sich heute auf 65 Sit-ups und 22 Kniebeugen.
Gehören Sie zur Generation 50 plus und treiben nicht regelmäßig Sport, machen Sie 26 Sit-ups und 15 Kniebeugen.

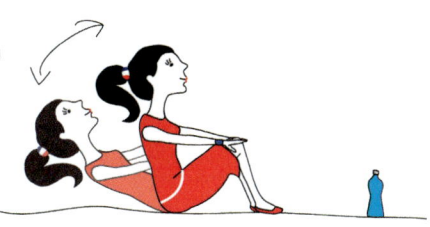

1

2

3

4

5

6

7

8

9

Tag 51

Mein Ausgangsgewicht Mein Gewicht heute | Gewichtsabnahme insgesamt Mein Zielgewicht

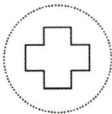

GESUNDHEITLICHE ASPEKTE

Auch die familiäre Veranlagung bestimmt Ihre Gesundheit. Waren Mutter und Vater, Großeltern, Onkel und Tanten gesund? Suchen Sie nach allen Risikofaktoren: Diabetes, Bluthochdruck, Schilddrüsenproblemen, Alter zur Zeit der Prämenopause, Brust- oder Prostatakrebs, Anfälligkeit von Bronchien und Lunge, Alzheimer und natürlich Übergewicht. In Ihrem Fall, wenn Sie ein Gewichtsproblem haben, ist das Wichtigste, dass Sie auf die Erbanlagen von Diabetes reagieren. Es liegt nur an Ihnen, Diabetes zu vermeiden. Dafür reicht es, dass Sie Ihren Zuckerverbrauch kontrollieren und reduzieren, an Gewicht abnehmen und sich etwas mehr bewegen. Das einzige, aber wirksame Gegenmittel gegen Bluthochdruck ist die Gewichtsabnahme. Dasselbe gilt für die Schlafapnoe. Hinsichtlich der Schilddrüse ist eine regelmäßige Kontrolle nötig, um eine Funktionsstörung rechtzeitig zu erkennen. Eine Verringerung der Kohlenhydratzufuhr reduziert die Häufigkeit von Krebserkrankungen (und verlangsamt die Entwicklung einer bereits manifesten Krebserkrankung).

Zur Einstimmung

Heute ist ein Gemüsetag in Rot und Grün, der Tag der Tomaten und grünen Bohnen. Probieren Sie Gazpacho, diese wunderbare kalte spanische Gemüsesuppe: Fügen Sie kleine Gurken- oder Gewürzgurkenwürfel und etwas Haferkleie hinzu, um eine etwas dickere Konsistenz zu erzielen, und – wenn sie wollen – einige Stückchen Thunfisch natur. Halten Sie jedenfalls gut durch, denn Sie sind beinahe am Ziel.

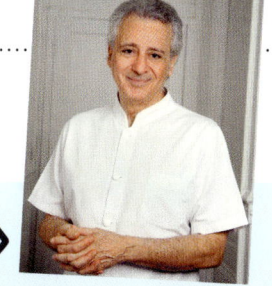

Seien Sie aktiv!

Zum Abnehmen verfügen Sie über zwei Ansatzhebel: die Diät und körperliche Betätigung. Die erste reduziert die Zufuhr, die zweite erhöht den Verbrauch. Am wirksamsten ist die Diät, die den Körper zwingt, von seinen Reserven zu leben. Da der Körper jedoch Möglichkeiten hat, sich einer Unterversorgung anzupassen, muss außerdem der körperliche Verbrauch ins Spiel gebracht werden.

Wenn Sie bei einem Gewicht von 80 Kilo eine Stunde lang laufen, wird Ihr Körper auf jeden Fall 300 Kalorien verbrennen! Allerdings kann Ihr Körper die körperliche Aktivität torpedieren: Er kann dafür sorgen, dass Sie Hunger bekommen und weiter zunehmen. Ein einziges Stück Kuchen reicht dabei aus, um die Wirkung von einer Stunde Jogging zunichte zu machen! Spazierengehen ist die einzige Aktivität, die den Appetit nicht steigert.

Bleiben Sie standhaft

Heute verrate ich Ihnen einen Geheimtipp: Wenn Sie sich an einem besonders gefährlichen Ort (etwa der Küche) befinden, nehmen Sie eine Gewürznelke in den Mund, denn sie besitzt schmerzstillende Eigenschaften. Innerhalb von 30 Sekunden werden Zunge, Zahnfleisch, Gaumen und die Innenseite der Wangen gefühllos, die Empfindlichkeit der Geschmacksknospen auf Ihrer Zunge schwächt sich ab. Passiert Ihnen dann ein Ausrutscher, werden Sie nicht viel Genuss haben!

Ich unterstütze Sie

Wie man zunimmt, weiß jeder. Abnehmen ist schwieriger, aber mit dem richtigen Durchhaltevermögen ist es machbar.

Das Gewicht dauerhaft zu halten ist hingegen unendlich viel schwieriger. Doch es gibt Menschen, denen es gelingt, ihr persönliches Idealgewicht dauerhaft zu halten. Manche nehmen nie mehr zu, nachdem sie sogar sehr viel abgenommen haben. Es ist also möglich.

Wenn ein Journalist mich in Verlegenheit bringen möchte, erzählt er mir, dass er Leute kennt, die meine Methode befolgt haben und doch wieder zugenommen haben. Auch ich kenne solche Menschen, aber was beweist das? Kennen Sie einen Arzt, der Sie von einer Bronchitis heilt und Ihnen garantiert, dass Sie nie wieder an einer Bronchitis erkranken werden?

Pierre Dukan

 1
 2
 3
 4
 5
 6
 7
 8
 9

Kürbissuppe

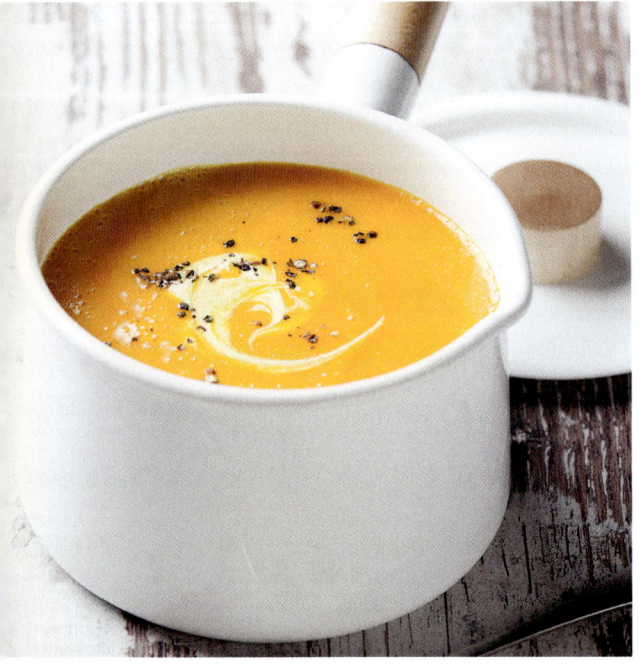

1. Die Milch in einen Topf füllen und erhitzen.
2. Das Kürbisfleisch in Würfel schneiden. Die Möhre ebenfalls schälen und würfeln. Zwiebel und Knoblauch schälen und hacken. Das Gemüse zur Milch geben und zugedeckt bei schwacher bis mittlerer Hitze 40 Minuten kochen. Dabei gelegentlich umrühren. Wenn die Milch vorzeitig verkocht ist, eventuell noch etwas Wasser hinzufügen.
3. Die Suppe mit dem Stabmixer pürieren. Nach Belieben noch mit etwas Milch verdünnen. Mit Ingwer, Paprikapulver, Salz und Pfeffer würzen. Eigelb und Quark in einer Schüssel gut verquirlen und unmittelbar vor dem Servieren in die Suppe einrühren.

Zubereitungszeit: 15 Minuten +
40–50 Minuten Garzeit
Für 2 Personen

½ l Magermilch
300 g Kürbisfruchtfleisch
   (geputzt gewogen)
1 Möhre
1 Zwiebel
1 Knoblauchzehe
1 Prise gemahlener Ingwer
1 Prise Paprikapulver, rosenscharf
Salz, Pfeffer
1 kleines Eigelb
2 EL Magerquark

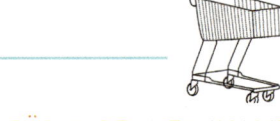

TIPPS FÜR IHREN EINKAUF

Da Sie heute Gemüse essen dürfen, schlage ich Ihnen eine wohlschmeckende und gesunde Kürbissuppe vor. Und alle, die Kürbis nicht mögen, ersetzen ihn einfach durch grüne Zucchini.

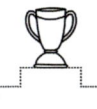

MOTIVATION IST ALLES

Überlegen Sie, was Sie in diesen 50 Aufbautagen alles erreicht haben. Nehmen Sie diese Empfindungen wahr, von denen Sie überwältigt werden, wenn die Waage wieder etwas weniger anzeigt und seien es 200 oder 300 Gramm? Sie könnten vor Freude platzen – ähnlich wie Fußballer, wenn sie ein Tor geschossen haben! Aber Vorsicht, Sie haben noch nicht gewonnen. Ich muss Ihnen leider sagen, dass Sie hinsichtlich des Körpergewichts immer die Beute, nie der Jäger sein werden: Sie sind für Versuchungen empfänglich, für Geselligkeit, Leid, Langeweile, Einsamkeit und Stress. Doch Sie haben jetzt begonnen, die Grundlagen für neue Gewohnheiten zu schaffen, die Sie vor einer erneuten Gewichtszunahme schützen werden.

➡ *Mein Diät-Tagebuch*

Sorgen Sie gut für sich, verwöhnen Sie sich und schreiben Sie Ihre Freuden und Sorgen ins Tagebuch. Leid schwächt sich ab, wenn man es sich von der Seele schreibt und Freude nimmt zu.

1

2

3

4

5

6

7

8

9

IHRE TÄGLICHE ÜBUNG

Sind Sie jung und sportlich, machen Sie heute 65 Sit-ups und 22 Kniebeugen.
Gehören Sie zur Generation 50 plus und treiben nicht regelmäßig Sport, machen Sie 26 Sit-ups und 15 Kniebeugen.

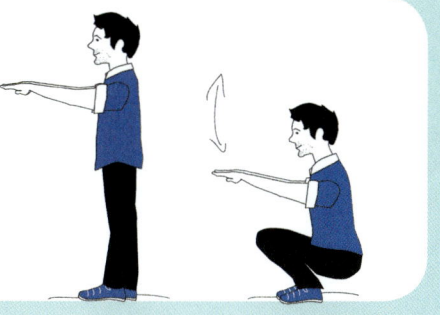

Tag 52

| Mein Ausgangsgewicht | Mein Gewicht heute │ Gewichtsabnahme insgesamt | Mein Zielgewicht |

Bleiben Sie standhaft

Wir sind kurz vor dem Ziel. Vielleicht haben Sie es sogar bereits erreicht. Ich muss Sie nicht mehr bitten, Ausrutscher zu vermeiden. Sie sind an einem Punkt der Diät angekommen, an dem Sie mich nicht mehr brauchen, um den Sieg zu erringen. Aber eines gebe ich Ihnen noch mit: Hüten Sie sich vor der Wirkung von Alkohol, von Wein, Bier oder Champagner, die Ihre Wachsamkeit schwächen und Sie verantwortungslos werden lassen können.

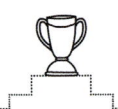

MOTIVATION IST ALLES

Stellen Sie sich Ihren Kampf gegen die täglichen Versuchungen als „Tanz mit den Wölfen" vor. Wie ausgehungerte Wölfe belagern Sie die Verlockungen im Alltag: hier die Auslage einer Bäckerei, dort die Kaffeepause mit dem Schokoladenkuchen der netten Kollegin und abends ein Fest bei Freunden mit Pizza und Nudelsalat. Versuchen Sie, sich der Gefahr erst gar nicht auszusetzen: Meiden Sie Restaurants, in denen Sie nichts Passendes wählen können, verschieben Sie Einladungen oder gehen Sie nur zu wahren Freunden, die bereit sind, Sie zu unterstützen. Gehen Sie vor allem nie mit leerem Magen an einen Ort hoher Verlockung, damit Sie nicht zu einer leichten Beute dieser Raubtiere werden.

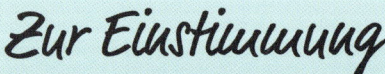

Zur Einstimmung

Heute sind wir wieder bei einem reinen Proteintag: Sie kennen inzwischen diese proteinreichen Lebensmittel und haben sich daran gewöhnt. Eines der Geheimnisse derer, die nie wieder zunehmen: Nach einer erfolgreich abgeschlossenen Diät verzehren sie „etwas mehr" Proteine als vorher. Diese einfache Änderung der Gewohnheiten reicht als Schutz aus.

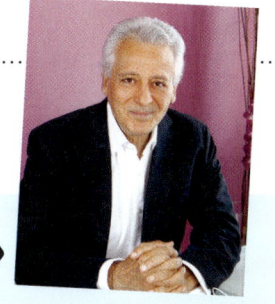

Seien Sie aktiv!

Heute müssen wir uns körperlich nicht mehr anstrengen, um das zu erreichen, was wir wollen. Dabei ist es so wichtig, den Körper arbeiten zu lassen: Es ist gut für die Gesundheit, beugt Krankheiten vor und verbessert die Stimmung. In Wirklichkeit hat Gehen jedoch nicht das Ziel, uns vor Krankheiten zu schützen: Es erlaubt uns in erster Linie, von A nach B zu kommen. Bewegung sollte nicht als therapeutische Aktivität aufgefasst werden, sondern vor allem als eine natürliche Tätigkeit, deren Fehlen gesundheitsschädlich ist.

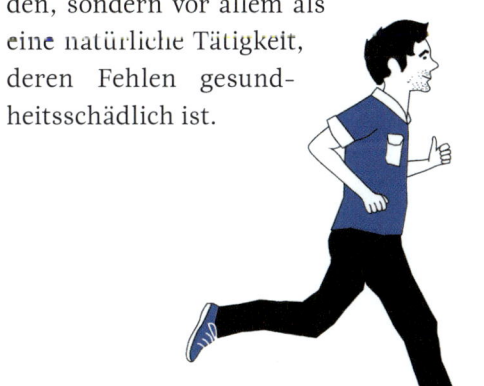

Ich unterstütze Sie

Es stimmt nicht, dass man durch eine ausgewogene und mengenreduzierte Ernährung zwangsläufig abnimmt! Wenn Sie wirklich abnehmen möchten, und besonders dann, wenn Sie stark übergewichtig sind, werden Sie nur mit einer ausreichend wirksamen Diät dünner werden, die die Fettreserven in den Tiefen Ihres Fettgewebes aufspürt. Wer 20 Kilo abnehmen möchte und bei einer ausgewogenen Ernährung ganz langsam abnimmt, wird bald den Mut verlieren. Nach sechs Proteintagen hingegen hat er bereits fünf Kilo abgenommen. Das verschafft ungeheure Motivation!

Pierre Dukan

IHRE TÄGLICHE ÜBUNG

Sind Sie jung und sportlich, machen Sie heute 65 Sit-ups und 22 Kniebeugen.
Gehören Sie zur Generation 50 plus und treiben nicht regelmäßig Sport, machen Sie 26 Sit-ups und 15 Kniebeugen.

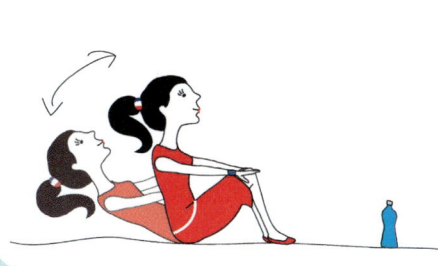

1 2 3 4 5 6 7 8 9

Rührei mit Forellenkaviar

Zubereitungszeit: 15 Minuten
Für 2 Personen

2 Eier
1 Eiweiß
Kräuter der Provence
Pfeffer
100 g Forellenkaviar (Glas)

1. Eier und Eiweiß in einer Schüssel kräftig mit dem Schneebesen verrühren. Mit Kräutern und Pfeffer würzen.
2. Vom Forellenkaviar 1 TL abnehmen zum Garnieren. Den übrigen Kaviar in einer beschichteten Pfanne bei schwacher Hitze sanft anbraten. Die verquirlten Eier daraufgießen und einige Minuten stocken lassen. Dabei darauf achten, dass das Rührei nicht zu trocken wird, sondern eine schöne cremige Konsistenz bekommt.
3. Das Rührei mit dem beiseitegestellten Forellenkaviar garniert servieren.

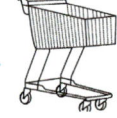

TIPPS FÜR IHREN EINKAUF

Heute rate ich Ihnen, Ihr Rührei mit Kaviar zu verfeinern – nicht dem teueren Beluga-Kaviar, der immer noch ein Luxus-Lebensmittel ist, sondern Lachskaviar oder Forellenkaviar. Den gibt es inzwischen in jedem Supermarkt und Discounter. Er enthält reichlich Vitamine, gesunde Fette und viel Protein.

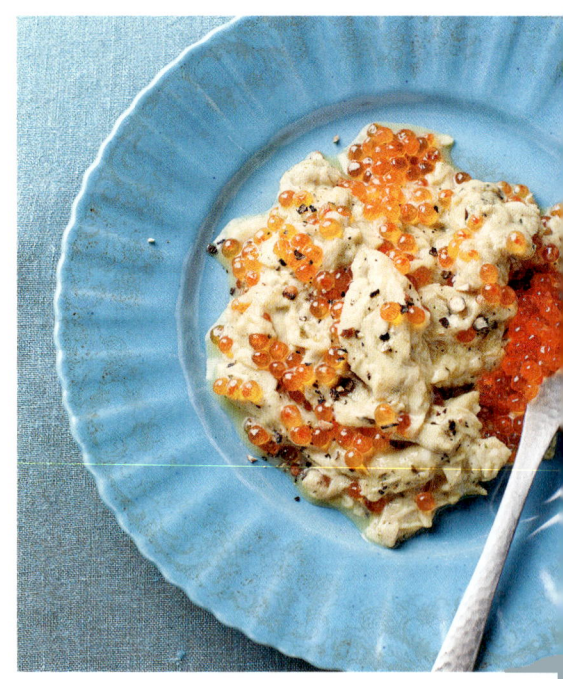

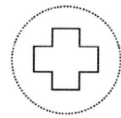

GESUNDHEITLICHE ASPEKTE

Heute soll es um die nur scheinbar unbedeutenden, in Wirklichkeit aber äußerst wichtigen Ballast- oder Faserstoffe gehen. Viel zu wenig dieser Stoffe ist in der Ernährung der westlichen Länder enthalten, doch ausreichend Ballaststoffe sind essentiell für Sie, damit Sie Ihr Gewicht halten und gesund bleiben. Sie sind in pflanzlichen Lebensmitteln enthalten und regulieren die Funktion der meisten Organe. Ballaststoffe geben den pflanzlichen Nahrungsmitteln Konsistenz: Ihre knackige Seite zügelt den Appetit, sie verzögern die Magenleerung und fördern die Sättigung. Die Ballaststoffe der Haferkleie verlangsamen die Aufnahme von Kohlenhydraten aus dem Dünndarm und die Aufnahme von Fetten, darunter Cholesterin. Insgesamt spielen die Faserstoffe eine wichtige Rolle bei der Vorbeugung von Darmkrebs.

→ *Mein Diät-Tagebuch*

Ich erwarte Sie heute bei Ihrem Tagebuch und hoffe, dass Sie inzwischen ein Gewohnheitsschreiber sind und es ganz selbstverständlich weiterführen, wie einen persönlichen Blog.

1

2

3

4

5

6

7

8

9

Tag 53

Mein Ausgangsgewicht | Mein Gewicht heute | Gewichtsabnahme insgesamt | Mein Zielgewicht

Zur Einstimmung

Heute ist ein Gemüsetag – ich kann nur wiederholen, was ich schon immer predige: Die Menschheit existiert seit zweihunderttausend Jahren und lebte während der ersten einhundertneunzigtausend Jahre von der Jagd und vom Sammeln, vor allem von Proteinen und Gemüse – wie Sie heute! Inzwischen haben wir eine riesige Palette an Gemüsesorten zur Auswahl. Bei Gewichtsproblemen ist Gemüse die beste Ernährungshilfe, die Sie finden können. Gewöhnen Sie sich an, viel davon zu essen! In meinem gesamten Berufsleben habe ich keinen einzigen stark Übergewichtigen getroffen, der gesagt hätte, dass er gerne Gemüse isst.

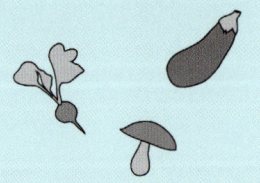

Bleiben Sie standhaft

Heute ist es zu spät, für Ausrutscher ist jetzt keine Zeit mehr! So kurz vor dem Ziel ist es zumindest selten, dass noch jemand schwach wird. Außerdem möchte ich wetten, dass Sie sich an diese Art der Ernährung gewöhnt haben.

Aus meiner Erfahrung kann ich sagen, dass ich nur sehr wenigen Menschen begegnet bin, die es eilig hatten, diese Diät zu beenden. Ich würde sogar sagen, dass viele von ihnen Angst vor der dritten Phase, der Stabilisierungsphase, haben, weil sie nun wieder mehr neue Lebensmittel essen dürfen. Obgleich sie die Diät erfolgreich abgeschlossen haben, haben sie Angst, wieder zuzunehmen: Sie halten daher die neuen Anweisungen zur Stabilisierung mit solcher Vorsicht ein, dass sie noch weiter abnehmen! Sehen sie nach einigen Wochen oder Monaten, dass sie nicht wieder zunehmen, essen sie dann in der Regel normal und finden ihr Gleichgewicht. In den folgenden Tagen werde ich Ihnen erklären, wie es weitergehen soll, wenn wir voneinander Abschied nehmen.

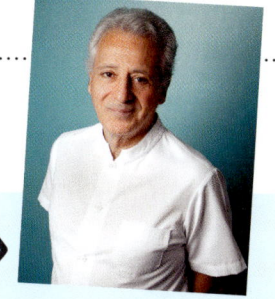

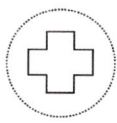

GESUNDHEITLICHE ASPEKTE

Beim Blick auf Gesundheit und Übergewicht kommt man am Thema Magnesium kaum vorbei. Es spielt eine sehr wichtige Rolle für das Zentralnervensystem. Magnesiummangel äußert sich in erstaunlichen Symptomen: Krämpfe, Benommenheit, innere Unruhe, Schlaflosigkeit, unwillkürliches Zittern von Augenlidern oder Lippen etc. Zu einem Magnesiummangel kommt es aus mehreren Gründen: Stress verbraucht viel Magnesium und reduziert unsere Reserven, durch das übermäßige Raffinieren der Lebensmittel wird der Magnesiumgehalt gesenkt, auch Diäten zur Gewichtsabnahme können eine Ursache sein. Vorbeugend essen Sie am besten Lebensmittel mit hohem Magnesiumgehalt: Kakao, Soja und Spinat.

Ich unterstütze Sie

Manche Menschen sagen, nach einer raschen Gewichtsabnahme würde man auch schnell wieder zunehmen. Das ist zugleich richtig und falsch! Wenn Sie schnell abnehmen und nicht mehr auf Ihre Ernährung achten, werden Sie wieder zunehmen – jedoch nicht schneller, als wenn Sie langsam abgenommen hätten! Rasches Abnehmen verschafft hingegen eine starke Befriedigung. Hat man das Zielgewicht erreicht, ist noch nicht alles gewonnen. Deshalb habe ich die dritte und die vierte Phase eingeführt. Wer also mit meiner Diät abgenommen hat und auch die beiden letzten Phasen einhält, kann sicher sein, dass er nicht wieder zunehmen wird.

Pierre Dukan

IHRE TÄGLICHE ÜBUNG

Sind Sie jung und sportlich, machen Sie heute 65 Sit-ups und 22 Kniebeugen.
Gehören Sie zur Generation 50 plus und treiben nicht regelmäßig Sport, machen Sie 26 Sit-ups und 15 Kniebeugen.

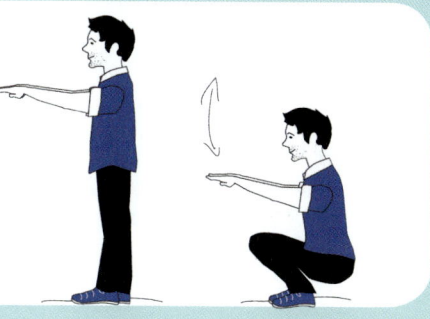

1

2

3

4

5

6

7

8

9

Schokoladenpudding

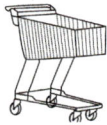

PP

Zubereitungszeit: 20 Minuten
Für 4 Personen

1 gestrichener TL gemahlenes Agar-Agar
½ l Magermilch
5 EL stark entöltes, ungesüßtes Kakaopulver
4 TL flüssiger Süßstoff
1 TL Vanillearoma

1. Das Agar-Agar in einer Tasse mit 5 EL Milch glatt rühren.
2. Die restliche Milch langsam mit Kakaopulver, Süßstoff und Vanillearoma erhitzen. Dabei ständig mit einem Schneebesen rühren, damit sich keine Klümpchen bilden. Die Mischung noch einmal abschmecken und gegebenenfalls nachsüßen.

3. Das Agar-Agar einrühren, die Mischung unter Rühren zum Kochen bringen und 2–3 Minuten kochen lassen.
4. Den Pudding in vier Portionsförmchen füllen und vor dem Servieren mindestens 4 Stunden kalt stellen.

TIPPS FÜR IHREN EINKAUF

Schokolade ist das Lebensmittel mit der stärksten Wirkung auf das Gehirn und das Verhalten. Das verdankt sie den kombinierten Eigenschaften bestimmter Bestandteile: ihrem hohen Zuckergehalt, der stark süchtig macht, Stimulanzien wie Koffein und beruhigenden Sedativa wie Magnesium. Schließlich enthält Schokolade viel Phenylethylamin, den Vorläufer von Serotonin mit antidepressiven und euphorisch machenden Wirkungen. Ohne Zucker und mit sehr viel weniger Fett als Schokolade enthält Kakao dennoch 30% Fett. Es gibt Kakao, dessen Fettgehalt auf 12% reduziert wurde, seit Kurzem sogar auch einen Kakao mit nur 1% Fettgehalt. Sollten Sie ihn bekommen, werden Sie damit problemlos Ihren Schokoladenhunger befriedigen können.

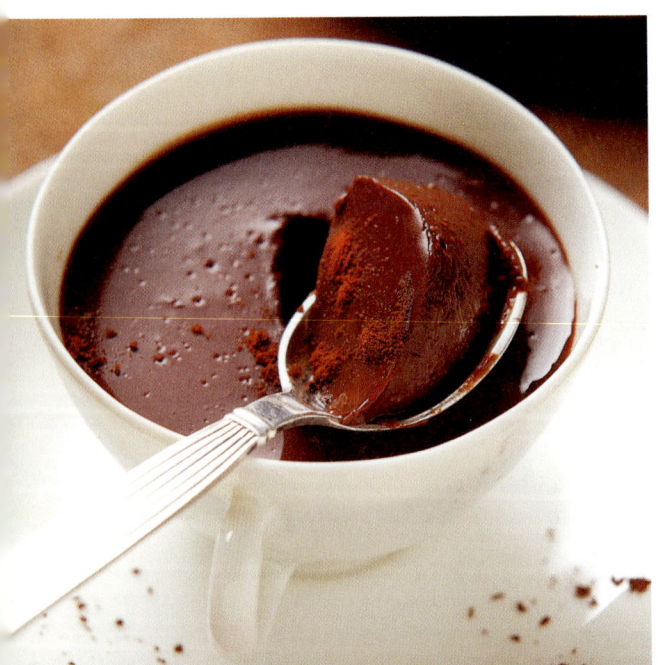

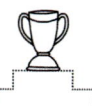

MOTIVATION IST ALLES

Wissen Sie, dass unsere gemeinsame Reise in vier Tagen beendet sein wird? Ich hoffe, dass ich Sie in diesen beiden Monaten erfolgreich zu Ihrem persönlichen Idealgewicht führen konnte. Meine Aufgabe in dieser Rubrik war es, Sie zu motivieren. Über die Bedeutung dieses berühmten Wortes habe ich viel nachgedacht: Dabei wurden mir zwei neue und überraschende Dinge bewusst. Zum einen habe ich verstanden, dass die Motivation, genau wie der Wille, weder Ihre Entscheidung noch Ihr freier Wille sind. Wir können diese Motivation nicht einfach hervorzaubern. Hierzu müssen Kräfte mobilisiert werden, die aus der Tiefe unseres ursprünglichen unbewussten Gehirns stammen.

⮕ *Mein Diät-Tagebuch*

Lesen Sie immer wieder in Ihrem Tagebuch, dann werden Sie dessen Bedeutung verstehen. Versuchen Sie, sich das Nachlesen anzugewöhnen, auch wenn es nur einmal pro Woche ist: Es ist eine fantastische Möglichkeit, sich kennen zu lernen.

Seien Sie aktiv!

Heute möchte ich mit Ihnen gerne über das Wandern sprechen. Sie wissen, wie ich über das Gehen denke. Wenn Sie meine Anweisungen gut befolgt haben, sind Sie seit 52 Tagen jeden Tag 30 Minuten gegangen. Gemeinsames Wandern ist etwas anderes. Zu mehreren findet man ein gemeinsames Gehtempo, man unterhält sich unterwegs, geht mal mit dem einen, dann mit dem anderen. Die Gruppe reißt einen mit, das Gesellige, weniger der Akt des Gehens steht im Vordergrund. Versuchen Sie, Wanderpartner zu finden, denn unter Wanderern gibt es einer französischen Studie zufolge nur 1,6 % Adipöse gegenüber 11,3 % in der Bevölkerung insgesamt.

1

2

3

4

5

6

7

8

9

Tag 54

_____   _____   _____
Mein Ausgangsgewicht   Mein Gewicht heute | Gewichtsabnahme insgesamt   Mein Zielgewicht

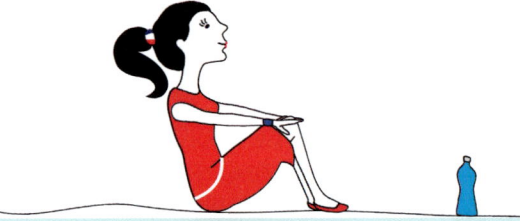

Zur Einstimmung

Vor Ihnen liegen nur noch zwei reine Proteintage: heute und übermorgen. Erleben
Sie jeden dieser reinen Proteintage aufmerksam und dankbar. Sie sind die Stärke Ihres
Zweitaktmotors. Reine Proteine verbessern
die Wirksamkeit der Diät und verhindern
einen Stillstand beim Gewicht. Essen Sie
vor allem mit Appetit und Freude: Protein ist
kein Diätlebensmittel, es ist der einzige lebenswichtige Nährstoff, das heißt, mit einer
Ernährung, die zu wenig von diesem Grund-
nährstoff enthält, können Sie auf Dauer
nicht überleben. Es ist zudem der einzige

Nährstoff, den der Organismus nicht aus
einem anderen Nährstoff selbst herstellen
kann. Ihr Körper kann Zucker in Fett oder Fett
in Zucker verwandeln, keiner dieser beiden
Stoffe kann jedoch Proteine produzieren.
Man kann sagen, was man will, die pro-
teinreichsten Lebensmittel (wie Fleisch) sind
für die Gattung Mensch am repräsentativs-
ten: Die Jagd in einer organisierten Gruppe
mit symbolischer Kommunikation ist die
Tätigkeit, die unsere Spezies hervorgebracht
und uns unsere Sprache geliefert hat.

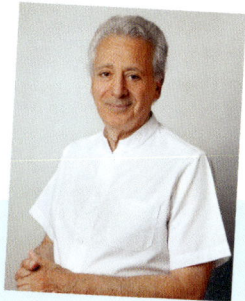

Ich unterstütze Sie

Heute, gegen Ende unserer Beziehung, möchte ich Ihnen gerne etwas schenken. Sie finden es sicher verrückt – allerdings ist das, was ich Ihnen gleich erzählen werde, wissenschaftlich und durch viele Studien bewiesen: Eine Idee kann entstehen, wenn man etwas ausspricht, wenn man ein Bild, das man vor dem geistigen Auge hat oder einen Gedanken mit Worten belegt. Diese Idee kann, wenn sie erst einmal ausgedrückt wurde, Einfluss auf Sie nehmen. Wenn ich sage: „Dieser Apfel ist weiß", obgleich ich sehe, dass er grün ist und ihn dann weiter fixiere, verändert die Tatsache, dass ich ihn als weiß bezeichnet habe, seine Farbe ein ganz klein wenig. Durch das Aussprechen der Worte lasse ich ein Stückchen Realität entstehen. Wenn ich schließlich jeden Morgen, dann zwei, drei oder vier Mal pro Tag dieses Experiment fortsetze, wird der weiße Apfel beginnen, mental zu existieren, er ist in meine Neuronen eingeschrieben. Denn wir besitzen diese Kraft, uns die Welt nach unserem Belieben vorzustellen, immer etwas anders als die anderen. Sie können sich gar nicht vorstellen, welche Kraft und Bedeutung die Macht des Geistes hat!

Pierre Dukan

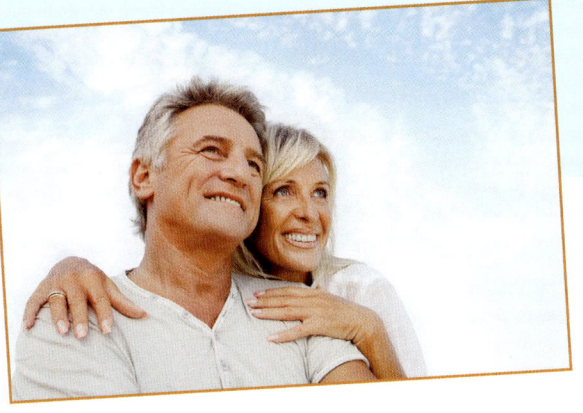

Hähnchenroulade mit Basilikum

*Zubereitungszeit: 20 Minuten +
1 Stunde Kühlzeit + 12 Minuten Garzeit
Für 2–3 Personen*

200 g Hähnchenbrustfilet
50 g Seidentofu
75 g Frischkäse (0,2 % Fett)
Salz, Pfeffer
1 Schalotte
1 Eiweiß
2 EL fein geschnittenes Basilikum

1. Die Hähnchenbrust in Würfel schneiden und mit Seidentofu, Frischkäse, Salz und etwas Pfeffer im Mixer pürieren, bis eine homogene Masse entstanden ist. Schalotte abziehen und fein hacken.
2. Eiweiß, Schalotte und Basilikum hinzufügen und kurz unterrühren. Die Mischung auf ein Stück Frischhaltefolie geben, zu einer Wurst von 4–5 cm Durchmesser einrollen und die Folie an beiden Enden gut verschließen. 1 Stunde in den Kühlschrank legen.
3. In einem großen Topf etwas Wasser erhitzen, einen Dämpfeinsatz hineinstellen (oder ein Sieb hineinhängen) und die Roulade bei geschlossenem Deckel 12 Minuten dämpfen. Herausnehmen und etwas abkühlen lassen. Die Folie entfernen und die Roulade in Scheiben geschnitten servieren.

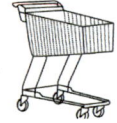

TIPPS FÜR IHREN EINKAUF

Heute werde ich für Sie eine Mahlzeit zusammenstellen, die nur aus zauberhaften Aromen und Düften besteht! Gehen Sie beim Einkaufen heute ans Gewürzregal: Sie brauchen ganze Gewürznelken, Zimtpulver und eine Vanillestange. Zu Hause angekommen, holen Sie sich ein luftdicht abschließbares Fläschchen (etwa ein altes Arzneifläschchen).

Nehmen Sie zuerst ein kleines Stück Apfel, stecken Sie sechs Gewürznelken hinein und legen es in das Gefäß. Fügen Sie fünf gut zerkleinerte Kaffeebohnen, eine Prise Zimtpulver und eine zerkleinerte Vanillestange hinzu. Das Gefäß gut verschließen und über Nacht ziehen lassen. Am nächsten Tag verfügen Sie damit über einen kleinen Talisman, der Ihnen helfen wird: Sie haben Verlangen nach einer Leckerei? Nehmen Sie Ihr Gefäß, öffnen Sie es und riechen Sie in kurzen, wiederholten Atemzügen, damit diese Duftmischung Sie gut durchdringen kann, die nun eine „Duftmahlzeit" für Sie ist. Sie dürfen sie so oft genießen wie Sie möchten.

Seien Sie aktiv!

Sie werden festgestellt haben, dass der Körper mehr Widerstand leistet, je näher Sie Ihrem persönlichen Idealgewicht kommen. Das ist leicht verständlich, denn die strategischen, lebenswichtigen Energiereserven schwinden seit beinahe zwei Monaten und Ihr Körper ist nun doppelt wachsam. Intensivieren Sie die körperliche Aktivität, gehen Sie pro Tag gut eine Stunde oder mehr, wenn Sie Zeit und Lust haben. Aktivieren Sie beim Gehen auch die großen Gesäßmuskeln, die viele Kalorien verbrauchen. Drücken Sie hierzu das hintere Bein jeweils aktiv weit nach hinten. Während Sie den hinteren Fuß dann nach vorne führen, ziehen Sie die Bauchmuskeln ein, das ist sehr einfach und Sie werden es bald automatisch tun.

GESUNDHEITLICHE ASPEKTE

Fühlen Sie sich nervös, angespannt und verkrampft? Seien Sie sicher, dass Ihre Trapezmuskeln zwischen den Ohren und den Schultern noch angespannter sind: Es sind die Muskeln, die von Stress am stärksten betroffen sind! Um sie zu entspannen, halten Sie sich gerade und strecken Sie den Kopf nach oben, als wollten Sie damit die Decke berühren. Ziehen Sie anschließend die Schultern nach unten, um die Trapezmuskeln zu dehnen, die auch als „Verkörperung von Stress" bezeichnet werden. Anfangs wird sich das halb angenehm, halb schmerzhaft anfühlen, anschließend wird sich allmählich das Gefühl von Entspannung und Dehnung einstellen.

IHRE TÄGLICHE ÜBUNG

Sind Sie jung und sportlich, machen Sie 65 Sit-ups und 22 Kniebeugen.
Gehören Sie zur Generation 50 plus und treiben nicht regelmäßig Sport, versuchen Sie es mit 26 Sit-ups und 15 Kniebeugen.

1
2
3
4
5
6
7
8
9

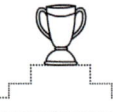

MOTIVATION IST ALLES

Gestern habe ich Ihnen erklärt, was sich hinter „den Kulissen der Motivation" abspielt. Ich habe beschrieben, wie die Dinge in Ihnen entschieden werden, geheimnisvoll, in der Tiefe Ihrer archaischen Programmierung. Die gute Nachricht lautet, dass es doch möglich ist, in diesen Krieg der Instinkte einzugreifen. Was das Bewusstsein dem Unbewussten voraushat, ist genau das Bewusstsein. Daher können Sie durch Ihr Denken die Kräfte beeinflussen, die Ihren Kampf unterstützen können. Ein Beispiel. Sie sind jung und schön, aber zu dick. Man macht Ihnen den Hof, aber Sie werden durch Ihr Übergewicht gehemmt. Ihr weiblicher Instinkt und Ihr Bedürfnis zu verführen sind äußerst mächtige Kräfte: Versuchen Sie, sich auf diese Kräfte zu stützen, um die Entscheidung für eine Gewichtsabnahme durchzusetzen! Ihr Hypothalamus ist darauf programmiert, dass Sie wenigstens so viel essen, wie Sie verbrauchen. Ihr limbisches System ist darauf programmiert, dass Sie immer mehr Freude als Verdruss empfinden. Schalten Sie zuerst die Gier des Essinstinkts aus, indem Sie nach Belieben von den 100 Nahrungsmitteln meiner Diät essen.

Schalten Sie anschließend das Bedürfnis nach Freude und Beruhigung aus, indem Sie ganz einfach Freude am Abnehmen empfinden und sich körperlich so verausgaben, dass Serotonin ausgeschüttet wird.

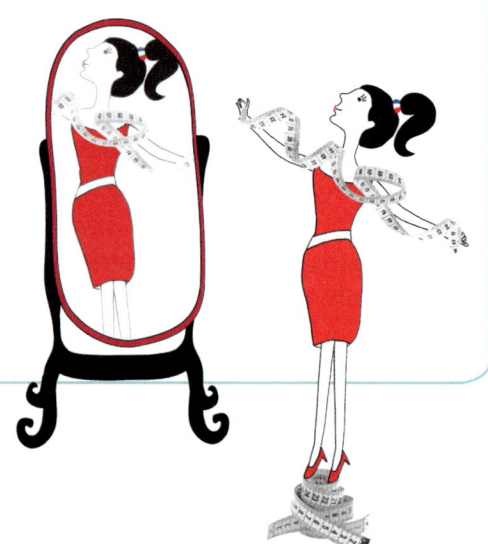

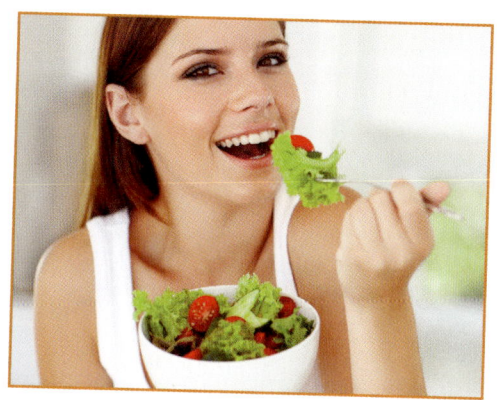

Bleiben Sie standhaft

Meine Diät wird oft als „proteinlastig" bezeichnet: Das ist nicht falsch, aber unvollständig. Sie wissen sehr gut, dass Gemüse mit an erster Stelle steht. Heute hätte ich gerne, dass Sie einen Tag lang dem Gemüse huldigen. Machen Sie mit den proteinhaltigen Speisen, was Sie möchten, aber strengen Sie sich besonders an, um Gemüse zu kaufen und zuzubereiten und nutzen Sie dieses Mehr an Gemüse, um nicht schwach zu werden.

Da ich Ernährungsberater bin, machen sich manche Leute, die mich zum Essen einladen, immer wieder ein teuflisches Vergnügen daraus, mir mehr Essen aufzudrängen als anderen! Ich bin nicht auf Diät, aber ich habe mir angewöhnt, mich so zu ernähren, wie ich es in Phase drei meines Diätplans empfehle (Stabilisierungsphase). Und ehrlich gesagt weigere ich mich inzwischen, Umgang mit Menschen zu pflegen, die meine Art mich zu ernähren nicht respektieren. Ich rate Ihnen, es auch so zu machen.

➡ *Mein Diät-Tagebuch*

Vergessen Sie nicht, dass ich eine E-Mail-Adresse habe – ich werde zwar nicht jede Frage beantworten können, aber Sie können mir gern Ihre Fragen schicken, auf die Sie in meinen Büchern keine Antwort finden.

1

2

3

4

5

6

7

8

9

Tag 55

Mein Ausgangsgewicht | Mein Gewicht heute | Gewichtsabnahme insgesamt | Mein Zielgewicht

Zur Einstimmung

Heute steht wieder Gemüse auf dem Programm, und ich wünsche Ihnen sehr, dass Sie diese grünen Lebensmittel als eine Art Versicherung für die Zukunft Ihres Gewichts verstehen. Je mehr Sie sich während dieser gemeinsamen Erfahrung daran gewöhnt haben, desto besser sind Ihre Chancen, Ihr Gewicht zu stabilisieren. Sagen Sie sich jedes Mal, wenn Sie ein „tugendhaftes" Gemüse in den Mund nehmen, dass Sie damit einem „weniger tugendhaften" Nahrungsmittel entkommen sind.

Bleiben Sie standhaft

Heute, so kurz vor dem Ziel, wäre es ein Zeichen schlechten Stils. einen Ausrutscher zu begehen, umso mehr, als Sie Gemüse essen dürfen. Ihre Aufgabe ist es, mehr als gewöhnlich davon zu essen, damit Sie gewappnet sind gegen die Versuchung, die Sie umschleicht. Durch Ihre Gewichtsabnahme haben Sie vielleicht Neider, die es nicht geschafft haben. Sie kennen den klassischen Ausspruch: „Ach, das eine Mal!" Bedenken Sie, dass Sie in weniger als einer Woche Anrecht auf Ihre wöchentliche Festmahlzeit haben werden, auf Ihr ebenfalls wöchentliches Gericht mit stärkehaltigen Produkten sowie auf Nudeln oder Vollkornreis, auf Couscous und Linsen. Warten Sie also noch ein wenig und bringen Sie das Wesentliche nicht wegen einer Nichtigkeit in Gefahr.

300

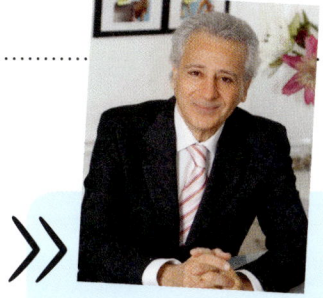

Ich unterstütze Sie

Dieses Handbuch ging über zwei Monate mit dem Ziel, eine durchschnittliche Gewichtsabnahme von zehn Kilo zu begleiten. Diejenigen, die zu Beginn weniger als zehn Kilo zu verlieren hatten, haben bereits aufgehört. Aber was sollen die tun, die mehr als zehn Kilo abzunehmen hatten und das noch nicht erreicht haben? Entweder fahren Sie alleine mit der Methode fort, die inzwischen gut bekannt ist (Wechsel von PP und PG, körperliche Aktivität, keine Ausrutscher etc.) oder Sie haben Lust, mit meiner Begleitung weiterzumachen, in diesem Fall schicken Sie mir eine E-Mail.

Wer wie beabsichtigt zehn Kilo abgenommen hat, hat ab dann mir gegenüber eine Pflicht: Gehen Sie den Weg weiter und durchlaufen die beiden letzten Phasen der Stabilisierung und der Erhaltung. Wenn Sie dies nicht tun, sieht es nicht gut für Sie aus: Nur drei Prozent von Ihnen wird es gelingen, das neue Gewicht zu halten. Befolgen Sie hingegen diese beiden letzten Phasen (die letzte zeitlebens), kann ich Ihnen versichern, dass Sie nie mehr zunehmen werden. Die dritte Phase ist entscheidend wichtig. Ihre Aufgabe ist es, einen Übergang zwischen der stark festgelegten Diät der ersten beiden Phasen und der vierten und letzten Phase herzustellen. Diese Stabilisierungsphase dauert pro abgenommenem Kilo zehn Tage, also 100 Tage, wenn Sie zehn Kilo verloren haben. Unterteilt ist die Phase in zwei Hälften (zweimal je 50 Tage), damit Sie den Umfang Ihrer Ernährung nicht zu schnell wieder erweitern.

Im ersten Teil der Stabilisierungsphase fügen Sie ab dem ersten Tag auf Basis der Proteine und Gemüse, die immer nach Belieben auf dem Programm stehen, ein Obst, zwei Scheiben Vollkornbrot, eine 40-g-Portion Käse, eine Portion von 200 g gekochten Stärkeprodukten pro Woche und ein Festessen pro Woche hinzu (Vorspeise nach Wahl, Hauptgericht nach Wahl, Dessert und ein Glas Wein, ohne jedoch von einem Gericht nachzunehmen). Donnerstags legen Sie einen klassischen reinen Proteintag (PP) ein.

Im zweiten Teil der Stabilisierungsphase halten Sie denselben Ernährungsplan ein, aber Sie nehmen zwei Stücke Obst statt einem, zwei Portionen Stärkeprodukte statt einer und zwei Festessen statt einem.

Pierre Dukan

1

2

3

4

5

6

7

8

9

Konjak-Nudeln alla bolognese speciale PG

Zubereitungszeit: 30 Minuten +
1 Stunde Garzeit
Für 3–4 Personen

1 Zwiebel
1 Knoblauchzehe
1 Möhre
1 Stange Staudensellerie
2 große Tomaten
Je 1 TL Oregano und Thymian
1 Lorbeerblatt
Salz, Pfeffer
100 g Hähnchenleber
200 g mageres Hackfleisch vom Rind
2 EL Rotwein
100 ml fettarme Rindsbouillon
400 g Konjak-Nudeln

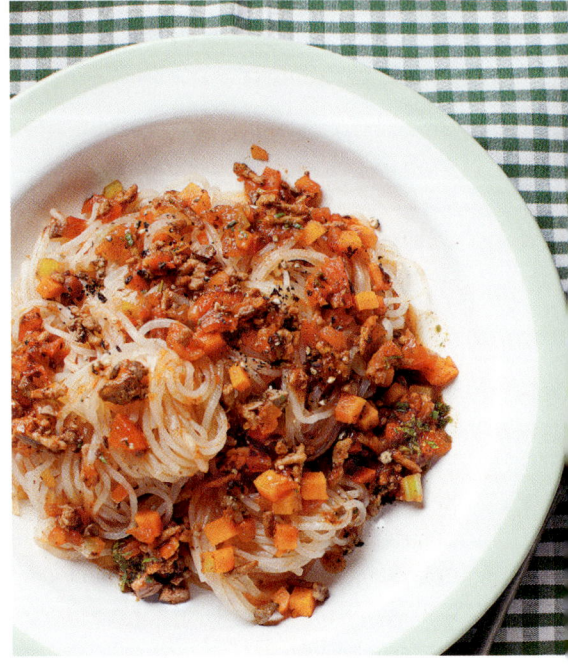

1. Zwiebel und Knoblauch abziehen und fein hacken. Möhre und Staudensellerie putzen und ebenfalls fein hacken. Die Tomaten waschen und fein hacken.
2. Den Boden eines großen Topfes etwa 1 cm hoch mit Wasser bedecken. Zwiebel und Knoblauch darin bei schwacher Hitze 1 Minute andünsten. Möhre, Sellerie und die Kräuter hinzufügen, mit Salz und Pfeffer würzen und das Gemüse etwa 10 Minuten kochen lassen. Bei Bedarf noch wenig Wasser zugeben.
3. In der Zwischenzeit die Leber fein hacken. Fleisch und Leber zum Gemüse geben und unter ständigem Wenden krümelig braten. Mit Rotwein ablöschen, Tomatenstücke und Brühe hinzufügen. Die Sauce aufkochen lassen und bei schwacher Hitze 1 Stunde leise kochen lassen, dabei eventuell noch etwas Wasser zugeben.
4. Gegen Ende der Kochzeit für die Nudeln Wasser in einem Topf zum Kochen bringen. Die Nudeln unter fließendem kaltem Wasser abspülen, 2–3 Minuten kochen, abgießen und kurz mit kaltem Wasser abschrecken.
5. Die Sauce abschmecken, die Nudeln untermischen und das Gericht noch einmal kurz erhitzen.

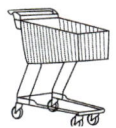

TIPPS FÜR IHREN EINKAUF

Heute kaufen Sie ein magisches Nahrungsmittel: Shirataki- oder Konjak-Nudeln. Sie werden aus der Konjak-Pflanze hergestellt. Die Knolle gibt während ihrer gesamten pflanzlichen Existenz ihre Kalorien ab, um Stängel, Zweige und Blätter zu entwickeln. Wenn die Pflanze zur Reife gelangt ist, ist die Knolle ihrer Kalorien völlig entleert. Dann wird sie zu Nudeln verarbeitet. Es bleiben nur die kostbaren Faserstoffe, die für eine sehr starke Sättigung sorgen und den Cholesterin- und Zuckerspiegel regulieren. Ein satt machendes Lebensmittel, das keine einzige Kalorie enthält!

Seien Sie aktiv!

Mir ist klar, dass ich mit Ihnen nie wirklich über das Tanzen gesprochen habe. Vielleicht tanzen Sie nicht gerne oder halten sich für unbegabt? Wenn Sie jedoch Freude daran haben, ist das eine gute Voraussetzung für Ihr Diätziel. Je mehr Freude Sie außerhalb des Essens haben, desto besser sind Ihre Aussichten, nicht wieder zuzunehmen. Wenn Sie noch relativ jung sind, probieren Sie es mit dem afrikanischen Tanz für die Oberschenkel, dem orientalischen Tanz für den Bauch, Stepptanz für die Gesäßmuskeln und Zumba, um die Verbrennung anzukurbeln. Wenn Sie die Standardtänze vorziehen – auch das zeigt Wirkung. Im Idealfall tanzen Sie zweimal pro Woche.

IHRE TÄGLICHE ÜBUNG

Sind Sie jung und sportlich, machen Sie heute 65 Sit-ups und 22 Kniebeugen.
Gehören Sie zur Generation 50 plus und treiben nicht regelmäßig Sport, machen Sie 26 Sit-ups und 15 Kniebeugen.

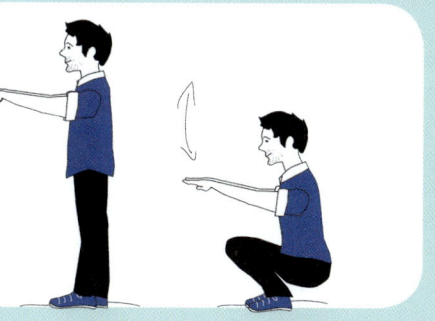

1
2
3
4
5
6
7
8
9

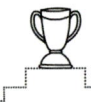

MOTIVATION IST ALLES

Gestern haben wir schon über die Erkenntnisse gesprochen, wie unser Gehirn funktioniert. Sie werden bemerkt haben, dass ich während unserer gemeinsam zurückgelegten Wegstrecke häufig die Neurowissenschaften erwähnt habe. Ich denke, dass wir uns an einem Scheideweg der menschlichen Geschichte befinden. Eine neue Ideologie der menschlichen Werte wird kommen, und das wird das Wissen über die Gehirnfunktionen sein. Indem wir in seine geheimen Abläufe Einblicke gewinnen, werden wir wissen, was der Mensch ist, werden seine wahren Bedürfnisse kennenlernen und dadurch auch die Mittel, um diese Bedürfnisse zu befriedigen. Sie wissen jetzt schon einiges über die Funktionsweise Ihres Gehirns – nützen Sie dieses Wissen!

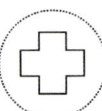

GESUNDHEITLICHE ASPEKTE

Lassen Sie uns heute über Depressionen sprechen. Dabei handelt es sich um ein schmerzliches Versiegen der Lebensfreude. Übergewicht und Depression haben einige Gemeinsamkeiten. Damit wir fröhlich sind, muss von unserem Nervensystem eine bestimmte Dosis Serotonin – zum Beispiel durch Essen, durch ein Erfolgserlebnis oder Ähnliches – ausgeschüttet werden. Zurzeit haben Sie dieses Erfolgserlebnis, weil Sie es schaffen abzunehmen. Haben Sie Ihr Idealgewicht jedoch erreicht, verfügen Sie nicht mehr über diese starke Befriedigung, den Zeiger der Waage nach unten wandern zu sehen. Dann greifen Sie bitte zu einer der anderen Möglichkeiten, den Serotoninspiegel zu erhöhen: körperliche Aktivität, Sexualität, enge familiäre und freundschaftliche Bindungen, aber auch Kunst, Spiritualität, Musik, der Aufenthalt in der Natur und der Umgang mit Tieren, berufliche Entfaltung.

➡ *Mein Diät-Tagebuch*

Ihr Tagebuch nähert sich dem Ende und ich hoffe von ganzem Herzen, dass Sie noch dabei sind. Behalten Sie die Gewohnheit bei, über sich, über die Ereignisse Ihres Lebens zu schreiben. Ich kann Ihnen versichern, dass Sie es nie bereuen werden.

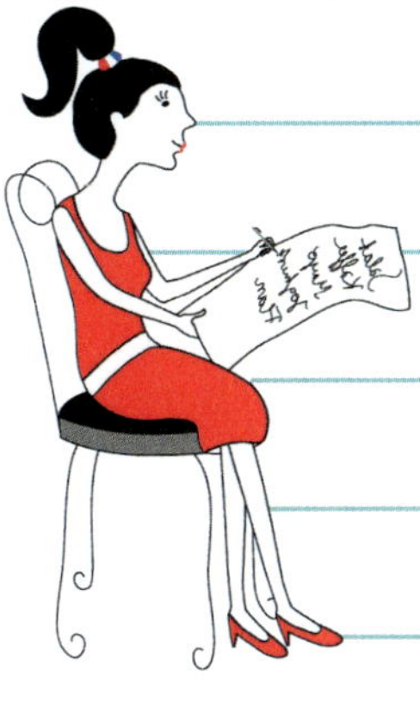

1

2

3

4

5

6

7

8

9

Tag 56

_____   _____   _____
Mein Ausgangsgewicht   Mein Gewicht heute | Gewichtsabnahme insgesamt   Mein Zielgewicht

Zur Einstimmung

Heute am vorletzten Tag Ihrer Aufbauphase, gibt es noch einmal einen reinen
Proteintag. Denken Sie immer daran,
welche Macht die Proteine haben, heute
und in der Zukunft: Je mehr Bedeutung
Sie tierischen wie pflanzlichen Proteinen
einräumen, desto besser nehmen Sie ab
und desto besser können Sie Ihr Gewicht
auch halten.

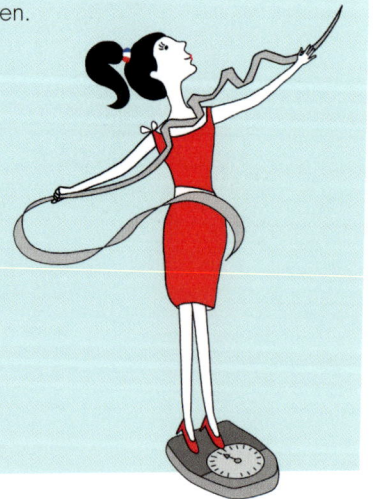

Bleiben Sie standhaft

Heute bleibt mir nicht mehr viel Zeit, um
Ihnen meine letzten Botschaften zu über-
mitteln. Ergründen Sie, was in Ihrem
Leben wichtig ist und wer oder was Ihnen
eine andere Freude als das Essen machen
kann. Es ist die ersehnte Gelegenheit, in
sich zu gehen und sich selbst kennenzu-
lernen. Ist es Ihre Schönheit, Ihr Körper,
Ihr Selbstbild, Ihre Sexualität, sind es
Ihre Kinder, ist es Ihr Inneres, Ihr Beruf,
die Natur, Ihr spirituelles Leben, Ihre
Kreativität, Ihre Teilnahme am kulturellen Leben? Erobern Sie sich ein Gebiet und
lassen Sie es nicht mehr los.

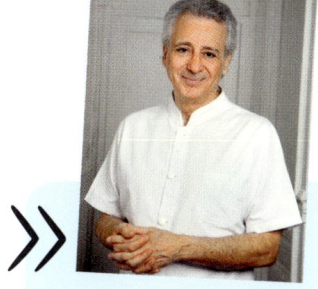

„Wenn Sie die Diät der vier Phasen genau einhalten, werden Sie nicht mehr zunehmen."

Ich unterstütze Sie

Ich fühle mich verpflichtet, Ihnen noch einmal zu sagen, dass Sie früher oder später wieder zunehmen werden, wenn Sie die dritte Phase meiner Diät nicht einhalten. Das passiert bei allen Diäten, die enden, sobald das Wunschgewicht erreicht wurde.

Als ich in den 1980er-Jahren feststellte, dass die große Mehrheit meiner Patienten nach der Gewichtsabnahme wieder zunahm, habe ich diese dritte Phase erarbeitet, die für Sie morgen beginnt. 1990 habe ich dann die vierte Phase angefügt, die der lebenslangen Erhaltung des Gewichts dient. Die dritte Phase ist so angelegt, dass sie pro abgenommenem Kilo zehn Tage dauert.

Wenn Sie also zehn Kilo abgenommen haben, dauert diese Phase 100 Tage, das sind drei Monate und zehn Tage. Während dieser Zeit verwenden Sie eine bestimmte Anzahl an Nahrungsmitteln, deren Gesamtheit die Grundlage einer optimalen Ernährung für den Menschen darstellt.

Pierre Dukan

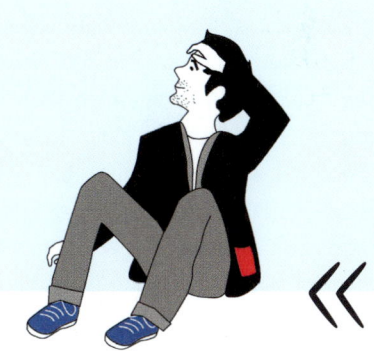

Gefüllte Wachteln à la Dukan

Zubereitungszeit 25 Minuten +
45 Minuten Garzeit
Für 2 Personen

4 küchenfertige Wachteln
1 Scheibe Schinken, Fett und Schwarte
   abgeschnitten
60 g Steinpilze (ersatzweise Egerlinge)
1 kleine Zwiebel
2 Eier
2 EL Sahneersatz zum Kochen (7 %)
1 EL Magerquark
1 Prise Kräuter der Provence (getrocknet)
½ TL Cognacaroma
10 Tropfen Feigenaroma
Salz, Pfeffer

1. Den Backofen auf 210 °C vorheizen.
2. Die Wachteln innen und außen abspülen und trocken tupfen. Für die
   Füllung den Schinken fein schneiden.
   Die Pilze mit einem feuchten Tuch
   säubern und ebenfalls klein schneiden.
   Die Zwiebel abziehen und fein hacken.
3. Schinken, Pilze und Zwiebel mit den
   Eiern, Sahneersatz zum Kochen, Quark
   und Kräutern verrühren und die Farce
   mit den Aromen und mit Salz und Pfeffer
   abschmecken.

4. Die Wachteln damit füllen und in
   eine ofenfeste Form legen.
5. Etwa 150 ml Wasser angießen und
   die Wachteln 45 Minuten im Backofen garen. Die Temperatur in den
   letzten 10 Minuten auf Grillstufe stellen,
   damit die Haut schön knusprig wird.

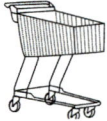

TIPPS FÜR IHREN EINKAUF

Heute ist der letzte reine Proteintag
Ihrer Aufbauphase. Um ihn glanzvoll
zu beenden, gestalten Sie ihn festlich.
Geben Sie sich besonders viel Mühe
beim Kochen und kaufen Sie die
proteinreichen Lebensmittel, die Sie
am liebsten mögen.

Seien Sie aktiv!

Heute verrate ich Ihnen mein persönliches kleines Geheimnis zur körperlichen Aktivität: Es ist eine Art Kriegstanz: Im Stehen, die Arme im rechten Winkel angewinkelt, die Fäuste geballt, stoßen Sie diese aufeinander zu, als wollten Sie mit den Fäusten applaudieren. Kurz bevor sich die Fäuste berühren, stoppen Sie die Bewegung jedoch! Anschließend führen Sie sie ebenso schnell und kraftvoll wieder auseinander und beginnen so intensiv wie möglich von vorne. Bei jedem Hin und Her zählen Sie, eins, zwei, drei – bis zehn. Anschließend beginnen Sie von vorne, so oft Sie wollen. Fahren Sie damit fort, bis Ihre Muskeln in Schulter, Armen und Brust warm werden. Damit die Übung einen Sinn hat, muss die Bewegung wirklich kriegerisch ausgeführt werden: kraftvoll und schnell.

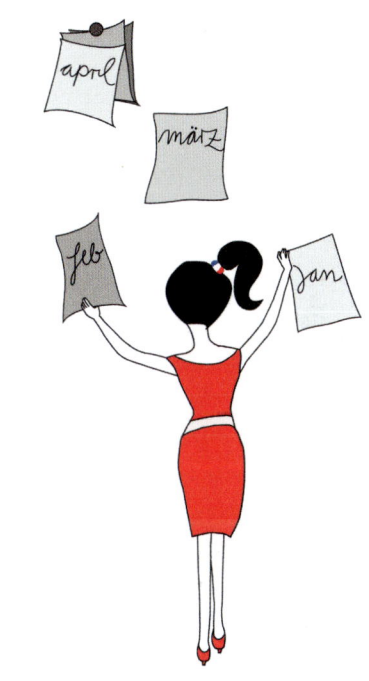

1

2

3

4

5

6

7

8

9

IHRE TÄGLICHE ÜBUNG

Sind Sie jung und sportlich, machen Sie heute 65 Sit-ups und 22 Kniebeugen.
Gehören Sie zur Generation 50 plus und treiben nicht regelmäßig Sport, schaffen Sie, 26 Sit-ups und 15 Kniebeugen zu schaffen.

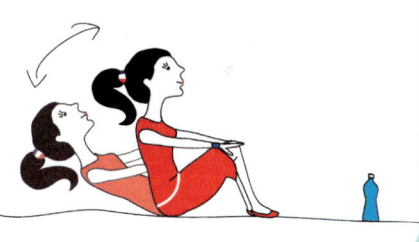

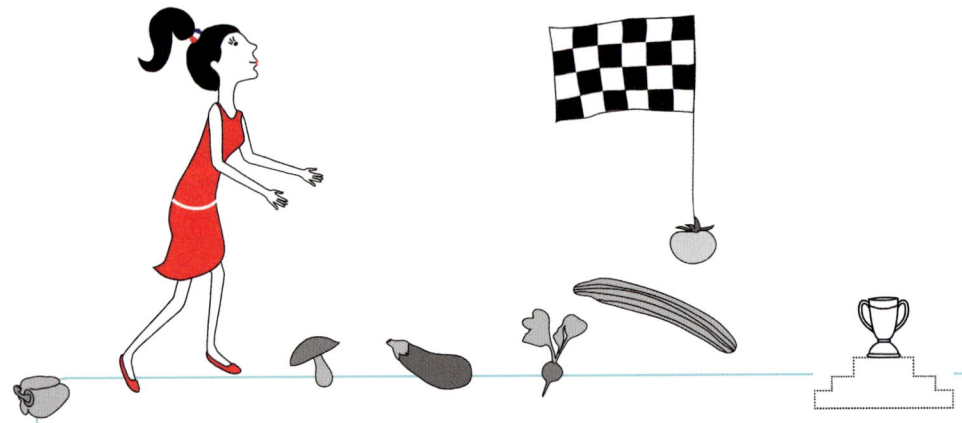

MOTIVATION IST ALLES

Heute weisen alle epidemiologischen und Verhaltensstudien nach, dass ein sehr großer Bevölkerungsanteil in den reichen Ländern Mühe damit hat, sich innerhalb dieser Gesellschaft zu entfalten, die sich einzig dem wirtschaftlichen Gedanken widmet. Unter den eineinhalb Milliarden übergewichtigen Menschen hat jeder Einzelfall seine Besonderheiten, der gemeinsame Nenner jedoch ist die Verletzlichkeit. Ob es Armut, Stress, Zeitdruck, Entfremdung von der menschlichen Natur und der Natur überhaupt ist, die Schwächung der zwischenmenschlichen Beziehungen, Distanz, die Auslöschung von Körper und Bewegung, der Materialismus, der Spiritualität und Religion verdrängt – alle dies schadet dem Menschen. Um dieses Leid zu kompensieren, essen die Menschen immer mehr. Damit nehmen die Krankheiten und der Serotoninbedarf zu. Abzunehmen ist da eine gewaltige Leistung: Ich begegne sehr vielen Menschen, die mir sagen, dass die Gewichtsabnahme ihr Leben verändert hat. Jetzt ist es an Ihnen, Zuflucht zu nehmen zu meinen „Zehn Säulen des Wohlbefindens".

„Zum Glück gibt es nicht nur das Essen als Lieferanten von Freude und Vergnügen."

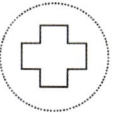

GESUNDHEITLICHE ASPEKTE

Durch die Gewichtsabnahme haben Sie Ihre Gesundheit deutlich verbessert. Wenn Sie noch jung sind, ist Ihnen die Tragweite vielleicht noch nicht bewusst. Können Sie dieses neue Gewicht halten, wird sich dies auf Ihr künftiges Leben positiv auswirken.

Wenn Sie älter als 50 Jahre sind, ist es bemerkenswert, was Sie geschafft haben. Sollten Sie an Diabetes gelitten haben, wird es eine deutliche Besserung gegeben haben. Ein eventueller hoher Cholesterinspiegel muss gesunken sein. Falls Sie zu viele Triglyceride im Blut hatten, werden diese völlig verschwunden sein. Hatten Sie zu hohen oder zu niedrigen Blutdruck, wird sich auch das verbessert haben, ebenso wie eventuelle Hüft- oder Kniebeschwerden oder Probleme mit der Wirbelsäule. Insgesamt gute Gründe, nicht wieder zuzunehmen!

➡ *Mein Diät-Tagebuch*

Morgen ist der letzte Tag, an dem ich Sie daran erinnern werde, wie wichtig es ist, dass Sie in diesem Tagebuch mit sich selbst kommunizieren.

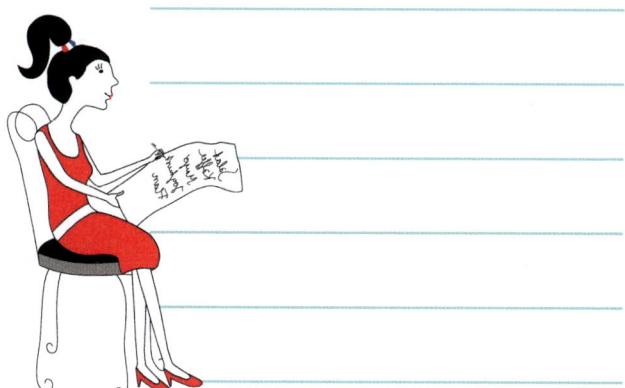

Tag 57

_____ | _____ | _____
Mein Ausgangsgewicht | Mein Gewicht heute | Gewichtsabnahme insgesamt | Mein Zielgewicht

Zur Einstimmung

Und schon sind wir beim letzten Tag dieses Handbuchs angekommen. Wir beenden unseren gemeinsamen Weg heute mit einem Gemüsetag, also auf eine schöne Weise. Nutzen Sie diesen letzten Protein-Gemüse-Tag, wobei Sie wissen, dass Sie morgen, wenn Sie in die Stabilisierungsphase kommen, neben Gemüse und Proteinen sofort zusätzlich ein Stück Obst, zwei Scheiben Vollkornbrot und eine Portion Käse essen dürfen. Zum Ende der Woche dürfen Sie zudem eine Portion stärkehaltige Produkte und eine Festmahlzeit zu sich nehmen.

Seien Sie aktiv!

Körperlich aktiv zu sein darf nicht als Luxus betrachtet werden: Es ist eine instinktive Notwendigkeit. Wir sind heute trunken vor Bequemlichkeit und reich an technologischen Möglichkeiten, aber auf menschlicher Ebene sind wir absolut verarmt. Das Glück des Menschen kann aber nur unter Lebensbedingungen aufblühen, die der Natur des Menschen entsprechen. Solange unser Leben durch die noch aus der Altsteinzeit stammende Genetik beherrscht wird, wird uns jede kulturelle Innovation, so wunderbar sie auch sein mag, von dem entfernen, wofür wir gemacht sind. Dass wir heute zu dick sind und immer mehr Antidepressiva einnehmen müssen, liegt daran, dass wir nicht das Leben leben, für das wir gemacht sind. Die Aktivität des Zu-Fuß-Gehens ist in die Tiefe des ältesten Teils unseres Gehirns eingeschrieben – deshalb: Passen Sie sich nicht an die Entwicklung unserer Gesellschaft an, sondern gehen Sie zu Fuß, wann immer es Ihnen möglich ist."

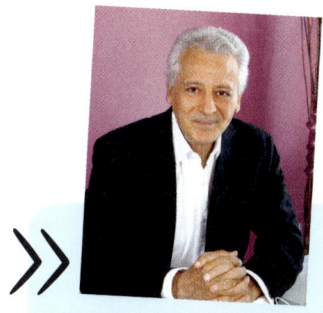

„Lassen Sie in Ihrer Wachsamkeit nicht nach. Ihr Körper wird versuchen, das alte Gewicht wieder zu erreichen."

Ich unterstütze Sie

Wenn Sie ersten beiden Phasen des Diätplans befolgt haben, kann es gar nicht sein, dass Sie nicht abgenommen haben: das ist noch nie passiert. Zu den folgenden beiden Phasen, zuerst die Stabilisierung, dann die lebenslange Erhaltung, kann ich Ihnen ebenfalls sagen. Wenn Sie meinen Plan befolgen, werden Sie nicht wieder zunehmen. Auch das ist nämlich noch nie passiert.

Dieses Versprechen hat jedoch eine logische Folge: Falls Sie mit dem Erreichen Ihres persönlichen Idealgewichts meinen, die dritte und vierte Phase der Methode vernachlässigen zu können, werden Sie wieder zunehmen. Falls Sie sich gehen lassen und wieder zunehmen, warten Sie nicht zu lange. Je mehr Zeit vergeht, desto mehr kann sich dieses Gewicht einnisten und Sie zwingen, wieder die schweren Geschütze aufzufahren.

Pierre Dukan

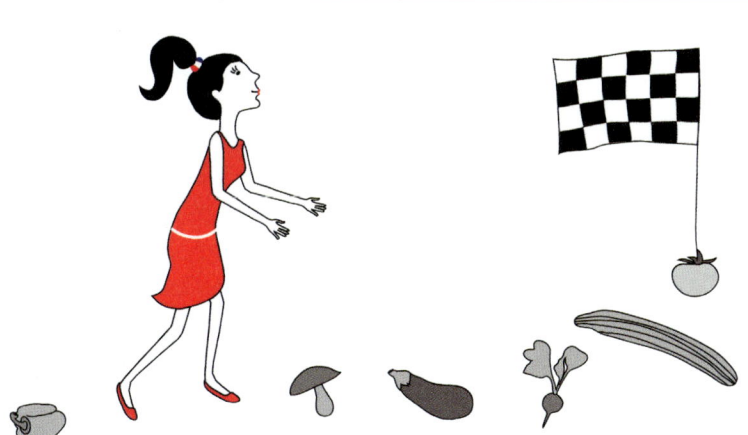

Konjak-Nudeln mit Lauch und Jakobsmuscheln

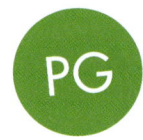

Zubereitungszeit: 25 Minuten
Für 2 Personen

250 g Lauch (nur die weißen Schäfte)
Salz
200 g Konjak-Nudeln
100 g Frischkäse mit Kräutern (0,2 %)
4 schöne Jakobsmuschelnüsschen
Frisch gemahlener Pfeffer

1. Den Lauch von den Wurzelansätzen befreien, der Länge nach halbieren und unter fließendem Wasser waschen. Den Lauch in 3–4 cm lange feine Streifen schneiden. In einem Topf Salzwasser zum Kochen aufstellen und die Lauchstreifen darin 3 Minuten blanchieren. Mit einer Schaumkelle herausnehmen und in einem Sieb gut abtropfen lassen. Den Topf mit dem Kochwasser für die Nudeln stehen lassen.
2. Den Wok oder eine Pfanne bei starker Hitze heiß werden lassen und den Lauch 3 Minuten unter Rühren anbraten.
3. In der Zwischenzeit die Nudeln abspülen, vorsichtig mit den Fingern trennen. Das Wasser wieder zum Kochen bringen und die Nudeln darin 1 Minute garen, abgießen und abtropfen lassen.
4. Den Frischkäse in den Lauch rühren und 1 Minute bei sehr geringer Hitze unter Rühren schmelzen lassen. Die Nudeln hinzufügen und ebenfalls 1 Minute erhitzen.
5. Die Jakobsmuscheln waagrecht halbieren und in einer beschichteten Pfanne auf jeder Seite 30 Sekunden bei starker Hitze anbraten. Die Nudeln mit dem Lauch auf zwei Teller verteilen, die Jakobsmuscheln darauf anrichten, mit etwas Pfeffer übermahlen und sofort servieren.

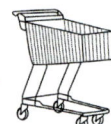

TIPPS FÜR IHREN EINKAUF

Immer wenn Sie bei Gemüse die Wahl haben, entscheiden Sie sich für frisches Gemüse. Möchten Sie jedoch eine Reserve anlegen, um nicht versehentlich „ohne" dazustehen, greifen Sie am besten zu Tiefkühlgemüse, das es von den wertvollen Inhaltsstoffen her durchaus mit frischem Gemüse aufnehmen kann.

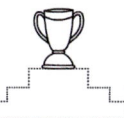

MOTIVATION IST ALLES

Sechzig Tage lang hat Ihre Kraft, sich zu motivieren, Sie getragen, damit Sie abnehmen. Nun besteht die Gefahr, dass Ihnen dieser Elan und diese Motivation abhandenkommen.

Es braucht eine gewisse Zeitspanne, um dieses hart erkämpfte und noch verletzliche Gewicht zu bewahren. Sobald die 100 Tage der dritten Phase vorüber sind, wechseln Sie in die endgültige Erhaltungsphase und betreten wieder die Arena des Massenkonsums. Dort werden Sie zugleich die Freiheit und deren Gefahren wiederfinden. Doch

dann werden Sie spontan essen können und dabei für den Rest des Lebens die drei grundlegenden Maßnahmen meiner Methode berücksichtigen.

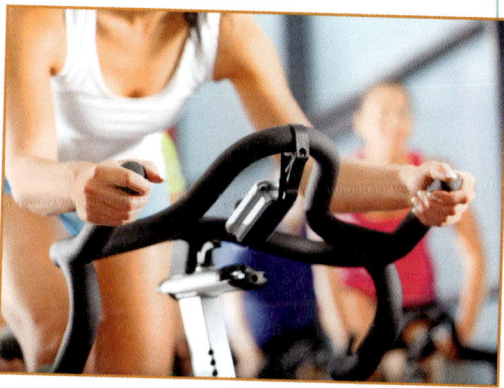

IHRE TÄGLICHE ÜBUNG

Sind Sie jung und sportlich, steigern Sie sich heute auf 70 Sit-ups und 24 Kniebeugen. **Gehören Sie zur Generation 50 plus und treiben nicht regelmäßig Sport**, machen Sie 30 Sit-ups und 15 Kniebeugen.

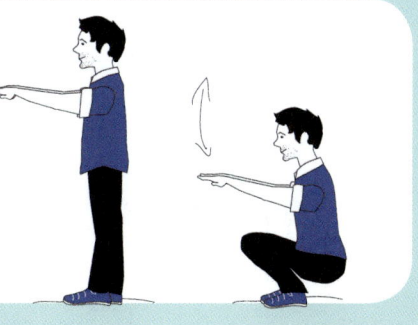

1

2

3

4

5

6

7

8

9

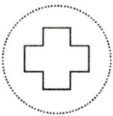

GESUNDHEITLICHE ASPEKTE

Über Diäten ist in den letzten Jahrzehnten wirklich alles gesagt worden. Derzeit gehört es zum guten Ton, sich für die Nicht-Diät zu interessieren: Es sei ausreichend, ausgewogen, maßvoll und vernünftig zu essen, um abzunehmen. Wer so spricht, war selber nie stark übergewichtig und verkennt, dass adipöse Menschen nicht in der Lage sind, einfach nur maßvoll zu essen, sie hätten sonst ja nie ihr massives Übergewicht angesammelt. Zu behaupten, dass Diäten für solche Menschen schädlich seien, kommt unterlassener Hilfeleistung gleich: Damit stellt man sich auf eine Stufe mit denen, die aus ideologischen Gründen beispielsweise den Einsatz von Antibiotika oder Impfungen ablehnen. Erwarten Sie keine Hilfe von oben: Die Lösung kann nur von Ihnen selbst kommen. Suchen Sie sich zur Orientierung Menschen, die abgenommen haben, die zufrieden, stolz und gesund sind, sie sind Vorbild und Motivationsquelle.

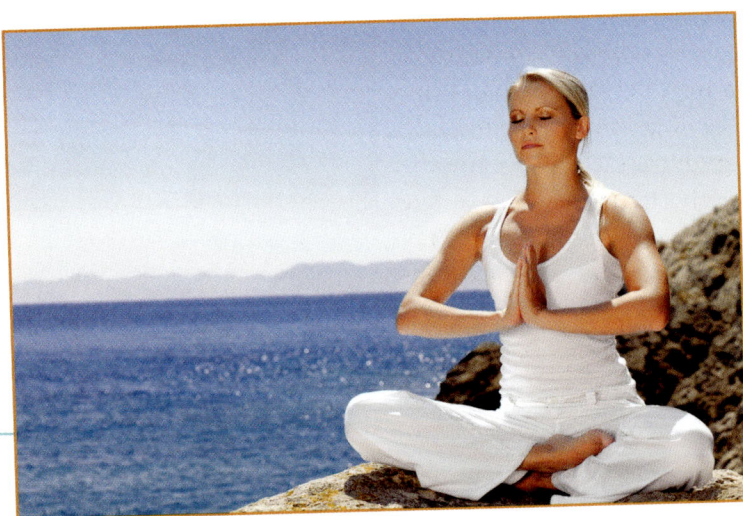

Bleiben Sie standhaft

Meine Warnung vor Ausrutschern der ersten Phasen gehört der Vergangenheit an. Hier ein Ausblick auf die Zukunft: In der Stabilisierungsphase dürfen Sie nicht alles, wann Sie wollen, aber alles zum vorgegebenen Zeitpunkt innerhalb der Woche essen.

Wenn Sie ein, dann zwei Stücke Obst möchten, dürfen Sie diese essen. Sie werden auch Brot essen dürfen: jeden Morgen zwei Scheiben, aber nicht drei. Wenn Sie eine normale Portion irgendeines Käses möchten, ist das in Ordnung, aber nur zu einer Mahlzeit.

Ein Teller Nudeln ist erlaubt, aber *al dente* gekocht. Vollkornreis, Linsen, weiße Bohnen, Quinoa, Couscous: Die durchschnittliche Portion liegt bei rund 200 g in gekochtem Zustand gewogen. Während der ersten 50 Tage dürfen Sie pro Woche eine Portion essen, in der zweiten Phase zwei Portionen pro Woche. Und das Beste zum Schluss: Jetzt dürfen Sie pro Woche eine Festmahlzeit einnehmen, später sogar zwei. Sie dürfen sich bei dieser Festmahlzeit aber kein zweites Mal von einer Speise nehmen.

➡ *Mein Diät-Tagebuch*

Unser Handbuch endet hier, Ihr Tagebuch sollten Sie jedoch weiterführen. Es wird Ihnen eine große Hilfe sein. Und wenn Sie mich brauchen: Sie haben meine E-Mail-Adresse, das ist ein Bindeglied zwischen uns.

1

2

3

4

5

6

7

8

9

Rezeptregister alphabetisch

Rezeptregister PP/PG

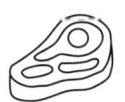
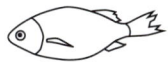
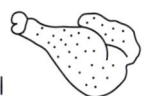
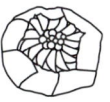
1
2
3
4
5
6
7
8
9

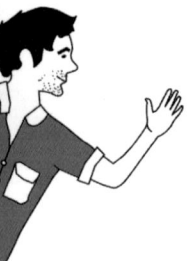

© 2013 Dr. Pierre Dukan
Originaltitel: „60 jours avec moi", J'ai lu, 2013

Für diese Ausgabe: © 2013 GRÄFE UND UNZER VERLAG GMBH, München

ISBN: 978-3-8338-3698-5

Projektleitung: Regina Denk
Übersetzung: Barbara Holle, Christa Trautner-Suder, Christiane Böck-Michel
Lektorat: Dorothea Steinbacher
Illustrationen: Franziska Misselwitz, Hamburg
Rezeptphotographie und Styling: Joerg Lehmann, Berlin
Foodstyling: Max Faber, Berlin
Testküche: Eva Fischer, München
Umschlaggestaltung und Innenlayout:
Sabine Krohberger, ki 36 Editorial Design, München
Satz: Nadine Thiel | kreativsatz, Baldham
Repro: Repro Ludwig, Zell am See
Druck und Bindung: aprinta, Firmengruppe Appl, Wemding

Bildnachweis:
Alle Rezeptfotos Joerg Lehmann, Berlin
Foodstyling: Max Faber, Berlin
Lebensmittelfotos auf den Seiten 40, 94, 117, 134, 141, 135, 162, 168, 180, 192,
198, 224, 240, 244, 254, 274, 284 von Foodfoto Teubner, Füssen
Alle restlichen Bilder Fotalia.com

1. Auflage 2013

www.graefeundunzer-verlag.de

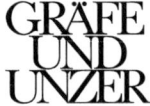

**GRÄFE
UND
UNZER**

Ein Unternehmen der
GANSKE VERLAGSGRUPPE